FDA에 등록하고 특허받은

CBK 스플린트 전신 건강을 지킨다

- CBK(Cranial Balancing Key) Splint
  두개골균형 교합안정장치

최병기 저

도서출판 웰

'전신 건강과 교합의 균형과는 밀접한 관계가 있다'

권 긍 록

경희대학교 치과대학 학장 / 대한치과보철학회 회장

"교합 치료의 중요성을 강조하고자,
저자의 30년의 임상을 통해서
경험한 다양한 진료 분야의 교합 내용을 정리해서
전문 임상가들뿐만 아니라
일반 대중들이 치과 교합을 이해하는 데 도움을 주고자
노력한 점이 엿보입니다."

최병기 원장님의 저서 출간을 축하드립니다.

이 책의 저자인 최병기 원장과 저와의 인연은 20여 년 전으로 거슬러 올라갑니다. 젊은 시절에 교합학회에서 신임 이사로 처음 만나 지금까지 학문적 교류는 물론, 치과계의 여러 분야에서 함께 활동하고 서로 도움을 주고받으며 우정을 다지고 있습니다. 저자는 개원가에 있으면서도 꾸준히 학문 연구를 게을리하지 않았으며, 특히 교합이라는 남들이 회피하는 분야를 지속적이고 집요하게 공부하고, 또 많은 임상 진료 과정을 통해 좋은 결과를 구현하고 있습니다. 그 결과를 토대로 이렇게 책자로 발표하는 부지런함을 보이고 있음에, 공직에 있는 저로서는 약간의 존경심과 부러움, 그리고 저의 학문적 게으름에 대한 자책을 모아서, 비록 분에 넘치는 감은 있으나 추천사를 조심스럽게 적어 봅니다.

치과 임상에서 교합은 너무도 중요하고 치료의 근본이 되는 진료 영역이기에 아무리 강조해도 지나치지 않는 분야이고, 이론 또한 다양합니다. 이제는 치과 학문의 많은 분야가 어느 정도 이론적 근거들이 정립되어 임상에 적용함으로써 예지성 있는 치료의 결과를 담보하고 있는 반면, 교합 분야는 아직도 다양한 이론과 임상 적용법들이 공존하고 있다고 하겠습니다.

저자는 이 시간에도 본인의 시술 방법을 개발하여 환자에게 적용하면서 안정된 예후의 증거를 찾고 있습니다. 또 오랜 기간의 방대한 임상 자료를 정리해서 치과 임상가들에게 강연과 지면을 통해 발표하고, 나아가 이것을 하나의 책으로 완성한 저자의 학문적 열정과 끈기에 찬사를 보냅니다.

이 책에서 저자는 'CBK(Cranial Balancing Key) Splint'를 이용한 교합 치료의 적용법과 그 효과를 설명하고 있습니다. 일면 Splint의 효과를 너무 강조하는 부분도 있으나, 전신 건강과 교합의 균형과는 밀접한 관계가 있다는 사실은 이미 널리 알려진 사실입니다. 특히 저자는 치료의 효과를 증명하기 위해 교합적 문제를 가진 다양한 환자들에게 T-Scan이라는 교합 측정 장치를 사용해서 객관적이고 표준화된 적용법을 제시하고, 이것의 결과를 객관적으로 조사했을 뿐 아니라, 환자의 주관적 치료 경험도 함께 모은 것이 특징이라고 하겠습니다.

저자는 이 책을 통해 교합 치료의 중요성을 강조하고자, 30여 년 임상을 통해서 경험한 다양한 진료 분야의 교합 내용을 정리해서 전문 임상가들뿐만 아니라 일반 대중들이 치과 교합을 이해하는 데 도움을 주고자 노력한 점이 엿보입니다. 생애주기별 치아 관리를 강조한 부분을 보면 저자의 이러한 의도를 이해할 수 있을 것입니다.

저자가 치과의사로서 봉사하는 삶에 대한 본인의 솔직하고 담백한 이야기와 본인의 성장 과정을 통해 같은 치과의사의 길을 선택한 후학과 자식들에게 보여주고 또 물려주고 싶은 본인의 진솔한 마음이 담겨있는 후반부 내용은 또 다른 감동을 주고 있습니다. 저자는 이 책을 통해서, 교합에 관한 본인의 술식과 경험에 대해서, 최선을 다해 근거를 보이려고 노력하고 있으며, 그보다 더 중요한 치과의사의 삶과 봉사의 자세를 이야기하고자 했습니다. 이에 대한 모든 판단은 이 책을 접하는 우리 독자들 모두의 몫으로 남습니다.

"독창적인 CBK Splint에 교합 치료 효과 기대"

이수구

前 대한치과의사협회 회장 / 前 대한턱관절 교합학회 회장

"이 책에서 저자는 두개골과 교합의 균형이 얼마나 깊은 상관관계를 갖고 있나 하는 것을 저자의 독창적인 CBK(Cranial Balancing Key) 스플린트를 이용하여 치료해온 많은 임상적인 증례의 치료 성과를 보여줄 것 같아 기대되는 바 큽니다."

최병기 원장님이 교합 치료를 통해 전신 건강을 증진 시키는 치료를 해온 결과가 상당히 고무적이라는 이야기를 저한테 한 지 오래된 거 같은데 그간의 임상 경험과 결과를 묶어 책으로 펴낸다니 너무 놀랍기도 하고, 한편으로는 매일 매일의 치과 임상만으로도 힘들 텐데 책으로 묶어 펴낸다니 정말 존경스럽기도 해서 즐거운 마음으로 추천사를 쓰기로 했습니다.

최 원장님을 만나게 된 동기는 약 20년 전 교합학회 회장을 맡았을 때 이사로 참여하면서 시작되어 서울시치과의사회 회장으로 봉사할 때 집행부 이사로 함께 일하셨고 그 후 치과계 여러 봉사 단체를 비롯한 크고 작은 일에

서 어려운 일이 있을 때마다 도움을 요청하는 친형제 같은 사이로 지내오고 있는바 이번 책 출간에 앞서 진심으로 축하드립니다.

최 원장님이 교합이 전신 건강에 크게 영향을 미친다는 사실에 관심을 갖게 된 데는 저의 영향도 받았다는 본인의 고백을 듣고 보니 저의 책임도 전혀 없다고 할 수는 없을 것 같기 때문입니다.

지금은 고인이 된 저의 동기생 이상덕 선생께서 미국에서 개업을 하면서 TMD(Temporo Mandibular Disorder) 이론을 한국의 개업가에 처음으로 소개하면서 많은 한국의 개원 치과의사들이 임상에서 턱관절 장애증 환자들을 치료하기 시작했고, 이때 이 분야에 권위 있는 세계적 석학들을 초빙하여 교합의 이상이 턱관절 장애증을 일으키고 이는 곧 머리뼈와 척추의 위치 이상을 초래해 전신적인 많은 후유증을 낳게 한다는 이론을 우리에게 가르쳐 주었습니다

저도 한때 Dr. Fonder, Dr. Gelb를 비롯한 치아 교합의 이상이 DDS(Dental Distress Syndrome)을 야기하여 두통을 비롯한 전신적인 이상증세를 일으킬 수 있다는 이론에 심취해서 열심히 공부하고 진료해서 이런 케이스를 모아 월간 치과계에 연재하곤 하던 때가 있었지만 그 후 대한치과의사협회, 한국국제보건의료재단 등을 맡아 공적 활동을 하면서 치과 임상에 몰두할 기회를 놓치고 있었는데 마침 최 원장님께서 이 분야의 연구를 계속하여 좋은 성과를 거두시어 그 결과를 책으로 묶어 펴낸다고 하니 마치 잃어버린 보물을 다시 발견한 듯이 반갑고, 같은 길을 걸어가는 치의학도의 한사람으로서 존경스럽습니다.

사람의 머리 무게가 평균적으로 소년들이 이용하는 볼링공 무게와 비슷하

다고 하는데 이를 받치고 있는 1번 경추 Atlas(환추골)가 있고 그 아래 2번 경추 Axis(축추골)에서 1번 경추 ring 안으로 돌기가 솟아 올라가 머리가 회전할 때 중심축인 pivot 역할을 하고 있는데 그 해부학적 명칭이 Dens 또는 Odontoid Process(치아 모양 돌기)라 칭하게 된 것부터가 머리뼈와 경추와 치아의 관계를 암시하는 것 같아 흥미롭습니다.

치아 모양 돌기 위에 놓여있는 무거운 머리의 위치를 잡아주는 데에는 경추와 주변의 근육뿐만 아니라 아래턱의 위치도 저울추 같은 중요한 역할을 하게 된다고 생각합니다. 아래턱의 위치가 너무 앞으로 내밀게 되면 머리는 뒤로 넘어지게 되고 반대로 턱의 위치가 뒤쪽으로 치우치면 머리는 균형을 잡기 위해 앞으로 숙이게 될 것입니다. 교합이 두개골과 균형을 이루지 못하면 머리의 위치는 생리적으로 안정된 위치에 머물 수 없게 되고, 머리와 어깨 목 등으로 연결되는 근육에 영향을 미치고 두개골 내부에서 전신적으로 분포되는 9개의 두개골 신경을 비롯한 척수 신경에도 비생리적인 영향을 미칠 수밖에 없을 것입니다. 치아의 결손이나 심한 deep bite 등으로 교합의 고경이 낮아진 경우 이를 회복시켜주어 교합 고경을 높여 줄 경우 환자의 전신적인 많은 불편 증상들이 개선되는 것을 임상에서 흔히 관찰할 수 있습니다.

이 책에서 저자는 두개골과 교합의 균형이 얼마나 깊은 상관관계를 갖고 있나 하는 것을 저자의 독창적인 CBK(Cranial Balancing Key) 스플린트를 이용하여 치료해온 많은 임상적인 증례의 치료 성과를 보여 줄 것 같아 기대되는 바가 큽니다.

아직까지는 교합이 전신 건강에 밀접한 영향을 미치고 있다는 개념이 많은 치과의사에게는 일반화되지 못하고 있는 이때 이번 최 원장님의 본 책자가 많은 치과의사에게 이 분야에 큰 관심을 갖게 되는 계기도 되고 큰 길잡이가 되었으면 하는 바람이 큽니다.

최병기 원장님은 치과 임상에서만 열심히 아니라 열린의사회 회장도 역임하시고, 치과계의 세계적 학술단체인 I.C.D의 한국 지부에서도 중요 직책을 맡아 열심히 봉사하시는 모습을 곁에서 보아오면서 평소에 후배지만 존경과 사랑의 우정심을 갖고 있었는데 책의 말미에 보니까 자녀들 교육도 잘 하셔서 아드님을 후배로 키우시고 가업을 잇게 만들어 행복한 가정을 일구어 나가시는 것을 보니 이 사회의 귀감이 되는 바 크다 하겠습니다. 이번 책의 출간을 계기로 더욱더 열정을 가지시고 CBK 스플린트를 이용한 교합과 전신의 관계에 대해 발전시켜주시고, 지금까지 열심히 해 오신 사회봉사에도 더 깊은 관심과 애정을 가져 주시기를 바라면서 추천사를 마무리하겠습니다.

"CBK Splint로 세계 인류의 건강을 지키고 싶다"

"허리를 펴고, CBK Splint를 잘 끼고, 복식호흡하고, 명상하며, 잘 먹고 열심히 운동하는 것이 건강을 지키는 5가지 요소이다."

필자가 원내생 시절이던 30여 년 전, 턱관절 통증으로 고생을 하다가 스플린트를 끼운 뒤 환자의 혈색이 좋아지면서 여드름도 없어지는 등 전신 건강이 좋아지는 모습을 보고 궁금증을 갖기 시작했습니다.

이 궁금증은 치아 교합을 공부하기 시작하면서 해법을 찾아갔습니다. 교합이 치주에 큰 영향을 주면서 치아 자체 건강에도 관계하지만, 교합이 잘 맞으면 전신 건강에도 좋은 영향을 미쳐 결국 건강한 몸을 가질 수 있다는 것을 알게 되었습니다.

이러한 깨달음을 갖도록 학부와 대학원에서 특히 교합학을 잘 가르쳐주신 윤창근 교수님과 강동완 교수님께 감사를 드립니다.

또한, 그 후에 2년 동안 교합학의 기초를 닦아주신 미국에 계시는 고석훈 교수님께도 감사의 말씀을 올립니다.

1995년에 강동완 조선대 총장님의 추천으로 턱관절교합학회에 이사로 이수구 회장님, 이성복 교수님 등 훌륭하신 교수님들과 교합이론을 나눌 수 있었던 것은 필자의 치과 인생에서 가장 큰 행운이었다고 생각합니다.

그러던 중 R.B.Kerstein의 강의를 듣게 되었고, T-scan을 이용한 교합조정의 임상에 관한 개념을 R.B.Kerstein도 필자와 똑같이 시술하고 있어서 진리는 통한다는 생각으로 놀라움을 금치 못했습니다.

2009년 턱관절교합학회에서 교합과 치주의 상관관계를 발표한 뒤 교합(치아 맞물림)의 이상(틀어짐)이 플라그(세균) 보다 잇몸질환에 더 나쁜 영향을 준다는 것을 턱관절교합학 교과서에 집필하게 되었습니다.

그 당시 T-Scan을 이용한 교합 조정과 스플린트가 치주에 중요한 역할을 한다고 주장하였습니다.

그러다가 이영준 한의사께서 기성품의 스플린트로 전신질환을 치료하신다는 강의를 듣고 학부 때의 수수께끼를 풀기 위해 수년 동안 전신에 관해 한의과 선생님들과 공부를 하였습니다. 지금도 한의과 선생님들께 감사드립니다.

다만 교합을 연구한 필자는 턱관절의 틀어짐의 원인을 여러 다른 원인보다는 Mark.A.Piper나 P.Dawson과 같이 치아의 교합에 원인이 있다고 생각하고 이 분야를 더욱 연구하고 싶었습니다.

그 후 2015년 9월 제16회 세계치과보철학회에서 허성주 교수님, 권긍록 교수님, 박동수 미8군 병원장님의 도움으로 'CBK(Cranial Balancing Key) Splint and Anti-aging Effects(두개골균형 교합 안정장치와 항노화 효과)'를 발표하였습니다.

당시 발표에서 치아의 중심위를 교두감합위로 일치시키기 위해 교합 조정을 시행하고, 부족한 부분은 잠잘 때나 운동할 때 스플린트를 끼워 잇몸질환의 개선, 수면의 질 향상, 비염, 이명, 안모의 개선, 뇌로 들어가는 혈류의 증가로 치매 예방에 도움이 된다는 내용을 전해 참석자의 호응을 받은 것은 큰 영예로 생각됩니다.

앞으로 필자가 거둔 4,000여 증례에서 나타난 좋은 결과를 다른과 선생님과도 같이 연구하고 전 세계에 알려 인류가 세상을 바꾼 스티브잡스의 스마트폰과 같이 긍정적으로 받아들여 인류 건강에 이바지 하고자 합니다.

5 Components of Systemic Health, 즉 바른 자세로 허리를 펴고, CBK Splint를 잘 끼고, 복식호흡을 하고, 명상하고, 잘 먹고 운동하는 것을 모든 환자에게 교육하여 좋은 결과를 보고 있습니다.

이러한 필자의 이론에 적극적으로 따라 주신 우리 환자분들께 진심으로 감사드립니다.

특히, 출판을 고심하던 중에 원고 정리를 도와주신 천봉기 교장선생님과 김정교 국장님, 김치동 교수님께 감사드리고, 도서출판 웰 봉기철 사장님과 우리 병원 이은혜 · 곽태헌 · 서광민 · 김경희 · 박주은 선생님을 비롯한 모든 스태프에 감사드립니다. 또한, 치과 상식 분야를 잘 정리하여 준 치과의사인 아들 최영균, 며느리 임경선, 운동처방사로 열심히 도와주는 딸 민희, 사위 김병관 신경외과 군의관과 우리 집안의 보물 손주 진율과 사랑하는 아내 손현숙 님께 감사드립니다.

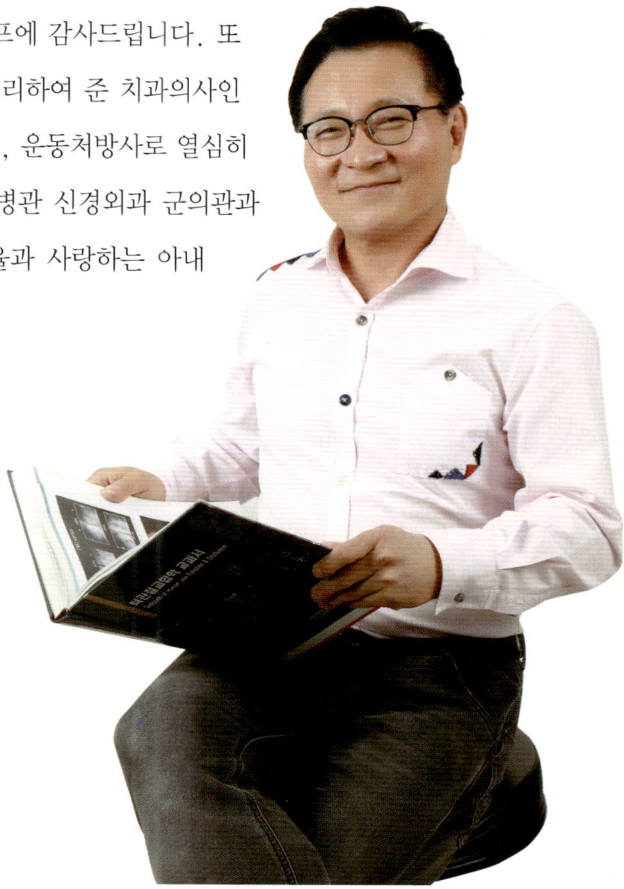

2020년 5월

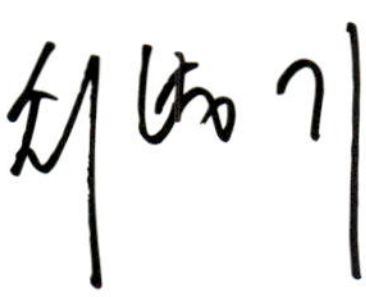

■ 목 차

chapter 03 CBK(Cranial Balancing Key) Splint & Anti-aging Effects (두개골균형 교합안정장치와 항노화 효과)

chapter 04 치과의사로서 봉사하는 삶

chapter 05 감사하며 다 함께 행복하게

chapter 01

치아가 전신 건강을 좌우한다

01 치아 건강이 전신 건강이다

1 치아는 오복(五福)의 하나

치아는 음식을 꼭꼭 씹어 소화가 잘되게 할 뿐만 아니라 음식의 맛을 즐길 수 있게 함으로써 우리 삶의 중요한 즐거움이 된다. 또 음식을 씹는 활동이 뇌에 자극을 주어 두뇌의 활동에도 큰 도움이 되고, 바른 치열과 건강한 치아 구조는 말을 할 때 발음을 정확히 하고 얼굴 미모와 그 사람의 첫인상의 중요 요소가 된다. 따라서 건강한 치아는 전신 건강의 기초가 되며 행복한 삶의 원천이 되므로 치아 관리를 잘하는 것이 건강관리의 중요한 포인트가 된다.

그래서 예로부터 '이는 오복(五福)의 하나'라고 했다. 그러나 유교 경전 사서삼경 가운데 서경(書經)의 홍범편(洪範篇)에 나오는 인간의 오복은 수(壽 : 장수), 부(富: 부유한 생활), 강녕(康寧: 몸과 마음이 건강), 유호덕(攸好德 :덕을 많이 베풂), 고종명(考終命: 질병 없이 살다가 평안하게 죽음을 맞이함)이라 하여 치아는 오복에 들어있지는 않지만 치아 건강이 오복 못지않게 중요한 복이라고 여겨 왔다.

2 치아 구조

치아는 법랑질, 상아질, 치수, 백악질 등으로 구성되어 있다.

- 법랑질: 우리 신체 중에서 가장 단단한 부위로 치아의 맨 바깥층을 구성하며 에나멜(Tooth Enamel)이라고도 한다. 한번 손상되면 재생이 되지 않는다.

• 상아질: 단단한 법랑질 아래에서 법랑질에 가해지는 충격을 완화하는 역할을 한다.

• 치수: 신경과 혈관이 존재하여 치아에 가해지는 자극을 감지 할 수 있게 하며 치아에 영양공급을 해준다.

• 백악질: 치아 뿌리의 외면을 감싸면서 치주인대로 치조골과 치아를 연결하는 역할을 한다.

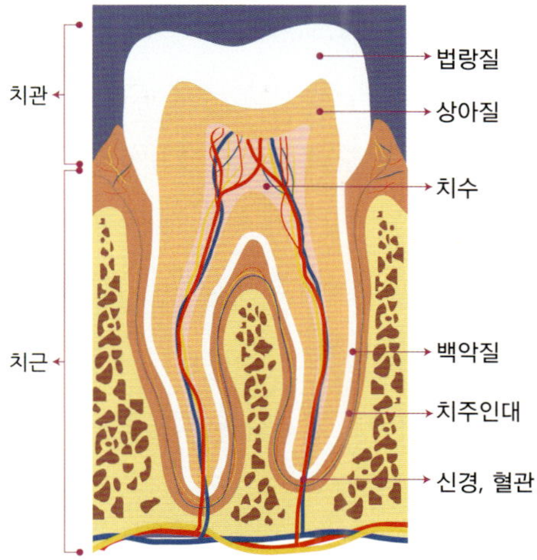

▲ 치아의 구조

3 유치와 영구치

유아는 일반적으로 태어난 지 8개월부터 앞 아랫니부터 나기 시작해서 송곳니, 어금니 순서로 나온다. 보통 3세가 되면 20개의 유치가 모두 나온다. 건강한 유치 열은 치아 사이에 공간이 있는 것이 정상이다. 유치는 음식을 씹는 기능, 발음, 잇몸뼈와 턱뼈의 성장 및 발육에 중요한 역할을 한다. 따라서 나중에 빠져 버릴 치아라고 하여 관리를 소홀히 하면 안 된다.

어린이가 6~7세 정도가 되면 영구치가 나오기 시작한다. 유치가 빠지면서 그 자리에 앞니(전치) 아랫니가 처음 나오고 송곳니(견치), 작은어금니(소구치), 큰어금니(대구치) 순서로 나와서 12~13세가 되면 영구치 치열이 완성된다.

영구치는 사랑니를 제외하고 28개이다. 17~21세 정도에서 맨 안쪽에 사랑니(지치, 智齒)가 나오는데 잇몸 속에 묻혀서 잘 보이지 않는 경우가 많다. 앞니와 송곳니는 음식을 자르는 역할을 하고 어금니는 주로 음식을 씹어 갈아내는 역할을 한다. 앞니는 보이는 부분이므로 가지런하고 예쁜 모양으로 얼굴 미모의 한 부분을 차지한다.

건강한 치아 관리의 성패는 칫솔질과 스케일링에 달려있다. 대표적인 치과 질환인 충치와 치주질환을 예방하기 위한 가장 효과적이면서도 손쉬운 방법은 우리가 일상적으로 매일 반복하고 있는 칫솔질이다. 다음에는 정기적으로 치과 검진과 스케일링을 받는 것도 중요하다. 금연 또한 치아 건강에 필수적이다. 좋은 치아를 잘 유지하고 관리하여야 오복을 누릴 수 있다.

4 바른 자세가 전신 건강에 미치는 영향

1900년대에 D.D. Palmer는 "척추가 바르게 서 있을 때, Innate Intelligence(내재적 지성, 즉 면역 시스템)이 작용한다."는 유명한 말을 하였다.

또한, 1973년 Tinbergen이 인체에 Alexander Normalization 즉 나쁜 자세를 수정하여 주었더니 정신적, 육체적 질병이 감소하였다는 것을 발표하여 Nobel 상을 받았다.

인체는 두개골, 척추, 골반의 3 부위에서 부조화가 일어난다.

두개글, 즉 머리 위치가 바를 때는 6kg 정도인 두개골의 무게가 고개를 앞으로 숙이거나 옆으로 할 때는 척추에 20kg 정도로 작용하므로 바른 자세가 제일 중요하다.

또한, 치아의 맞물림이 틀어지면 교근(咬筋, 씹는 근육의 하나), 측두근(tempcralis, 側頭筋), 내측익돌근(內側翼突筋), 외측익돌근이 6~10배 힘을 근육의 시작점을 향해 받게 되므로 두개골 봉합의 찌그러짐을 유발할 수 있다. 이로 인하여 호르몬과 신경계에 영향을 주어 여러 종류의 질환을 일으키는 원인이 될 수도 있다.

또한, 척추를 기대거나 바른 자세가 아닐 때는 척추관협착증, 척추만곡증, disc 등 척추질환을 유발한다. 이처럼 척추질환도 바른 자세와 치아 맞물림, 즉 교합의 영향을 받는다.

■ 골반이 틀어지면 척추와 두개골이 같이 영향을 받는다.

필자가 제시한 ‘5 Components of Systemic Health’, 즉 바른 자세, CBK Splint, 복식호흡, mind control, environment(섭식과 운동)이 전신 건강에 중요하다.

필자는 20년 전에 '기천문'이라는 허리를 펴는 전통 무술을 통하여 몸이 좋지 않을 때 허리를 펴는 '육합'이라는 동작만으로도 건강이 너무나 좋아지는 것을 느낀 후에는 한 번도 허리를 어딘가에 기댄 적이 없다. 따라서 바른 자세를 유지하도록 의식적으로 노력하는 것이 건강에 중요하다.

02 생애주기에 따른 치아 관리

1 영 · 유아기

1) 영·유아의 구강위생 관리

■ 치아는 언제부터 닦아주어야 할까?

이 닦기는 첫 번째 유치가 맹출한 직후부터 시작하는 것이 좋다. 치아 맹출 전에는 깨끗한 거즈나 구강 청결 티슈를 사용하여 수유 후 잇몸, 혀 등에 낀 찌꺼기를 제거해 주어야 한다. 유치가 맹출한 후 또는 돌이 지난 후에는 연령에 맞는 부드러운 유아용 칫솔과 물로 닦아 준다.

이때 주의해야 할 사항은 영 · 유아의 경우 칫솔을 물고 돌아다니다가 넘어지면서 칫솔이 입천장 또는 인두 부위를 찌르면서 손상을 일으키는 경우가 있으므로, 항상 입안 깊숙이 들어갈 수 없도록 안전장치가 있는 칫솔을 사용하는 것이 중요하고 보호자의 주의도 필요하다.

■ 불소치약은 언제부터 사용해야 할까?

어린아이가 스스로 치약을 뱉을 수 있게 되면 불소치약을 사용할 수 있다. 어린이용 일반 불소치약에는 400~500ppm 정도의 저농도 불소가 포함되어 있다. 아침, 저녁으로 하루 2회 정도 사용하는 것이 좋다. 만약 치약을 뱉어내지 못하는 영 · 유아의 경우에는 불소가 포함되지 않은 어린이용 치약을 사용하는 것을 권장한다.

유아 치아 관리 팁

- 이가 나기 전에는 젖은 거즈로 닦아주고, 이가 난 후에는 작고 부드러운 유아용 칫솔과 물로 닦아 준다.
- 치아와 잇몸이 닿아있는 경계 부위를 잘 닦아주는 것이 중요하다. 잇몸까지 닦아준다는 생각으로 양치질을 해준다.
- 컵을 사용하여 음료를 마시는 훈련을 해야 한다. 우유병은 돌 즈음에는 끊어야 하며, 늦어도 15개월을 넘기지 않게 한다.
- 아이가 잘 때 물 이외의 음료가 든 우유병을 물고 자게 하지 말고, 너무 자주 주스, 우유, 설탕이 있는 음료병을 빨지 못하게 해야 한다.
- 올바른 치약과 칫솔을 선택하여 하루에 두 번씩 규칙적으로 칫솔질을 한다.
- 아이가 스스로 이를 닦은 때에는 깨끗하게 잘 닦았는지 꼭 확인한다.
- 아이의 치아 사이에 음식물이 끼면 치아 사이를 치실로 닦아준다.
- 치아 건강에 도움이 되는 음식을 골라서 먹인다.
- 증상이 없더라도 6개월에 한 번씩 정기적인 구강 검진을 받는다.

2) 젖병, 인공젖꼭지의 사용

■ 언제 젖병을 떼야 할까?

젖병을 물고 자는 습관이 있거나 젖병을 오랫동안 사용한 아이에서 갓 맹출한 위 앞니에 충치의 발생 확률은 매우 높다. 늦어도 돌이 되면 젖병을 끊고 우유를 포함한 모든 액체는 컵으로 먹이는 것이 좋다.

젖병을 일찍 떼고 컵을 사용하는 것은 손과 입의 협응성(coordination, 신체 각 분절의 조화)을 높여 아이의 성장 발달과 좋은 식습관에도 도움이 된다.

■ 인공젖꼭지 사용해도 괜찮나?

아이들은 먹기 위한 빨기 이외에도 단순히 빠는 행동으로 만족감을 얻는 시기가 있다. 이때 인공젖꼭지는 빠는 욕구를 충족시켜 정서적 안정을 줄 수 있다. 인공젖꼭지의 사용은 손가락을 빨 때 생길 수 있는 염증을 예방해주기도 하며, 손가락 빠는 습관을 끊어야 할 때 좀 더 수월하다. 단, 만 2세 이후까지 습관적으로 사용 시 치열에 악영향을 미칠 수 있다.

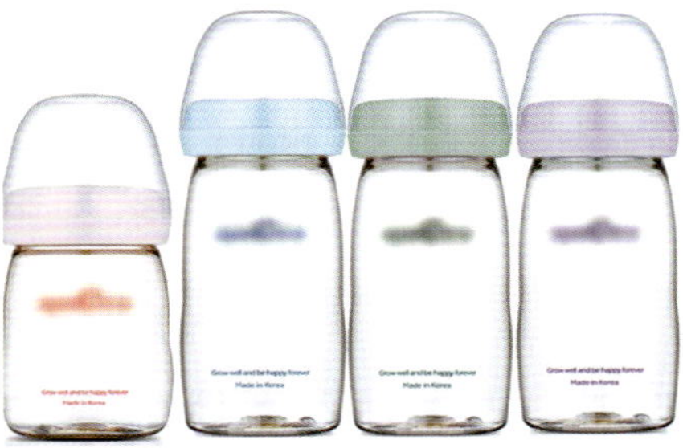

▲ 젖병

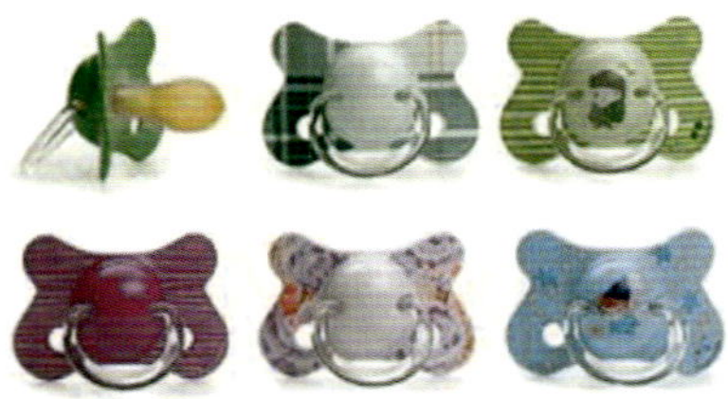

▲ 인공젖꼭지

인공젖꼭지를 고를 때는 안전을 위해 입 주변을 충분히 넓게 감싸주는 디자인과 치열 발육을 고려한 납작한 형태의 젖꼭지 모양을 추천한다. 일반적으로 이러한 인공젖꼭지는 돌이 지나면 사용을 중단할 것을 권고한다.

3) 삐뚤빼뚤 튀어나온 이

■ 턱 · 치열교정은 언제 해야 하나?

이가 겹치거나 틈새가 벌어지고 삐뚤빼뚤하거나 앞니가 툭 튀어나온 경우가 많다.

또 맞물었을 때 아래 앞니가 위 앞니보다 앞으로 나와 있는 주걱턱이나 부정교합(不正咬合, 맞물림 장애)도 자주 볼 수 있다. 이렇게 보기 싫은 치열은 유아 때 잘못된 치아 관리나 타고난 턱관절 뼈의 이상 형태 때문이다. 교정을 해야 할 정도로 심한 때에는 앞니의 젖니 간격이 너무 좁거나 젖니 어금니가 너무 빨리 빠져서 이가 한쪽으로 쏠렸을 경우이다. 또 영구치 사이즈가 크고 턱 사이즈의 균형이 맞지 않아도 교정 대상이다.

이 같은 이상 치열의 교정은 크게 두 가지로 나뉜다. 치열교정과 턱 교정이 그것이다. 턱 교정은 아래턱 성장이 빨라서 주걱턱이 된 경우나 위턱이 덜 자라서 주걱턱이 된 때 혹은 충치 등으로 인해 한쪽 이를 제대로 사용하지 않아 이상이 온 때 시행할 수 있다.

또 한쪽만을 계속 사용함으로써 움직이는 쪽만 발달해 비대칭을 이뤄 얼굴이 비뚤어지기도 한다. 이러한 턱의 이상은 바로 치열 이상을 초래한다.

턱 교정은 성장기에 있는 유아기에 하는 것이 효과적이다. 성장하는 뼈관절 방향의 크기를 교정 장치를 통해 조정할 수 있기 때문이다. 보통 6~7세에 하는 것이 좋은데 그 이전에 할 경우, 교정 장치를 부착하기 어렵다.

치열교정은 영구치의 송곳니까지 나오는 11~12세에 하는 것이 좋다. 그래야 영구치의 위치를 제대로 알고 교정 방향을 정확히 잡을 수 있다. 앞면 교정 장치와 입 안쪽에 하는 설측교정 장치가 있는데 장단점이 있으므로 전문의와 상의하여 시행해야 한다.

4) 유아 치아 관리 습관

■ 유아의 올바른 칫솔질 방법은?

스스로 칫솔질을 할 수 있을 때까지는 부모가 꼼꼼히 닦아주는 것이 좋다. 치아가 나기 시작하면 가제 수건, 손가락, 실리콘 칫솔 등을 이용하여 치아,

혀, 볼 안쪽, 잇몸까지 닦아준다. 이때는 치약을 꼭 사용하지 않아도 된다. 부모는 자녀와 뽀뽀할 때 조심해야 한다. 이 시기에 아기의 입속으로 충치균(뮤스탄균)이 전염될 수 있다.

■ 유아의 바른 식습관은 어떻게 형성되나?

4대 영양소가 골고루 포함된 균형 잡힌 식단을 제공하여 치아와 치아 주위 조직들의 성장 발육을 돕도록 한다. 식사와 간식은 단 음식을 피하고 인스턴트 식품보다 자연식품을 섭취하여 충치 발생을 예방하도록 한다. 설탕이 들어간 음식을 아예 제외할 수는 없으므로 간식보다는 식사를 통해 설탕 성분을 섭취하도록 하는 것이 좋다. 끈적거리는 단 음식을 먹으면 설탕 성분이 오랫동안 입안에 남아있을 수 있으므로 충치가 생기지 않도록 주의해야 한다. 목이 마를 때는 탄산음료나 이온 음료보다는 물을 마실 수 있도록 한다. 씹는 힘을 길러주기 위해 단단한 느낌의 채소나 과일을 먹는 습관을 기른다. 어려서부터 너무 부드러운 질감의 이유식이나 간식에 익숙해지면 씹는 힘이 발달하지 않아서 나중에 성장기에 가서는 편식의 원인이 될 수 있다.

■ 우유병 충치 예방은 어떻게?

아이들이 잠들기 전에 우유, 요구르트, 주스 등을 넣은 젖병을 입에 물고 자는 습관이 있는 경우 앞니 전반에 걸쳐 한꺼번에 여러 개의 심한 충치가 발생하게 되는 소위 '우유병 충치'가 생길 가능성에 주의해야 한다. 젖병을 물린 채로 재우는 일이 없도록 하고 우유를 먹고 나서는 물로 입가심을 하거나 가제 수건으로 앞니의 보이는 부분을 닦아주는 것이 좋다. 부득이하게 젖병을 물린 채로 자야 한다면 우유 대신 물을 넣어 준다. 1살 이후에는 젖병 사용을 중단하고 컵을 사용하도록 하면 턱뼈와 치열의 발달에도 도움이 된다.

5) 유아기 우식증

유아기에 나타나는 치아우식을 통틀어 유아기 우식증이라고 한다. 이 중 대표적인 것은 만 1~2세 나이에 수유와 연관되어 상악 전치부에 나타나는 충치다. 유아기 우식증은 처음에는 하얀 반점 같은 형태로 시작이 된다. 하지만 어린아이일수록 충치의 진행 속도는 성인보다 매우 빠르고 더 심하게 공격적일 수 있다. 따라서 하얀 반점과 같은 초기 충치가 의심된다면 치과에 내원하여 검진 및 구강위생관리, 수유 및 식이 상담, 필요 시 불소 도포를 하여 추가적 충치 진행을 멈추게 하고 예방하는 노력을 해야 한다.

6) 충치와 유전

■ 아이의 충치도 유전되는 질환인가?

충치는 입안에 존재하는 세균이 분비하는 산에 의해 치아가 파괴되는 질환이다. 따라서 유전질환으로 분류되지는 않는다. 하지만 부모와 자녀 간에 충치 발생 경향이 유사한 경우가 많다. 이는 아이가 부모님에게서 충치가 잘 생길 수 있는 조건을 유전자를 통해 물려받은 것이기 때문이다. 충치가 생길 수 있는 조건에는 치아의 형태, 치아의 성질, 타액 분비와 성분, 면역체계 등이 있다.

■ 충치도 전염이 되나?

그렇다. 막 태어난 아기들은 입안에 충치균이 존재하지 않지만, 곧 부모로부터 충치균을 받게 된다. 충치균의 감염은 침을 매개체로 전달된다. 따라서 입맞춤이나 음식물, 숟가락, 빨대, 젖병 등을 통해 전달될 수 있으므로 항상 주의해야 한다. 더불어 부모의 입안에 존재하는 충치균을 최대한 줄이는 노력도 필요하다.

아이가 충치균에 노출되는 시기가 늦어질수록 치아가 맹출한 후 충치가 생길 확률은 낮아진다고 할 수 있다.

7) 충치의 예방

■ 충치 예방을 위해 할 수 있는 방법은?

- 침을 통해 충치균이 아이에게 전달되지 않도록 조심한다.
- 밤중 수유는 6개월이 지나면 중지하고, 돌이 지난 후에는 우유병이 아닌 컵을 사용하게 한다.
- 첫 유치가 맹출하면 늦어도 돌 전에 치과를 방문하여 구강 검진 및 향후 구강 건강관리를 위한 상담을 받는 것이 좋다.
- 아침, 저녁으로 하루 두 번 이를 닦아준다. 이를 잘 닦는 것은 충치 예방의 기본이다.
- 단것을 먹는 횟수를 제한하고 가능한 한 줄인다.
- 음식은 오랫동안 물고 있지 않게 한다.
- 양치액을 뱉어낼 수 있다면 불소치약을 아침, 저녁으로 사용한다.
- 치과의사와 상의해 전문가 불소 도포를 주기적으로 해준다.
- 특별한 문제가 없더라도 정기적 치과 검진을 통해 구강 건강을 관리해주는 것이 좋다.

8) 충치를 유발하는 식습관

■ **아이가 밥을 오래 물고 있는데 괜찮은가?**

– 밥을 입안에 오래 물고 먹는 버릇이 있는 경우 충치의 원인이 될 수 있다. 또한, 음식을 씹는 저작은 두뇌발달이나 자극에 도움이 되므로 식사는 즐거운 마음으로 정해진 장소와 시간에 꼭꼭 씹어 먹는 습관을 들이도록 도와준다.

■ **왜 밥을 입안에 오래 물고 있으면 충치가 생기나?**

– 치아우식은 입안 세균이 당을 이용하여 산을 만들어 생기는 질환이다. 치아가 당분에 오랫동안 노출이 된다면 충치의 발생 가능성이 더 커지게 된다. 탄수화물은 당으로 변환되므로 밥을 오래 물고 있는 습관은 식사예절이라는 관점뿐 아니라 치아 건강에도 좋지 않다.

■ **음식을 물고 있는 습관을 고칠 수 있을까?**

– 밥 먹는 시간을 정해놓고 그 시간에만 먹도록 하되 느리게 먹더라도 간섭하지 말고 편안한 분위기에서 식사하도록 도와준다. 스티커를 시계에 붙이고 알람을 이용하는 방법을 이용할 수도 있다. 또 식사시간이 즐거울 수 있도록 하고 먹는 것에 흥미를 갖도록 유도한다. 답답한 마음에 위압적 분위기를 조성하게 되는 경우가 있는데 식사 가능한 시간을 정해 두었다면 먹는 속도나 양에 대해서는 되도록 참견하지 않도록 해야 한다. 따라다니면서 음식을 먹이는 것은 나쁜 식습관을 만들 수 있다.

9) 손가락 빨기

■ 아이가 손가락을 빠는데, 치료가 필요한가?

손가락 빨기의 경우 선천적인 반사 반응으로 자기 안정을 위한 기전 중 하나라고 한다. 손가락 빨기는 대부분 생후 수개월 내에 시작되어 1년 이내에 습관을 형성하게 된다.

만 4세 이전에 많은 어린이가 이 습관을 자연히 중단하게 된다. 손가락 빠는 습관으로 인한 부정교합의 정도는 습관의 강도, 빈도, 지속기간에 따라 달라진다.

이런 점을 잘 관찰해보면 부정교합의 정도를 예측할 수 있다. 손가락 빨기가 심하게 계속될 경우 위 앞니는 밖으로 힘이 가해지는 반면, 아래 앞니는 안쪽으로 힘이 가해져 앞니가 돌출되고 앞니 사이에 공간이 생기는 부정교합이 형성된다. 만 4세 이후 영구치 앞니가 맹출하는 시기에 습관이 중단되면, 손가락 빨기로 야기된 부정교합은 새 영구치가 맹출하면서 자연개선 될 가능성이 크다.

가정에서 할 수 있는 것은 아이가 손가락 빨기를 중단해야 한다는 것을 인식시켜 주고, 습관을 개선하기 위해 손가락에 장치를 장착하거나 밴드를 감아두는 방법 등을 사용해볼 수 있다.

■ 여러 가지 시도에도 여전히 손가락을 빨 경우

만 6세 이후에도 손가락을 빠는 습관이 개선되지 않는 경우 부정교합을 초래한다. 그러므로 치과에서 습관 차단 장치를 제작할 수 있다. 이는 어린이가 습관 중단에 대한 동기유발이 된 상태에서 착용할 때 더 효과적이다. 장치는 착탈이 가능한 형태와 고정식이 있으며, 각각의 장단점이 존재하므로 아이에게 적절한 형태의 장치를 선택하면 된다.

2 초등기

1) 어린이 치아 질병 예방

어린이 충치 환자가 크게 늘고 있다. 이에 따라 충치를 예방하기 위한 치료법에 관심이 집중되고 있다.

어린이 충치는 성인 충치와 달라 적절히 치료하면 건강한 치아를 유지할 수 있다. 먼저 치면 열구 전색법(dental sealants, 齒面裂口塡塞法, 치아 홈 메우기)을 사용해 볼 수 있다.

이 방법은 어금니의 충치 예방에 매우 효과적이다. 충치의 50%는 어금니에 생긴다. 어금니의 씹는 면인 교합면은 전체 치아면의 12%를 차지할 만큼 면적이 넓어 음식물과 접촉이 많으며, 음식물이 쌓이기 쉽다. 특히 음식물을 잘게 부수고 갈기 위해 거친 형태로 이루어져 있는데 이곳의 가느다란 틈새와 작은 구멍에 음식물 찌꺼기가 남아 충치를 일으킨다.

이곳에 치아를 인공적으로 갈아 내지 않고 좁고 깊은 열구와 소와(foveola, 小窩, 뼈에 있는 작고 얕은 구멍)를 플라스틱 계통의 복합 레진으로 메워 세균이나 음식물의 찌꺼기가 끼지 못하게 한다. 이 방법은 어금니가 생긴 직후인 5~15세 사이의 어린이에게 효과적이다.

불소 도포법도 있다. 충치를 예방하는 불소를 치아에 씌우는 도포법을 실시할 경우 40~70% 정도의 충치 예방 효과가 있다.

할로겐 원소의 일종인 불소는 치아 건강에 좋은 효과를 보인다. 특히 치아 표면에 불소 막을 형성해 세균의 효소 작용을 억제한다. 치료는 젤 형태의 불소를 치아 표면에 부분적으로 바르면 된다. 고농도의 불소가 입안에 들어가므로 목으로 넘어가는 불소를 뱉어낼 수 있는 3세 이후의 어린이에게 권장할 만하다.

평균 6개월에 한 번 다시 도포 해주는 것이 좋고, 심한 경우 1~3개월마다 해줘도 무방하다. 집에서도 불소를 이용 할 수 있는데 수돗물에 불소를 넣거나 정제나 시럽으로 된 불소를 먹는다. 또 불소가 함유된 양치액을 5분 정도 입에 물고 있는 방법도 있다.

2) 영구치 홈 메우기(실란트)

■ 새로 난 영구치 어금니에 홈 메우기

영구치 어금니는 만 6세경 유치 어금니 뒤쪽에서 올라온다. 위치상 양치가 잘 안 되고, 어금니의 표면에 존재하는 깊고 좁은 홈에 미세한 음식물 찌꺼기나 세균이 침착되어 충치가 생기기 쉽다. 따라서 영구치 홈 메우기로 충치가 생기지 않게 예방하는 것이 중요하다.

■ 홈 메우기를 하면 충치가 절대 생기지 않나?

홈 메우기를 한다고 절대적으로 충치가 예방되는 것은 아니다. 기본적으로 칫솔질과 식이조절, 불소의 사용과 같은 다른 예방법이 병행되어야 완전한 충치 예방을 기대할 수 있다. 또한, 홈 메우기에 사용되는 재료는 깨지거나 탈락이 될 수 있다. 반드시 정기적인 검진을 하여 치아 상태를 확인해 주는 것이 중요하다.

3) 영구치 충치 치료

■ 영구치에 벌써 충치가 생겼는데 어떻게 치료를 하나?

영구치는 막 입안에 나왔을 때, 가장 약하고 음식물이 잘 끼어서 충치가 발생하기 쉽다. 또한, 아래 어금니 뺨 쪽에는 날 때부터 깊은 구멍이 있기도

하다. 과거에는 어린이의 영구치에 아말감을 사용하였으나, 최근에는 광중합형(light-cured, 光重合型) 복합 레진(composite resin) 치료를 많이 받고 있다.

레진치료는 충치가 있는 부위만 선택적으로 제거하여 치료할 수 있으므로 아말감보다 치아를 적게 깎는다는 장점이 있다. 또 치아 색깔과 유사하여 보기도 좋다.

4) 영구치 결손

■ 영구치가 없는 원인은 무엇인가?

치아가 발생하는 시기에 치아의 싹이 제대로 형성이 되지 않는다면 선천적으로 치아가 없게 된다. 치아가 한 개 혹은 여러 개가 없거나 모두 없을 수도 있다.

영구치가 없는 원인은 다양하며 유전적 원인이나 증후군과 관련이 있을 수 있다. 치아 맹출 시기에 치과에 내원하여 방사선 검사를 시행하여 확인할 수 있다.

■ 영구치가 없으면 어떻게 하나?

먼저 유치를 가능한 오랫동안 사용하도록 관리를 철저히 해주는 것이 중요하다. 영구치가 없는 유치는 충치 없이 관리만 잘 된다면 성인이 될 때까지 사용할 수도 있다. 유치가 탈락한 후에는 공간 유지 장치나 부분 틀니를 사용하다가 성장이 완료된 후 임플란트 등의 보철치료를 진행한다.

5) 교정치료

■ 교정치료를 꼭 해야 하나?

삐뚤빼뚤한 영구치가 일시적인 현상인지 치료가 필요한 상태인지에 대해서는 전문적인 평가가 필요하다. 만약 일시적인 증상이 아니라 근본적인 치아 배열에 문제가 있는 상황이라면 예쁜 치열을 위해 교정치료가 필요하다.

■ 교정치료는 언제 시작하는 것이 좋은가?

일반적으로 교정치료를 언제 시작하면 좋다고 단정 지어서 말하기는 어렵다. 환자 개개인의 치아 상태와 특성에 따른 최적의 교정 시기가 있기 때문이다. 치과에 내원하여 여러 가지 검사를 받고 정확히 진단하고 상담하는 것이 중요하다.

■ 앞니가 거꾸로 물리는 원인이 무엇인가?

앞니가 거꾸로 물리는 경우 환자와 보호자는 매우 당황하게 된다. 원인은 다양하며 단순 치아의 위치나 각도의 이상 혹은 턱뼈의 부조화로 인한 하악 과성장(주걱턱), 하악 열성장(무턱) 등이 있을 수 있다.

우선 앞니가 거꾸로 물리는 원인에 대해 정확한 분석이 필요하다. 치아에 원인이 있는지, 위턱보다 아래턱이 발달한 턱뼈의 문제인지에 따라 치료 결과나 예후가 많이 달라지기 때문이다. 아래턱의 발달이 원인이라면 장기간의 치료와 관리가 필요하다.

6) 치아 외상

■ 부러진 앞니는 어떻게 치료를 하나?

부러진 부위가 아주 작다면 거친 면을 다듬어 주기만 해도 사용할 수 있다. 처음에는 약간의 시린 증상이 있을 수 있으나 시간이 지나면서 점차 회복된다. 치아가 광범위하게 부러졌으나 신경까지 도달하지 않았다면 치아색 재료를 사용하여 치아 모양을 만들어 줄 수 있다. 만약 부러진 치아 조각을 가져온다면 접착제를 사용하여 치아 조각을 치아에 재부착할 수도 있다.

외상에 의해 앞니가 부러지는 손상은 매우 복잡하며 고도의 전문적 진단과 치료가 필요하므로 최대한 빨리 전문가의 진찰을 받는 것이 중요하다. 신경이 노출되지 않고 치아만 부러진 경우도 시간이 지나면서 신경 손상의 가능성이 있으므로 주기적인 관찰이 필요하다.

■ 신경이 노출된 경우에는 어떻게 치료하나?

신경이 노출될 정도로 많이 부러졌다면 신경 치료가 먼저 시행되어야 하며, 신경 노출 정도와 치아 상태에 따라 신경 치료의 깊이가 달라질 수 있다. 신경 치료 후에는 레진 수복이나 파절 조각의 재부착을 고려해야 한다. 치아의 파절 정도에 따라 보철적 수복이 필요할 수 있다.

■ 넘어져서 앞니가 빠졌는데, 다시 심을 수 있나?

영구치 앞니가 완전히 빠졌다면 최대한 빨리 다시 심어야 한다. 빠진 치아를 가지고 가능한 한 빨리 치과에 내원하여야 한다. 다시 심은 치아는 움직이지 않도록 주변의 치아들과 연결하여 일정 기간 고정을 해준다. 고정장치 제거 후에도 신경 치료가 필요한지 장기적으로 검사를 받아야 한다.

■ 빠진 치아는 어디에 담아 치과로 가져가야 하나?

빠진 앞니를 보관하는 가장 좋은 방법은 탈구 치아 보관용액 또는 차가운 우유, 식염수에 담아가는 것이다. 그러나 소독용 알코올이나 수돗물에 담아가거나 휴지에 싸서 건조한 상태로 가져가는 것은 피해야 한다. 가능한 한 빨리 치과에 내원하여 빠진 치아가 외부에 노출되는 시간을 줄여야 치아를 다시 심은 후 예후가 좋다.

3 청소년기

1) 청소년의 칫솔질

■ 청소년에게 좋은 칫솔은 무엇인가?

먼저 칫솔을 선택할 때 칫솔의 머리 부분이 치아 2~3개를 가릴 정도의 크기가 적당하다. 너무 큰 칫솔은 입안 구석구석 접근이 어려울 수 있다. 칫솔모는 탄성이 좋은 나일론 소재가 좋고 손잡이는 휘어짐이 없는 반듯한 일자형이 좋다.

■ 이 닦을 때 주의할 점이 있나?

치아는 수직으로 배열되어 있으므로 칫솔을 옆으로 문지르는 것은 비효율적이고, 치아의 마모를 일으킬 수 있다. 올바른 방법으로 충분한 시간 동안 칫솔질을 하는 것이 치아 건강을 유지하는 데 매우 중요하다.

■ 이는 어떻게 닦아야 하나?

이를 닦을 때는 한쪽 어금니 부위에서 시작하여 정해진 순서대로 닦도록 습관을 들이는 것이 좋은데, 예를 들어 오른쪽 위 어금니에서 시작하여 위쪽 앞니와 왼쪽 어금니를 닦고, 아래 왼쪽 어금니, 아래쪽 앞니를 거쳐 마지막으로 오른쪽 아래 어금니에서 마무리하는 식으로 순서를 정해놓으면 빠진 곳 없이 닦을 수 있다.

청소년은 대부분 이를 닦는 시간이 부족한 경향이 있으므로 타이머나 모래시계를 이용하여 최소 2분 이상 이를 닦도록 지도해 주는 것이 좋다. 그리고 일반적인 칫솔을 이용한 칫솔질을 마친 이후 치간칫솔이나 치실을 사용해 주는 것이 필요하다.

치과를 방문하여 칫솔질 교육을 따로 받는 것이 개개인에 적합한 가장 이상적인 칫솔질을 가능하게 할 수 있다.

2) 청소년기의 잇몸질환

■ 잇몸에서 왜 피가 날까?

칫솔질하다가 잇몸에 상처가 나서 출혈이 되는 경우는 드물며 대부분이 치아와 잇몸 부위에 다량의 치태가 침착되며 발생한 잇몸의 염증 증상 때문에 잇몸의 출혈 증상을 나타내게 된다. 이러한 잇몸의 염증 증상은 사춘기 호르몬의 변화에 영향을 받아 더 심해질 수 있다. 사춘기 청소년들의 학업으로 인한 늦은 귀가, 불규칙한 식사 습관, 잦은 군것질과 야식 등이 불량한 구강위생의 원인이 될 수 있다.

■ 잇몸 건강을 위해서 어떻게 해야 하나?

무엇보다 중요한 것을 칫솔질을 잘하여 구강 청결 상태를 유지하는 것이며, 규칙적이고 양질의 식사를 하는 것이 좋다. 청소년기 흡연과 음주는 구강 건강에 매우 해롭다. 청소년은 1년에 한 번 이상 정기적인 치과 검진과 스케일링을 받는 것을 권장한다.

3) 벌어진 앞니의 치료

■ 앞니 사이가 벌어져 있는 경우, 치료를 꼭 해야 하나?

청소년기에 벌어져 있는 앞니는 학령기 때와 다르게 자연 개선되지 않는다. 이 경우 치료법은 크게 교정치료, 레진치료, 라미네이트 정도가 있다.

이 중 교정치료는 치아 손상이 없이 자연치아로 공간을 메꿀 수 있어 이상적인 방법인데 치료 기간이 길다는 단점이 있다.

레진치료의 경우 라미네이트에 비해 비교적 저렴하고 치아 삭제를 거의 하지 않는 장점이 있다. 그러나 시간이 지나면서 레진의 변색이 발생할 수 있고 벌어진 공간이 큰 경우에는 자연스럽지 않을 수 있으며 재료가 탈락될 가능성도 커지므로 이럴 때는 라미네이트가 추천된다.

라미네이트는 소량의 치질을 삭제하고 조개껍질처럼 얇은 보철물을 제작하여 치아 앞면에 부착하는 방법으로 매우 심미적인 치료 방법이나 치아를 깎아 내는 치료이므로 청소년기에는 신중하게 판단해야 한다.

4) 청소년기의 교정치료

■ 이가 가지런하지 않고 삐뚤빼뚤하다. 어떻게 해야 하나?

치아가 불규칙하고 잘못 배열되는 이유는 치아가 배열될 턱이 치아가 배열되기에 공간이 부족하기 때문이다. 이로 인해 맹출 중인 치아들은 정상적인 위치에서 벗어나게 된다. 아직 치아가 다 교체되지 않고 유치와 영구치가 모두 존재하는 혼합치열기에는 영구치를 위한 공간의 감소를 방지하거나 추가적인 공간을 확보함으로써 이상적인 치아 배열을 가능하게 노력해야 한다. 영구치열기에서 공간이 많이 부족할 때는 발치를 동반한 교정치료가 필요할 수 있다. 하지만 이 모든 치료 방법들은 개개인의 교정적인 진단에 따라 결정되어야 하므로 치과에 내원하여 정확한 검사 및 진단을 시행하여야만 한다.

치료 기간은 경우에 따라 다양하며, 대개 2~4년이 소요된다. 치료 기간에는 한 달에 한두 번 치과에 내원해야 한다.

■ 교정치료 기간에 주의사항이 있나?

치료 장치는 보통 고정식 장치를 사용하게 되며, 각각의 치아마다 장치를 부착하고 철사가 연결되어 있어 입안이 매우 복잡한 상황이 된다. 이때 구강 위생관리를 잘 하지 않으면 충치가 생길 가능성이 매우 커지므로 청소년기에 교정치료 동안 가장 중요한 주의사항은 칫솔질을 잘하는 것이라고 할 수 있다. 일반 칫솔보다 가운데 칫솔모가 안으로 들어가 있는 교정용 칫솔을 추가하여 사용하는 것 또한 칫솔질에 도움이 되고, 주기적으로 스케일링은 받아주는 것도 도움이 된다.

5) 청소년기의 임플란트

■ 사고로 앞니가 빠졌다. 임플란트를 청소년기에 해도 될까?

만 18세 이전의 청소년에게는 임플란트 시술이 어렵다. 현재 임플란트는 주변 치아에 손상을 주지 않고 상실된 치아를 자연스럽게 회복시킬 수 있어 바람직한 치료 방법으로 널리 받아들여지고 있다.

그러나 성장이 완료되지 않은 청소년에 임플란트를 심게 되면, 성장하는 주변 치아와 조화를 이루지 못하는 문제가 발생할 수 있다. 따라서 대개 임플란트는 성인이 된 후에 치료받는 것을 추천한다.

■ 그러면 이가 없는 청소년은 어떻게 하나?

청소년기에 치아가 상실되었다면 인공치를 주변 치아와 임시로 접착하는 방법이나 인공치아가 포함된 틀니 등의 방법을 고려해 볼 수 있다.

6) 사랑니

■ 사랑니를 꼭 뽑아야 하나요?

세 번째 어금니인 제3 대구치를 사랑니라는 별칭으로 부르고 있다. 사랑니는 대부분 정상적으로 나오지 못하고, 통증, 감염, 인접치의 손상 등을 초래할 수 있으므로 증상이 있는 사랑니는 발치하는 것이 좋다. 간혹 사랑니가 큰 문제 없이 정상적으로 나서 뽑지 않을 수도 있으나, 칫솔질이 어려워 충치나 잇몸질환 등이 발생할 가능성이 크므로 세심한 관리가 필요하다.

4 성인기

1) 임산부의 구강 건강관리

■ 임신 기간 중 발생할 수 있는 치과 질환은 무엇이 있나?

- 치주질환 : 청결하지 못한 구강위생 상태로 나타날 수 있으며 임신 기간 중의 호르몬 변화에도 일조할 수 있다.
- 충치 : 임신과 충치는 직접적인 연관성은 없으나 임신 중에는 단 음

식에 대한 욕구가 생기고 간식을 자주 찾는데 이러한 음식은 대부분 충치를 유발한다.

- 법랑질 침식 : 입덧이 심한 경우 잦은 구토로 인해 위산이 역류되어 입안의 산도가 높아지면서 치아 표면의 녹는 법랑질 침식이 발생할 수 있다.

■ 임신 기간의 구강 관리는 어떻게 해야 하나?

가능하면 임신 전에 치과 검진을 받아야 하고 임신 중이라면 임신 중기가 치료에 안전한 시기이다. 임신 기간 중 방사선사진 검사가 필요하다면 방사선 차단 장비를 사용해서 촬영하도록 한다.

산모가 칼슘과 인을 충분하게 섭취하지 못하면 산모의 기존 뼈에서 태아에게 영양분이 빠져나가므로 충분한 영양 섭취가 필요하다. 임신 중에는 호르몬의 영향으로 이가 시려지거나 치주염이 발생할 수 있으므로 치조골의 건강을 지키는 것도 중요하다.

부드러운 칫솔을 사용하고 무리하게 잇몸을 자극하지 않도록 한다. 치약도 저 자극이며 화학성분이 적은 제품을 사용하여 관리해주는 것이 좋겠다.

2) 치아우식증

■ 치아우식증은 어떻게 진행되나?

- 법랑질에 한정된 우식증 : 치아의 씹는 면에 있는 작은 홈은 음식물이 끼어 충치가 잘 생기지만, 증상이 없는 경우가 대부분이다.
- 상아질까지 진행된 우식증 : 겉으로는 작은 점처럼 보여도 치아 내부 안쪽으로는 넓게 우식이 진행되는 경우가 많으며, 차고 뜨거운

음식에 불편감을 느끼고 씹을 때 통증을 느끼는 경우가 많다.

- 치수까지 진행된 우식증 : 치아의 신경까지 염증이 진행되어 통증이 좀 더 심해지고, 자극이 없어도 통증이 나타난다.
- 치근단(치아 뿌리) 염증 : 염증이 뿌리 끝까지 진행되어 잇몸뼈를 파괴한다. 염증이 아주 심하면 치아를 뽑을 수도 있다.

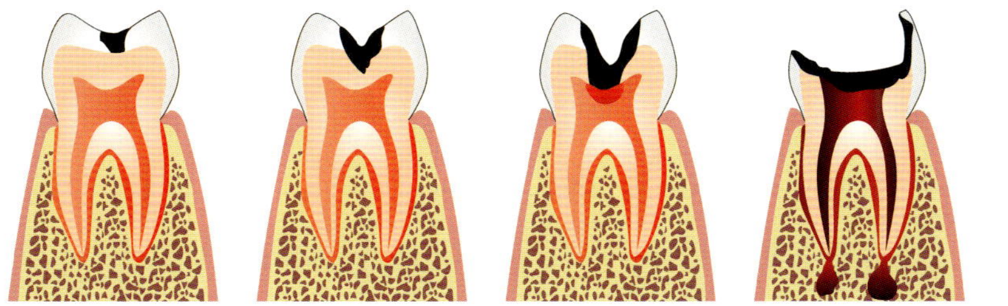

▲ 치아우식증 발생 단계

■ 치아우식증은 어떻게 치료하나?

환자의 건강 상태 및 우식증의 요인, 진행 정도에 따라 레진이나 금 인레이 등을 이용해 치료한다.

치수까지 진행된 우식증일 경우에는 신경 치료를 한다. 신경 치료를 한 치아는 쪼개질 위험이 있으므로 어금니의 경우에는 반드시 크라운을 씌우는 것을 권장한다.

3) 신경 치료

■ 신경 치료는 어떨 때 해야 하나?

- 신경에 염증이 있을 때(치수염) : 주로 충치가 깊게 진행되어 가만히 있어도 통증이 느껴지거나, 차거나 뜨거운 음식에 반응하거나, 음식물을 씹을 때 아픈 느낌이 오래 계속되는 경우 등이 해당한다.
- 신경이 괴사 되었을 때 : 신경이 세균에 심하게 감염되면 뿌리 끝이나 뿌리 주변의 신경관을 통해 염증이 확산하고, 뿌리 주변의 치주조직에 염증이 생기거나 농이 생겨 치아가 아프고 잇몸이 심하게 붓기도 한다.

⊙ MTA 신경 치료

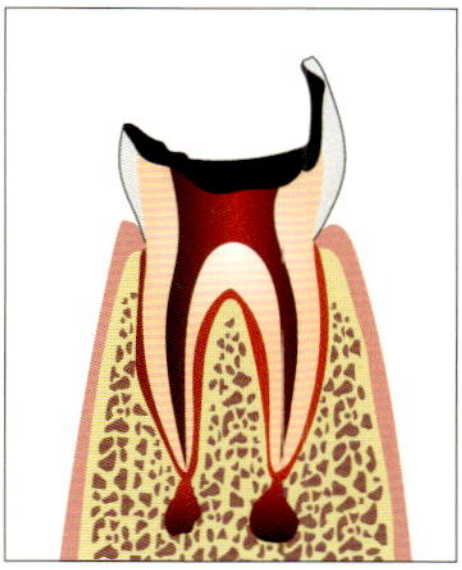

▲ 충치가 깊어 신경까지 진행된상태

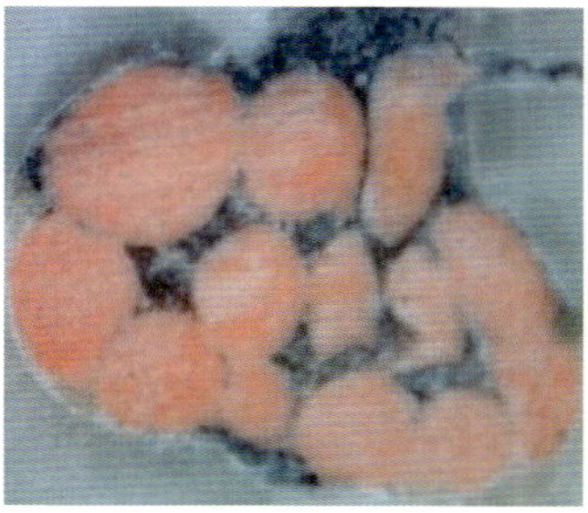

▲ 기존 신경 치료재료 단면; 천연고무와 금속산화물을 이용한 재료

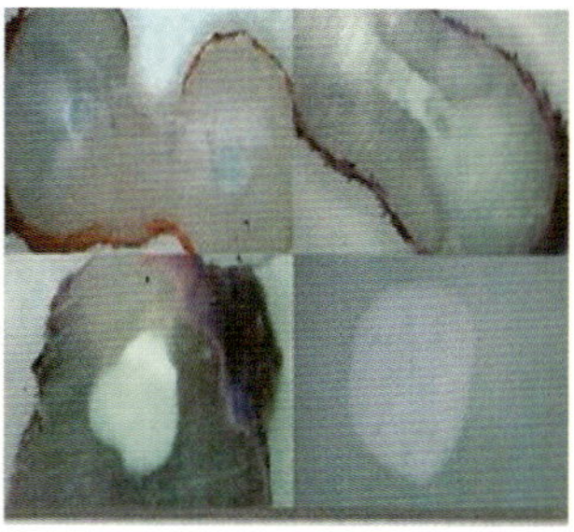

▲ MTA로 신경 치료 한 단면

신경 치료에서 오염된 신경조직을 제거 후 빈 공간에 채우는 충전물질은 다양하다. 하지만 대부분의 충전 재료는 완벽한 밀폐가 어려운데다 천연고무와 금속산화물을 이용한 재료여서 온도에 의한 변화나 세균증식의 위험이 크다.

반면에 MTA신경 치료는 인체친화적인 바이오 세라믹으로 완전 밀폐가 가능하며, 세균감염의 위험성이 낮다. MTA는 PH 9.6 정도의 강한 알칼리성으로 살균효과, 통증완화 및 근관내부의 미생물의 성장을 억제시키는 효과가 높다. 또한 치근 재생유도력도 우수하여 세균에 심하게 오염된 치아, 뿌리가 구멍 나거나, 흡수된 치아, 또한 재 신경 치료가 필요한 치아에 이용하고 완벽한 근관치료를 위해 많이 사용되고 있다.

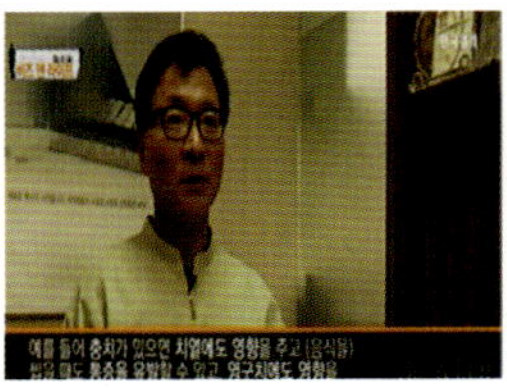

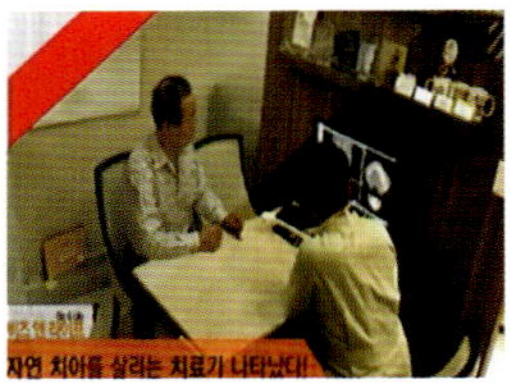

◀ 자연치아를 살리는 신경 치료가 나타났다!
- 유정현의 비즈 앤 라이프 방송 출현

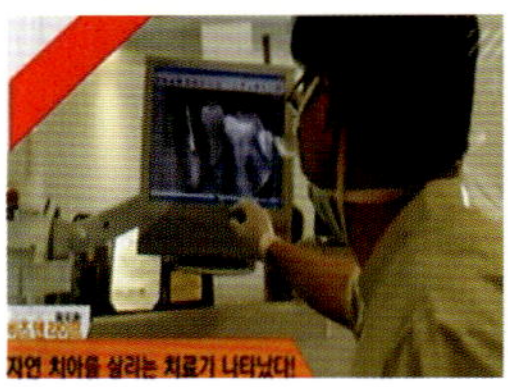

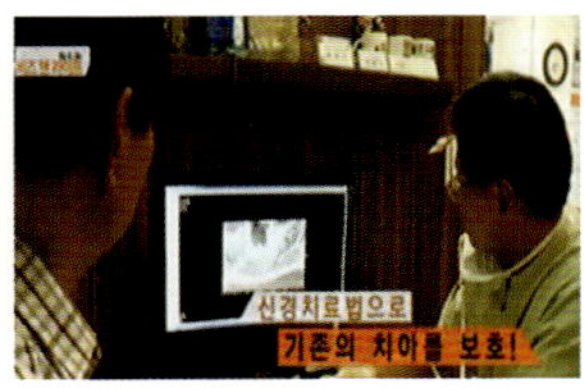

4) 시린 이

■ 시린 이의 원인은 무엇이고, 특징은 무엇인가?

치아의 상아질이 노출되어 온도 변화와 같은 외부자극에 시리거나 동통을 나타내는 증상을 치아과민증이라고 한다. 잇몸병으로 치아 뿌리가 노출되어 자극에 예민해진 경우, 칫솔질을 좌우로 강하게 하거나 너무 질기고 단단한 음식물을 저작하다 치아의 목 부분이 깎이거나 깨져서 상아질이 노출되면 시린 이의 원인이 된다.

시린 이의 증상은 초기에는 찬물을 마실 수 없을 정도로 민감하지만 시간이 지나면서 차츰 통증의 강도가 약해지면서 사라지기도 한다.

증상이 심하거나 계속되면 치수염 증세가 나타나게 되고 가만히 있어도 통증을 느끼게 될 수도 있다.

상악 작은어금니에 가장 빈발하며, 여성에게서 발생 빈도가 높다.

■ 시린 이의 치료 방법은?

- 시린 이 치약의 사용: 전체적으로 치아가 시리지만 마모증이 존재하지 않는 경우 시린 이 치약을 사용한다.
- 접착제/복합 레진 충전을 이용한 상아질 피복: 상아질을 폐쇄하는 것으로 시린 이를 해결할 수 있다. 치아 마모가 심하지 않으면 접착제를 바르고, 패인 부분은 레진으로 메워준다. 식습관 등과 관련하여 치아에 가해지는 힘을 받으면서 치경부의 법랑질이 깨져나간 경우는 마모된 부위를 레진으로 충전하고 교합 조정하여 흔들림을 없애 준다.
- 레이저 치료: 노출된 상아세관을 레이저를 이용하여 폐쇄함으로써 시린 증상을 감소시킬 수 있다. 노출된 부위가 시린 정도가 크지 않을 때 효과적이다.
- 표면 석회화 촉진: 치약 성분 또는 도포용 약제 내 포함된 불소 성분을 이용하여 시린 증상을 줄일 수 있다. 약제 도포는 1회의 처치로는 시린 증상을 해소하기 어려우므로 반복적 사용이 필요하다.

5) 금이 간 치아

■ 금이 간 치아의 증상

치아는 아무 이상이 없는 것 같은데 씹을 때마다 깜짝깜짝 놀라면서 아픈 경우로 병원에 내원한 분들이 가끔 있다. 나이가 많을수록 더 쉽게 발생하며, 스트레스가 심해 치아를 꽉 물고 자거나 이를 갈면 계속적인 힘이 치아에 무리하게 작용해 생기기도 한다. 성인의 5% 정도에서 나타나고 여자보다는 남자에게 더 많다.

이는 치료 된 수복물이 있거나 없거나 간에 단단한 음식이나 오징어, 얼음 혹은 부지불식간에 단단한 물건을 씹었을 때 금이 갈 수 있으나 수복물이 있는 경우에 더 많이 발생한다.

증상을 살펴보면 X-ray 상에는 아무런 이상이 없고 충치도 보이지 않고 단지 씹을 때만 아프고 치아에 찬 바람을 불었을 때 통증을 느끼고 보통 사탕이나 아이스크림을 먹을 때 당분이 치아 내로 유입되면 아프기도 하다. 이럴 때는 치아에 금이 간 것이 아닌가 의심해야 한다. 금 간 치아를 방치하면 치아가 둘로 쪼개지기도 하고 치아 뿌리까지 금이 가면 이를 뽑아야 하는 상황이 될 수도 있다. 따라서 초기 자각증상이 있을 때 금이 가 있는 부위를 찾아서 즉시 치료하는 것이 바람직하다.

치료법을 살펴보면 첫째, 간단하게 금이 간 치아의 경우로 금이 간 치아의 10분의 9가 이런 상태이며 간단한 금관(치아를 씌우는 일)으로 치료한다. 치아를 씌우기 위해 시술하고 임시로 씌워두면 보통 통증은 즉시 사라지며, 며칠 동안 경과를 보다가 아무 이상이 없으면 금관을 씌우면 된다.

둘째로, 복잡하게 금이 간 치아의 경우로 금이 간 치아의 10분의 1이 이런 상태로 금이 치아 내부의 신경으로까지 접근되어 있어서 임시 치관이 장착된 후에도 통증이 계속된다. 이런 치아는 치아를 씌우기 전에 신경 치료라는 신경을 제거하는 치료가 필요하며, 이 치료 후에 치아를 씌우면 치아를 보존할 수가 있다.

금이 간 치아를 씌우고 난 후에도 너무 딱딱한 음식, 오징어나 쥐포를 먹거나 스트레스를 많이 받아 잘 때 치아를 갈거나 꽉 물고 자면 금이 간 치아가 더 벌어져 발치할 수도 있으므로 항상 조심해야 한다.

이갈이를 하면 꽉 무는 힘이 평소 음식을 씹을 때보다 6~7배에 이르는 것으로 알려져 있다. 이를 지나치게 갈거나 꽉 무는 경우 얼굴 근육에 피로감이 올 수 있으며, 또 턱관절에 과도한 부하가 가해져 턱관절 질환까지 초래할 수 있다. 이런 사람은 치아 전체가 광범위하게 금이 갈 우려가 크므로 권투선수들이 시합할 때 쓰는 마우스피스(마우스 가드)와 비슷한 CBK 스플린트를 구강 안에 끼우는 등 대처해야 한다.

6) 치면 세균막(플라그)과 입 냄새

■ 치면 세균막(플라그, 치태, 치석)은 무엇인가?

치아우식증과 치주병(풍치, 잇몸병)의 가장 큰 원인은 치면 세균막이다.

치면 세균막은 치아 표면에 붙어있는 얇고 끈적끈적한 세균 덩어리로 일명 치태 또는 플라그라고 한다. 일반적으로 치면 세균막은 치아가 불결하고 식후 3분 이내에 양치하지 않을 때 생긴다. 육안으로는 잘 구별이 안 되고 손톱으로 긁어 보면 이끼 같이 묻어 나오거나 에리트론 같은 치면 착색제를 치아에 바르면 세균막이 뚜렷이 구분된다.

이런 치면 세균막은 이를 건성으로 닦으면 치아와 치아 사이와 치아의 깊이 파인 열구에 남아있게 된다. 이런 세균 덩어리 치면 세균막이 치아에 부착, 남아있으면 균이 번식하여 전체 치아에 확산하게 된다. 이때 입안이 텁텁해지고 불결한 냄새가 난다. 잘 닦여지지 않는 치면 세균막이 구강 내에 오랫동안 있으면 타액 내의 칼슘을 흡수하여 단단한 치석으로 변하게 된다. 치석은 치아 표면을 음식물에 함유된 당분과 함께 반응하여 탈회 즉, 치질을 녹여서 치아우식증을 유발하고 치아 뿌리 부위로 부착되어 잇몸에 염증을 일으킨다.

이러한 치석이 점점 많아져서 잇몸 속의 치아 뿌리 쪽으로 쌓이게 되면 치아를 잇몸으로부터 분리하고, 치아를 싸고 있는 치조골이 녹아서 치아가 흔들리거나 빠지게 된다. 따라서 치면 세균막의 제거가 치과 질환의 예방에 필수적이다.

가장 효과적으로 제거하는 방법이 칫솔질이다. 식후와 잠자기 전 3분 이상씩 세균막을 철저하게 제거해야 한다. 다시 말해 칫솔질의 목적은 치면 세균막을 닦는 것이므로 너무 강하게 닦을 필요는 없다. 정성 들여 닦으면 된다. 또한, 형성된 치석은 딱딱해서 칫솔질로는 제거가 안 되므로 6개월에 한 번씩 정기적으로 치석 제거술(스케일링)을 받아야 한다. 잇몸이 약하거나 이미 치료 시기를 놓쳐서 수술을 받은 경우는 3개월에 한 번씩 치석 제거술을 받아야 한다. 또한 최근에는 프로덴티스 라는 구강 유산균을 하루에 한번씩 복용하여 나쁜세균을 유익균으로 바꾼다.

■ 입 냄새는 왜 나는가?

입 냄새가 나면 본인은 물론 상대방에게 불쾌감을 주게 되므로 사회생활에 지장을 준다. 자신이 의식하지 못하는 입 냄새의 경우에 옆에서 알려주기도 어려우므로 직장인이라면 스스로 치과에서 입 냄새 여부를 검사해 보는 것이 좋다.

대부분의 입 냄새는 충치나 치태에 존재하는 입속 세균이 원인이다. 음식을 먹은 후 칫솔질을 바르게 하지 않아서 음식물이 치아 사이에 끼어 미생물이 번식하면서 냄새를 발생한다. 음식을 먹은 직후 양치질하고 치간칫솔이나 치실 등으로 치아 사이사이까지 잘 관리해야 한다.

치석도 냄새의 원인이 된다. 치석을 잘 닦아내고 칫솔질로 잘 닦이지 않는 부분은 정기적 스케일링을 통해 제거해 주어야 한다.

충치가 생기면 치아에 구멍이 생기고 그 사이로 음식물이 끼거나, 음식물의 잔해가 남게 되면 일반적인 양치질을 해도 냄새가 날 수 있다. 충치를 예방하고 충치가 생기면 곧바로 치료해 주어야 한다.

또 입속에 잘 맞지 않는 보철물이 있을 때는 칫솔질을 해도 잘 닦이지 않는 부분이 있어 세균의 서식지가 된다. 입 냄새가 심할 때는 치과 검진을 통해 잘 맞지 않는 보철물을 교체하고 잇몸 치료를 하면 대부분의 입 냄새는 없앨 수 있다.

그러나 여러 가지 방법으로 입 냄새를 제거해도 계속해서 냄새가 나면 다음과 같은 카츠의 방법을 생각해 볼 필요가 있다.

입 냄새에 대해 과학적인 방법으로 접근한 사람은 미국 캘리포니아에서 개업한 치과의사 해롤드 카츠(Harold Katz)이다. 그는 명문 UCLA 치과대학을 졸업한 후 헐리우드 영화배우들이 많이 사는 20세기 FOX Studio 근처에 유명 배우들을 고객으로 치과 병원을 개업했다.

카츠가 입 냄새에 관심을 가지게 된 것은 자신의 딸 때문이었다. 당시 10대였던 딸은 심한 입 냄새 때문에 하루에도 대여섯 차례 양치질하며 시판되고 있는 유명한 입 냄새 제거 약품을 사용해보기도 했다. 그러나 입 냄새가 없어지지 않았다. 치과의사인 아빠로서 딸의 입 냄새 하나 해결해 주지 못한다면 의사로서 체면이 안 서는 일이었다. 그래서 카츠는 입 냄새에 대해 본격적으로 연구하기 시작했다.

입 냄새의 원인은 입안에서 사는 세균 때문이다. 사람의 침 1㎖에 안에는 약 1만에서 10억 마리의 세균이 살고 있다. 카츠는 그 세균 중에 냄새를 일으키는 세균과 냄새를 일으키지 않는 세균이 있음을 구별해냈다. 그 세균 중에 황화합물을 생성하는 염기성 세균들이 냄새의 원흉이며 이 염기성 세균은 혀 표면이나 목구멍에 살고 있다. 반면에 건강한 사람들의 입안에 가장 많이 사는 스트렙토코쿠스 살리바리우스(Streptococcus salivarius)라는 균은 입 냄새를 일으키지 않는다. 이 균주는 '살리바리신'이라는 강력한 항균물질을 만들어 내고 다른 냄새 세균의 성장을 억제하는 효소와 산을 만들어 낸다. 이 세균이 입안의 세균들의 생태계를 조절한다는 것을 알아냈다.

시판되는 구강세정제는 나쁜 세균뿐만 아니라 좋은 세균도 구별하지 않고 모두 죽인다. 아무리 강력한 구강세정제라도 세균을 100% 죽이지 못하기 때문에 살아남은 세균은 다시 폭발적으로 증식하므로 냄새를 일으키는 세균들이 다시 원상복구 되고 만다.

카츠는 나쁜 균을 죽이는 것이 아니라 좋은 균을 심어서 좋은 균이 입안을 지배하여 나쁜 균을 억제하는 방법을 선택하여 입 냄새 제거에 성공했다. 구강 프로바이오틱스를 이용한 방법인 것이다.

치과 상으로는 이상이 없는데 입 냄새가 난다면 위장의 염증, 역류성 식도염, 당뇨병, 신부전증, 간 질환, 만성 축농증 등을 의심해 볼 수 있다. 이러한 소화기 질병으로 인해 몸 안에서 발생한 냄새가 구강으로 넘어올 수도 있다. 이런 경우에는 소화기 내과나 이비인후과 진료를 받아보는 것도 필요하다.

7) 치주질환

■ 치주질환이란 무엇인가?

일반적으로 잇몸병이라고도 하고 풍치라고도 이야기한다. 잇몸이나 치아뿌리를 지지하고 있는 치조골에 생기는 질환이다. 치주질환은 심한 통증 없이 서서히 만성적으로 진행이 되기 때문에 통증이 느껴진다면 이미 치아를 빼야 할 정도로 심한 경우가 대부분이다.

우리가 음식물을 섭취하고 칫솔질을 제대로 하지 못한다면 음식물 찌꺼기가 구강 내에 남게 되고, 구강 내에 존재하는 많은 세균이 부착되어 치태를 형성하고, 이것이 굳어져 치석이 생기게 된다.

■ 치주병의 원인은 무엇인가?

치주병의 원인을 살펴보면 식사 3분 이내에 양치질하지 않아 치아에는 마치 이끼 같은 치면 세균막이 생기게 된다. 이것이 오래 증식되어서 딱딱하게 치석이 되고, 이 치석은 치아와 잇몸 사이의 몸 '치주낭'으로 계속 하방으로 증식한다. 치석은 세균들의 집합체이므로. 여기에서 부패 가스 등을 배출함으로써 치아를 싸고 있는 치조골을 녹이게 된다. 치아가 빠지는 것도 치조골이 녹기 때문이다. 녹은 치조골은 다시 재생되지 않고 치료하지 않으면 계속 녹는다.

치조골의 소실 원인의 80%는 치석 때문이고 20%는 전신적인 요인(당뇨, 내분비질환, 임신 등)으로 소실된다.

또한 1990년 이후에는 교합(치아의 맞물림)이 치주질환에 결정적인 영향을 준다고 발표했다. 따라서 치주질환 환자들은 잇몸치료와 동시에 T-scan을 이용한 교합조정과 CBK 스플린트 치료가 필요하다.

■ 치주질환의 증상

잇몸병에 이환된 경우 일반적인 증상으로는 잇몸에서 피가 나고, 잇몸이 붓고, 잇몸이 빨갛게 변하거나 둔통이 유발된다. 차갑거나 신 음식을 섭취했을 때 치아가 시리고, 따뜻한 물을 섭취해도 치아가 시리고 통증이 있으며, 치아가 흔들리고 음식물을 씹을 때 불편감이 있고 심한 입 냄새가 나기도 한다.

■ 치주병은 어떻게 치료하는가?

– 치주병의 단계적 치료법

• 1단계

치아와 잇몸 사이의 치석이 끼여, 박힘으로써 잇몸에 염증을 일으켜 잇몸이 붓고 염증이 생겨서 빨갛게 보이며 양치질과 같은 조그만 자극에도 피가 난다. 또한, 입안이 텁텁하여 냄새가 나서 대인관계에도 영향을 받는다.

이 시기까지만 해도 올바른 양치질과 간단한 치석 제거술만 시행하면 된다.

• 2단계

치석이 점점 쌓여서 잇몸 속으로 자극을 주고 치아 뿌리 밑으로 점점 확대 침착이 됨으로써 치조골을 녹인다. 이 단계에서는 반드시 치료를 받아야 그나마 건강한 잇몸과 치조골을 보존 할 수 있다.

이런 경우에는 치석이 육안으로도 보이고 잇몸이 퇴축되어 뿌리가 보이고 입 냄새가 나며, 치아가 약간씩 흔들리기도 한다. 이미 치료 시기를 약간 놓친 시기이고 병원에서 잇몸에 대한 치은박리소파술이라는 간단한 수술을 해야 한다.

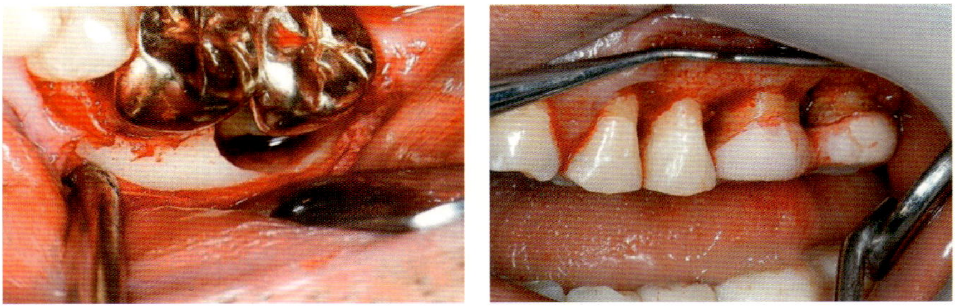

▲ 치은박리소파술

• 3단계

치석이 치아 뿌리의 부분까지 침착되면서 치조골이라는 턱뼈 조직이 많이 파괴되고 치아는 많이 흔들리기도 한다. 그리고 잇몸은 많이 붓고 피가 잘 나면서 구취가 많이 난다. 이 시기에는 잇몸을 귤껍질을 벗기듯이 간단한 수술을 하여 노출하고 치석을 제거하고 필요하면 인조 치조골을 이식하는 수술이 필요하다. 치조골의 파괴가 너무 심하다면 할 수 없이 치아를 빼고 치아 매식(임플란트)을 하거나 고정성 보철을 해야 한다. 치주수술을 하고난 후에도 3개월마다 주기적인 스케일링이 필요하며, CBK Splint를 장착하여 수면시 교합력을 최저로 유지하는 것 또한 중요하다.

■ 치주질환을 예방할 수 있나?

치주질환을 예방하기 위해 가장 중요한 것은 구강 내에 치태와 치석이 침착되지 않도록 개인의 구강위생 관리를 철저히 하는 것이다. 구강 내에는 수많은 종류의 세균이 상주하기 때문에 식사 후나 취침 전 이를 닦지 않으면 수분 내에 치태의 형태로 치아나 잇몸, 혀 등에 달라붙게 되고, 이것에 의해 잇몸 염증이 발생하게 된다.

그러므로 올바른 방법으로 칫솔질을 하지 않으면, 충치뿐 아니라 치주질환이 생기기 쉽다. 또한 치주질환 환자들은 교합조정과, CBK Spilnt 치료가 필수적이다.

8) 임플란트

■ 임플란트 치료의 장점

- 옆에 있는 자연치의 손상이 없다.

- 자연치아와 유사한 정도의 씹는 힘을 회복할 수 있다.
- 임플란트 주위 턱뼈의 흡수를 방지하고 건강하게 유지해 준다.
- 틀니에 비해 이물감, 발음 장애 등이 없다.

■ 임플란트를 할 때 주의해야 할 사항

대부분 부분마취를 하고 진행하므로 수술 중의 통증은 거의 없으며 수술 후에 이를 빼고 나서 느끼는 정도로 가벼운 붓기와 통증을 느낄 수 있다.

흡연은 수술 후에 잇몸과 턱뼈의 치유를 방해하므로 절대 금한다.

임플란트를 심는 수술은 발치와 같은 다른 외과적 수술과 마찬가지로 수술 부위에서 피가 나거나, 턱 주위에 멍이 생길 수 있다. 염증이 생길 수도 있으므로 예방을 위해 수술 전후에 항생제를 투여한다.

드물지만 수술 중에 인접한 신경을 자극하면 입술이나 턱 주위 감각 이상이 생길 수 있는데, 대부분 서서히 정상으로 회복된다.

■ 임플란트 수술 후 관리

임플란트는 적절한 구강위생 관리와 정기적인 치과 검진, 스케일링으로 자연치아와 유사하게 오래 사용할 수 있으나, 임플란트 주위 위생 상태가 불결해서 치주질환이 발생하면 자연치아보다 더 빠르게 주위의 뼈가 녹고 수명이 짧아질 수 있다.

오래 사용하여 보철물이 닳거나 파절되면 교체 또는 수리를 할 필요가 있다. 턱뼈의 흡수상태, 구강 청결 및 흡연 등의 습관에 따라 간혹 뼈에 고정이 안 되면 일정 기간 경과 후 다시 임플란트를 심으면 된다. 흡연은 자연치아뿐만 아니라 임플란트 주위의 잇몸 건강에 나쁘고, 당뇨병 같은 전신질환이나 이갈이 습관도 임플란트의 수명을 단축할 수 있다.

너무 단단하거나 질긴 음식은 보철물을 손상하고 임플란트에 충격을 주므로 주의해야 한다. 또한 임플란트 시술 후 에는 잠잘 때 교합력 조절을 위해 CBK 스플린트가 필요하다.

■ 그럼 임플란트는 누구나 할 수 있는 것인가?

건강한 성인이면 나이에 상관없이 수술할 수 있고 전신질환이 있는 경우라도 대부분 가능하다. 다만, 다음의 경우에는 치과의사와 상의하여 결정해야 한다.

- 성장이 끝나지 않은 16~18세 이전의 청소년
- 갑상선 질환, 골다공증, 조절되지 않는 당뇨병 등의 전신질환자
- 암 치료를 위해 화학요법 또는 방사선 요법 경력이 있는 환자
- 구강위생 상태가 불결하고 치주질환이 너무 심한 경우
- 임플란트를 식립할 부위의 턱뼈가 너무 많이 흡수된 경우

9) 이갈이

■ 이갈이가 정확히 무엇인가?

이갈이란 주간이나 야간에 치아를 세게 물거나 가는 행위로 정의된다. 이갈이는 치아의 비정상적인 마모, 저작근의 통증과 기능 이상, 진행성 치주질환, 턱관절의 기능장애를 일으키는 등 치과 진료에 있어 상당한 문제를 유발한다.

■ 이갈이의 원인은 무엇인가?

이갈이의 원인은 아직 정확히 규정되어 있지 않다. 다양한 원인이 중첩되어 발생하는 것으로 알려져 있다. 이갈이는 나이가 들수록 줄어드는 경향을 보인다.

(1) 수면장애 : 수면 단계와 관련이 있으며, 반복적인 생리적 저작근 활성이 수면 중 뇌의 미세 각성과 동반되어 나타난다.

(2) 정서적 스트레스 : 낮 시간의 긴장이나 스트레스가 수면 시 근활성에 영향을 미칠 수 있다.

(3) 알코올이나 약물의 영향

(4) 중추신경계의 장애

(5) 교합 간섭 영향

■ 이갈이의 증상

- 이갈이 횟수는 하룻밤에 5회에서 25회 정도 된다.
- 1회당 지속시간은 평균 8~9초부터 20~40초까지 매우 다양하다.
- 치아의 마모 유발, 수복물의 파절, 치주조직의 손상, 치아 동요도의 증가 등이 있다.
- 저작근이 비대해질 수 있고 혀나 협점막의 압흔이 생기기도 한다.
- 턱관절 질환의 증상이 악화될 수 있다.

■ 이갈이의 치료 및 예방의 방법은 어떤 것들이 있는가?

- 구강 장치 요법 : 딱딱한 장치를 사용하여 치아를 보호할 수 있다. 말랑한 장치는 깨무는 힘을 증가시킬 수 있고, 턱관절에 무리한 힘을 주어서 사용하지 않는다. CBK Splint를 사용하여 치료할수있다.
- 보툴리눔독소 주사요법(보톡스): 보툴리눔독소의 근육활성 감소 효과를 이용하여 이갈이의 강도를 감소시킬 수 있다.
  - 이갈이로 인한 턱 통증의 완화를 위한 근육 신장요법이 있다.
  - 구강악습관의 자가 인지를 위한 행동 수정요법이 있다.

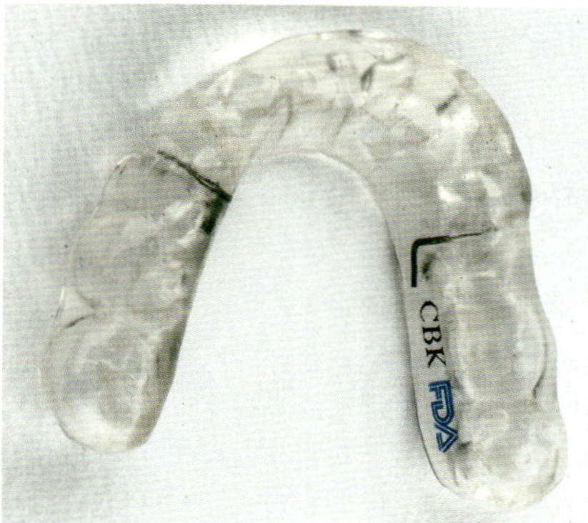

▲ CBK Splint

10) 담배와 구강질환

■ 담배가 구강에도 안 좋은 것인가?

흡연은 다양한 질병과 암의 원인이 되고 있으며 심혈관 질환의 주요 원인 중 하나이다. 흡연자는 비흡연자보다 평균 수명이 11년 정도 단축된다. 또한, 흡연 시에 구강을 통해 연기가 들어가기 때문에 구강질환의 직접적인 원인이 된다.

■ 담배 속에는 어떤 유해물질이 있나?

- 타르: 발암물질이며 독성이 매우 강해 적은 양으로도 작은 곤충을 죽일 수 있다.
- 니코틴: 독성이 강한 중독성 물질이다. 흡연 시 혈액을 통해 들어온 니코틴의 35%는 뇌에 전달되어 악영향을 미친다.
- 일산화탄소: 혈액 속의 헤모글로빈과 결합하여 산소 결핍을 유발한다.
- 다이옥신: 암 유발과 면역체를 교란한다. 임산부에게 사산, 기형아 출산을 야기하기도 한다.

■ 흡연이 구강 건강에 미치는 영향

- 치아 변색 및 구강조직의 착색 : 칫솔질로 회복이 안 되며 스케일링이나 미백 치료가 필요하다.
- 구강조직 및 치조골의 치유 지연 : 발치 부위 염증, 임플란트 수술의 실패를 일으킨다.
- 구강건조증 야기 : 치주질환 및 구취, 다발성 치아우식증을 발생시킨다.
- 일산화탄소 및 발암성 화학 인자가 구강 내 조직에 작용하여 구강암 또는 백반증, 홍반증 등의 전암병소를 유발한다.
- 임산부의 흡연 : 구순구개열 발생 가능성이 50%까지 증가하고, 조산, 사산, 저체중아 출산 위험이 커진다.

■ 치과의 금연 클리닉

치과의사는 금연운동을 주도하고, 환자에게 흡연이 구강조직에 미치는 영향과 각종 질환을 설명하여 흡연의 위험을 자각시키는 역할을 담당하기에 적합하다. 치과에 내원하여 치과 치료를 금연의 기회로 삼아 구강 건강뿐만 아니라 전신 건강을 향상할 수 있도록 서로 노력해야 한다.

5 노년기

1) 구강건조증

■ 구강건조증이란?

구강건조증이란 침이 생기거나 흐르는 상태에 이상이 생겨서 입안이 마르는 것을 말한다. 신체내의 수분이 부족하여 나타나 기도 하며, 건조감 자체로 인하여 음식물을 삼키기가 곤란하거나 말을 하기가 어려운 불편감뿐만 아니라 충치나 풍치의 발생을 증가시키디고 한다. 침샘의 병리학적 장애들로 인한 1차성 구강건조증과 약물복용, 얼굴 또는 목 부위의 방사선치료 등으로 인해 나타나는 2차성 구강건조증이 있다.

■ 구강건조증의 증상

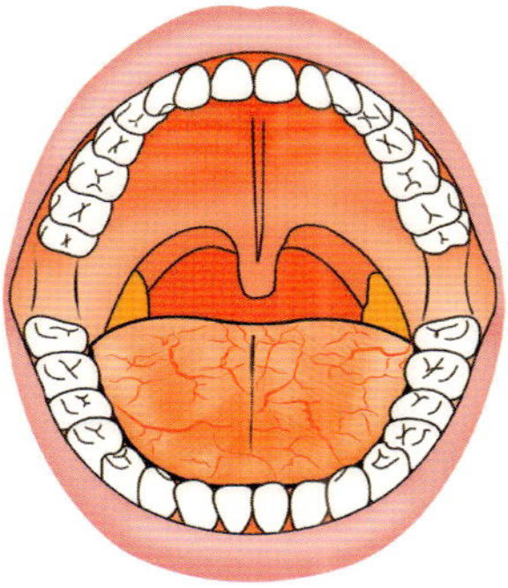

▲ 구강건조증

저작이 힘들어지고, 미각 저하로 식욕이 줄어들어 영양 상태가 나빠진다. 구강 내 마찰로 인하여 점막염, 궤양 등이 발생할 수 있다. 또한, 구강 작열감, 구취를 유발할 수 있다. 침의 청소작용 저하로 백태가 끼거나 충치가 발생하고 치주질환이 심해진다. 틀니 하방 조직의 염증으로 틀니가 잘 안 맞게 된다.

■ 구강건조증의 원인

- 침샘 감염이나 침샘관 타석증
- 약물복용(특히 항히스타민제, 일부 정신과 약물) 이나 방사선치료 (얼굴 또는 목 부분)
- 불안, 우울 등의 심리적 문제와 구강호흡

■ 구강건조증의 치료 및 예방 방법

- 가습기나 인공타액을 사용한다.
- 타액 분비를 자극하는 음식 섭취를 한다(무설탕 껌, 신 음식, 과일, 채소 등).
- 불소 도포나 불소 용액 양치 등을 통해 충치를 예방한다.
- 카페인이나 알코올 섭취는 피하고, 물을 많이 마시도록 한다.
- 턱밑샘과 귀밑샘을 손으로 자극하고 혀로 입술 안쪽과 볼 안쪽, 혀 표면, 잇몸 등을 마사지하면 침 분비를 증가시킬 수 있다
- 침샘 기능이 약간 있으면 침 분비 촉진제를 사용하고 침샘 기능이 완전히 없어지면 인공타액을 식전에 사용한다.

2) 무치악환자의 치료법

■ 총의치

경제적인 이유나 건강상으로 어쩔 수 없는 경우에 시행한다.

■ 임플란트 오버덴쳐(임플란트 틀니)

하악에는 2개~4개의 임플란트, 상악에서는 4개의 임플란트를 심어서 똑딱단추 비슷한 로케이터나 볼엔 소켓이나 자석 등을 달아서 유지력을 증가

시킨 방법으로 기존 총의치 보다는 만족도가 훨씬 높다.

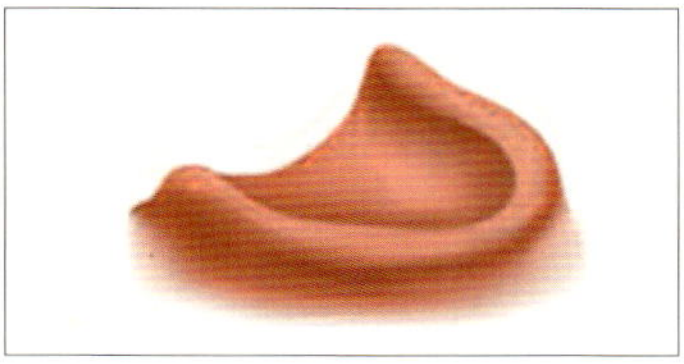

▲ 치아가 하나도 없는 아랫니의 경우

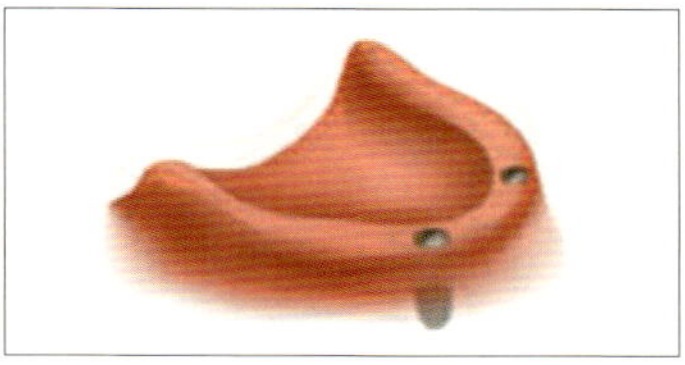

▲ 최소 두 개의 임플란트를 가장 뼈가 단단한 부위에 식립한다.

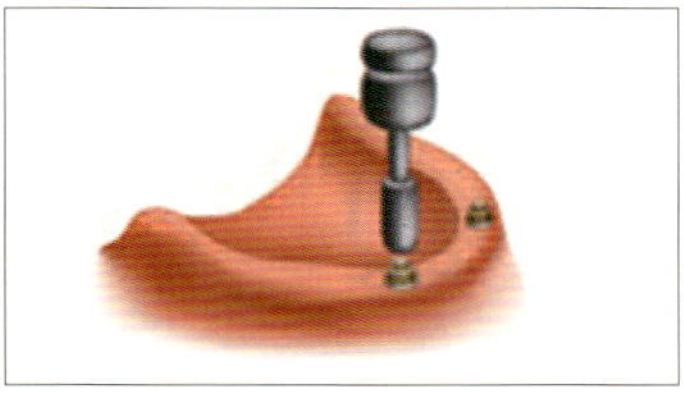

▲ 임플란트가 치조골과 잘 결합이 되면 임플란트와 틀니를 연결하는 연결체를 임플란트에 체결한다.

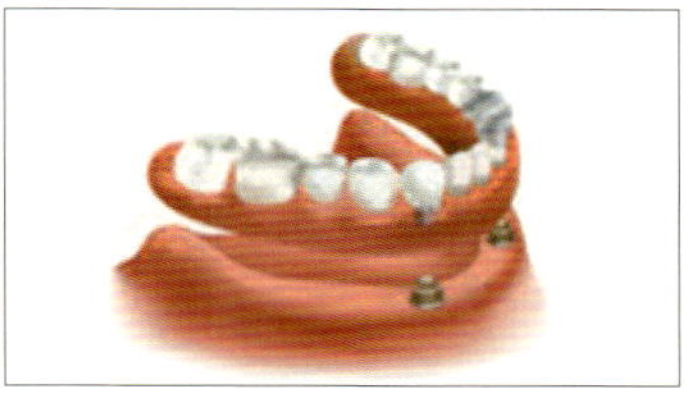

▲ 견고하게 만들어진 틀니를 임플란트에 체결된 연결체에 자석으로 고정한다.

⊙ 임플란트 오버덴처 장착 사진

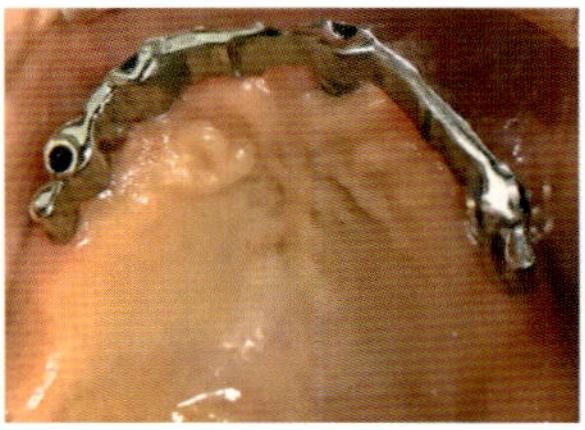

▲ 상악 임플란트 4개식립

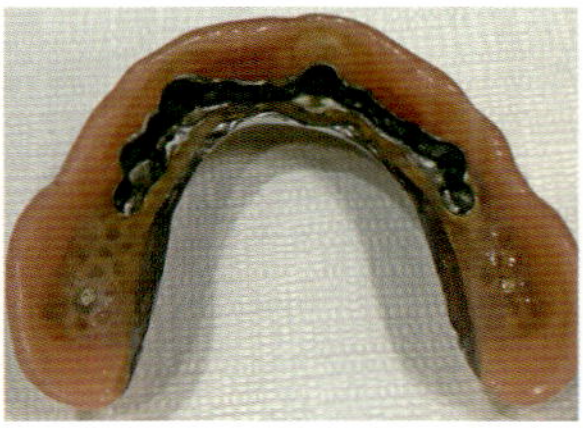

▲ 상악틀니 내면

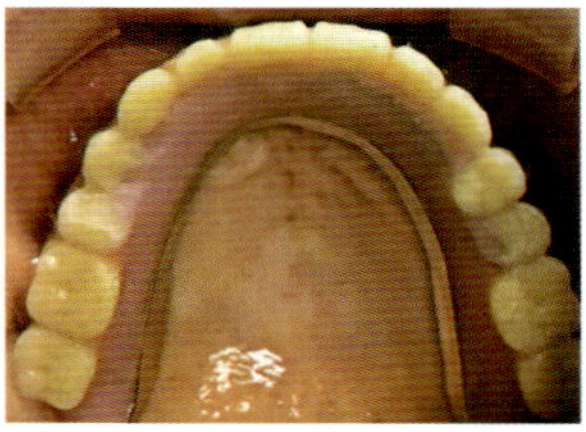

▲ 상악틀니 장착

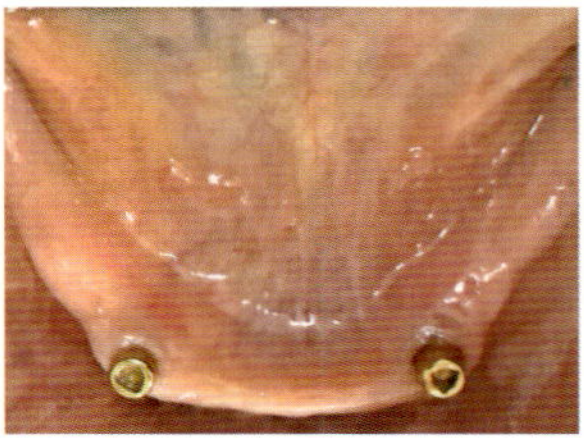

▲ 하악 임플란트 2개식립

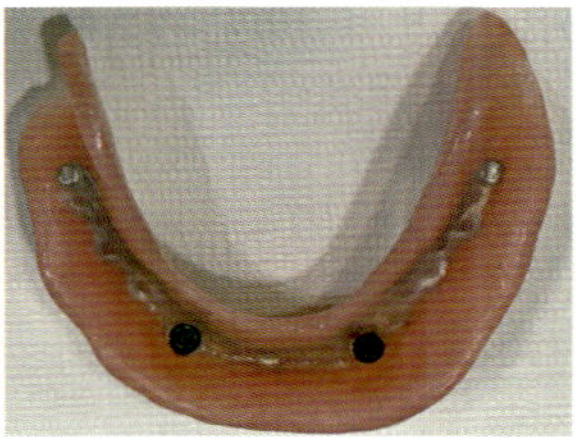

▲ 하악틀니 내면

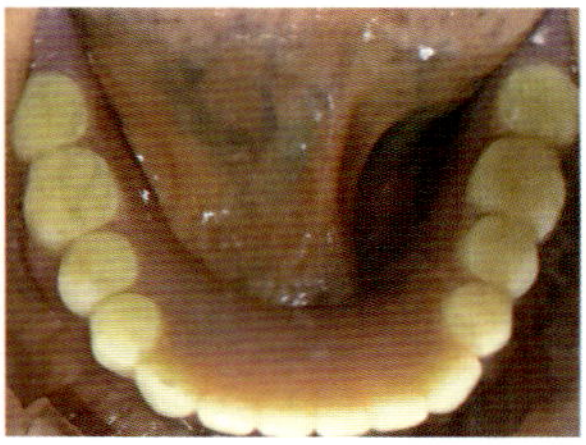

▲ 하악틀니 장착

⊙ 임플란트 브릿지

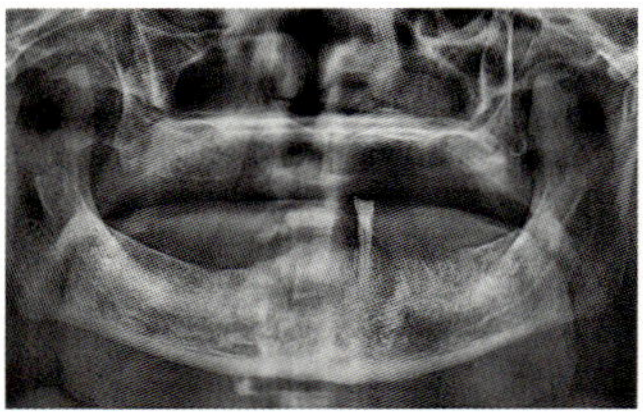

▲ 무치악

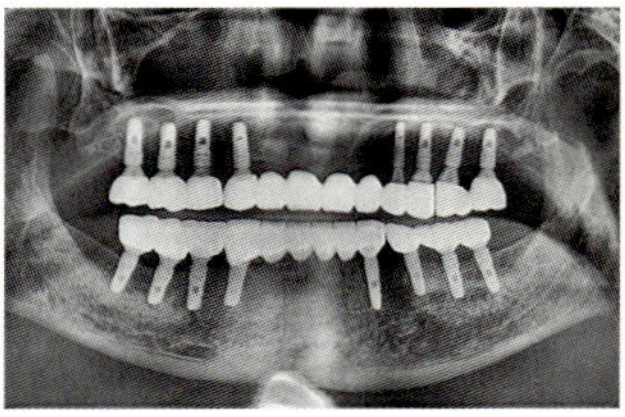

▲ 상 · 하악 8개 임플란트를 식립하여 상하악 24개 치아를 완성

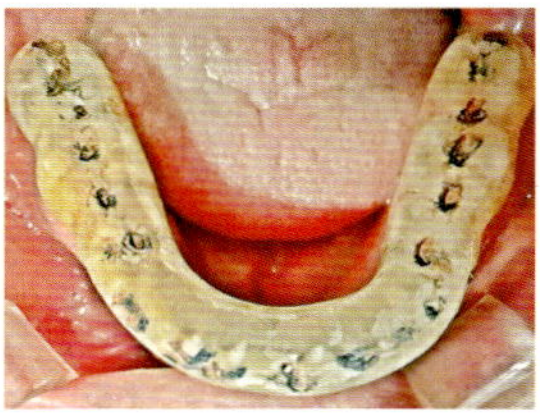

▲ CBK Splint 장착

상악에는 8개, 하악에는 6~8개의 임플란트를 심어 12개나 14개의 치아를 형성하여 주는 자연치아 유사한 기능을 보여준다.

경제적으로 여유가 되면 제일 좋은 치료이다.이런 경우 치료가 끝난 후에 교합력과 세균을 잘 조절해야 오래동안 유지할 수있다.

따라서 올바른 양치질과 스케일링을 주기적으로 시행하고 CBK Splint를 잠잘 때 끼워서 교합력을 최소로 유지하고 교근, 축두근에 3개월에 3회 보톡스를 주사하고 그 후 6개월이나 1년에 한번씩 보톡스 재 주입으로 왜곡된 교합력을 줄여 주기도한다.

■ 임플란트 부분틀니

만 65세 이상의 환자에서 2개의 임플란트를 심어서 보험부분틀니를 시행하면 기존의 부분틀니만 시행한 경우 보다 환자 분들의 만족도가 1.5배이상 증가한다.

한쪽에만 치아가 있는 경우에는 틀니가 많은 움직임으로 제대로 식사가 어려운 경우가 많다.

임플란트를 1개나 2개를 심어서 부분틀니의 조건을 온전히 환자한테 유리한 방향으로 바꿀 수 있다

경제적 또는 건강상 이유로 임플란트를 충분히 할 수 없을 경우에 임플란트브릿지 시술로 좋은 결과를 보고 있다.

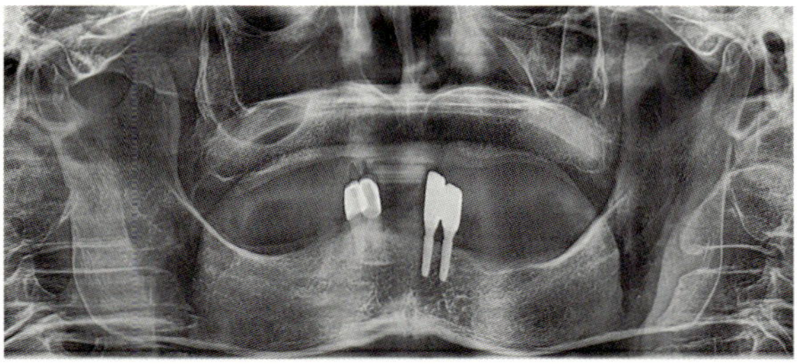

◀ #34, 35 임플란트 식립

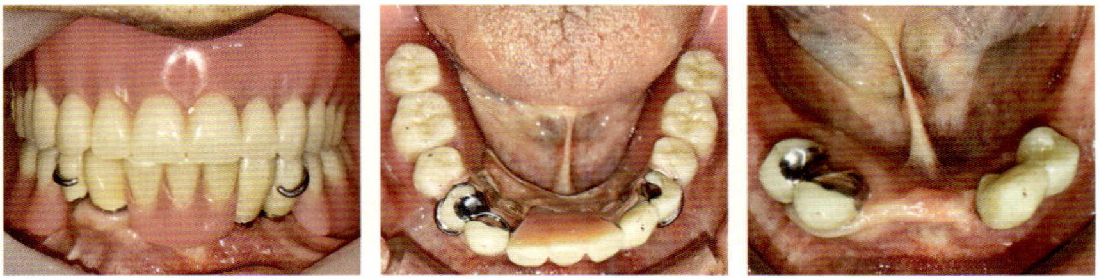

■ 치약으로 틀니를 닦아도 되나?

틀니는 대부분 레진 재질로 자연치보다 강도가 약하다. 그래서 일반 치약으로 틀니를 닦으면 연마제 성분에 의한 마모 등의 결함이 생길 뿐 아니라 상처나 스크래치 틈 사이로 세균과 곰팡이가 자라 구내염 등의 구강 질병을 유발할 수 있다.

따라서, 매 식사 후와 잠자기 전에 칫솔질하듯이 연마제가 없는 틀니 전용 치약이나 주방세제로 세척한다.

틀니뿐만 아니라 입안에 남아있는 치아와 치아가 없는 부분의 잇몸도 부드러운 칫솔로 닦아 주는 것이 좋고, 손가락으로 마사지를 해주면 혈액 순환을 자극하는 데도 도움을 준다. 간혹 세정제에 담가두는 것만으로 틀니를 세척하는 경우가 있는데 소독용 알약 세정제는 소독 및 살균 효과는 있으나 끈적한 이물질, 오래된 얼룩 등을 제거하는 데에는 한계가 있다. 세정제 사용

후에는 자극적인 성분이 남아있을 수 있으므로 반드시 물로 깨끗하게 씻어낸 후 착용을 할 것을 권장한다.

■ **틀니 사용 시 주의사항**

- 틀니에 잇몸이 눌려서 아픈 불편감을 해소하기 위해, 환자 스스로 갈아내고 수리해서는 안된다.
  제작한 치과에서 치과의사와 상의해야 한다.
- 음식을 먹은 후에는 틀니를 꼭 닦도록 하고, 치약 대신 비누나 그릇 닦는 세제를 이용하는 것이 좋다.
- 틀니를 소독하기 위해 뜨거운 물에 삶아서는 절대로 안 된다.
- 틀니를 바닥에 떨어뜨리지 않도록 주의해야 한다.
- 밤에 잘 때는 반드시 틀니를 빼서 세정제를 넣은 찬물에 틀니를 담가 보관하고 아침에 일어나서 틀니를 끼도록 한다.

3) 약해진 치아 관리 방법

입안이 연약해진 노인은 맵고 화한 치약보다는 부드럽고 순한 치약을 사용하는 것이 칫솔질을 편안하게 할 수 있다. 또한, 하얀 치아를 위해 많이 사용하는 미백 치약도 조심해서 사용해야 한다.

일반적으로 미백 치약에는 다량의 연마제가 포함되어 있으므로 치아를 시리게 하거나 마모된 부분이 더욱 악화할 수 있다.

따라서, 치약을 선택할 때 전 성분을 확인하고, 꼼꼼하게 따져 보는 것이 중요하다.

최근에 논란이 되었던 인체에 해로운 물질 및 합성 계면활성제가 포함된 치약은 자극적인 성분이 입병을 유발하거나 통증을 악화시킬 수 있으며, 칫솔질 후 오히려 입안을 텁텁하게 해서 입 냄새를 증가시킬 수 있다. 합성 계면활성제에 의한 입 마름 현상이 생긴 경우에 세균의 번식에 유리한 환경이 될 수 있으므로 식물성 계면활성제 등 이를 대체할 수 있는 성분이 들어간 치약을 사용하는 것을 권장한다.

4) 구강 건강과 다른 질환

■ 구강 건강과 다른 질병 사이에 연관성이 있나?

최근에는 치주질환과 심혈관계 질환, 폐 질환, 당뇨, 치매 등 여러 전신질환과 관련성 연구 결과가 보고되고 있다. 그러다 보니 구강 관리의 중요성이 더욱 강조되고 있다. 따라서 구강 관리를 잘하는 것이 곧 전신 건강을 지키는 길이라는 것을 알 수 있다.

결과적으로 노년기의 건강한 구강 관리는 세균의 증식을 막아 입안을 청결하게 하는 것이 목적이며, 그 시작에 있어 제일 중요하게 생각되는 것은 역시 올바른 칫솔질이다.

다만 노인의 경우, 치아와 구강 내 조직들이 약해져 있으므로 지나치게 강한 힘을 주어 닦는 것을 조심해야 하며, 칫솔모가 치아에 대강 스쳐 지나가는 것이 아니라 치아 사이까지 구석구석 닦을 수 있도록 해야 한다.

이미 치아 사이가 넓게 벌어져 있거나 잇몸이 약해서 칫솔질만으로 부족하다면 치간칫솔이나 치실 등을 활용하여 효과적으로 양치질을 할 수 있다.

또한, 혀에 백태가 끼면 입 냄새가 나고, 미각도 떨어질 수 있어서 혀를 닦아주는 것도 필수적인 과정이다. 혀를 닦을 때는 혀 세척기를 이용하여 혀의 뿌리 뒤쪽에서 앞쪽으로 빗질하듯이 상처가 나지 않도록 부드럽게 쓸어내야 한다. 혹은 맨 칫솔을 이용하여 적당한 힘으로 살살 닦아 주어야 한다.

우리가 흔히 말하는 치주질환은 치아를 둘러싸고 있는 조직이 세균의 침입을 받아 파괴되는 것이다. 이를 발견하고 치료하려고 할 때 이미 염증이 심하게 진행되었거나 멀쩡했던 치아가 흔들려 뽑아야 하는 상황이 발생할 수 있다.

올바른 칫솔질을 생활화하는 것은 물론 입안이 마르지 않도록 물이나 녹차를 자주 마시고, 오이를 먹는 것도 생활 습관 속에서 구강 건강을 챙기는 노하우라 할 수 있다. 질기거나 딱딱한 음식은 노화가 진행된 치아에 균열이나 마모를 일으킬 수 있어서 조심해야 한다.

노년기에는 치아의 건강이 무엇보다 중요하다고 생각을 하고 섬세한 치아 관리를 위해 노력할 것을 권한다.

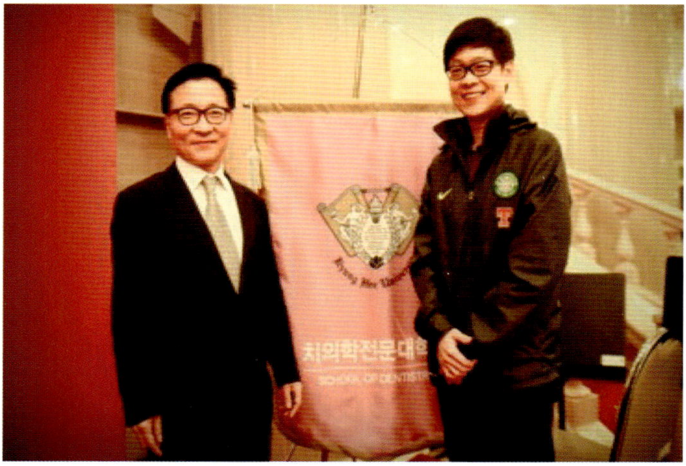

▲ 2012년 경희대학교 치의학전문대학원 학부모 초청 간담회에서 아들과 함께

03 심미치료

치아는 음식을 씹어 소화를 돕고 올바른 발음을 하게 하는 것이 기본적 기능이다. 하지만 치아가 얼굴 미모에서 차지하는 중요성 또한 무시할 수 없다. 앞니의 치열이 고르게 가지런히 나고 하얗게 빛나는 치아를 드러내며 웃는 모습은 누구나 갖고 싶은 아름다운 모습이다.

그래서 요즘에는 치아 미용에 관심이 높고 치과에서도 치아 건강과 아울러 치아 미용에 대한 연구가 크게 발전하여 새로운 재료와 기술이 날로 새로워지고 있다.

치아 미용에 관련하여 심미 충전법, 변색치 표백, 치은성형 등에 대해 알아본다.

1 심미 충전

심미 충전이란 치료된 치료 부위를 자연스럽게 보이도록 자연치아와 비슷한 색깔의 치과 재료인 레진으로 하는 시술을 말한다. 첫째, 앞니의 치아와 치아 사이에 발생한 치아우식으로서 보통의 치과 재료인 검은색의 아말감이나 금으로 충전하면 보기에 좋지 않으므로 흰 색깔의 재료로 심미 충전을 한다.

둘째, 앞니 사이가 벌어진 경우에도 덧붙이는 레진치료가 가능하다. 과거에는 앞니에 금테를 둘러서 간격을 메꾸거나 치아를 1㎜ 이상 삭제해서 치아 색깔의 도재관(포셀린)을 해야만 했으므로 마치 빈대를 잡으려고 초가삼간을 태우는 치료를 할 수밖에 없었다. 90년대 초반에는 치아를 손톱의 두께만큼

만 삭제하는 라미네이트 베니어가 상당히 유행이었으나 이 또한 0.5㎜ 이상 삭제되어야 했다. 레진의 많은 발전으로 요즘에는 심미적으로 꼭 필요한 경우에만 시행한다.

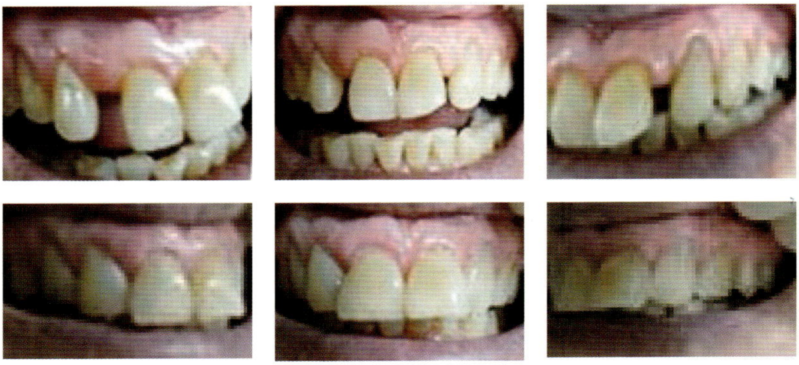

▲ 벌어진 앞니 레진 전 · 후

자연치아보다는 치아에 이끼같이 붙어있는 치태의 침착이 많으므로 양치질을 훨씬 더 열심히 잘해야 한다.

그리고 6개월에 1회씩 주기적으로 검진을 받고 치석 제거술(스케일링)이 필수적이다.

셋째, 치아가 약간 파열된 경우에도 심미적 레진치료로 붙이는 것이 가능하다.

넷째, 치아와 잇몸의 경계부인 치경부가 파여 있는 치경부마모증이나 치경부의 충치도 심미적인 레진치료가 가능하다.

다섯째, 치아의 형태 수정도 가능하다. 앞니 사이가 많이 벌어져 있으면 심미적으로도 좋지 않을 뿐만 아니라 발음에도 문제가 될 수 있다. 이런 경우 간단한 심미적인 레진 충전으로 앞니 사이를 자연스럽게 채워 넣을 수 있다. 심미 충전을 하고 난 후에는 자연스럽게 보여서 주위 치아와 조화를 맞춰 줄

뿐만 아니라 발음도 정확히 할 수 있게 된다. 그리고 치아에 전혀 손상을 주지 않아서 유리하고, 복(福)도 새어 나가지 않아서 인생이 즐겁게 될 것을 확신한다.

앞에서 소개한 심미 충전 방법은 치아우식이 된 부분을 삭제해 내고 다듬은 후 치아와 비슷한 색깔의 재료로 붙이는 심미 충전을 함으로써 예쁘고 자연스러운 치아를 간직할 수 있다.

21세기 치과의 가장 큰 변화는 치아를 거의 삭제하지 않고 레진이라는 재료로 덧붙이는 심미 접착 치과와 치아 매식(임플란트)이다.

심미 충전 재료는 아직 두 가지의 재료학적인 단점이 있는데 첫째는, 재료의 변성으로 인해 오랜 기간 후 치아의 변색이 나타나고 마모도가 다른 재료보다는 크다는 것이다. 그러므로 심미 충전 부위를 5년 정도의 주기로 재충전하는 것이 필요하다. 이를 예방하기 위해서 1년에 한 번씩 투명한 예방재료인 Fortify란 재료를 위에 바르면 마치 마루에 니스를 바른 것과 같은 효과로 수명을 연장 할 수 있고 변색을 예방할 수 있다.

2 변색치 표백

전치부 위에 변색치가 있으면 미인이라고 할 수 있겠는가?

최근 변색된 치아의 심미성 저하로 내원하는 환자가 증가하는 경향이 있다.

하나의 치아가 신경의 괴사(외상으로 인하여 신경이 죽은 것)로 변색되었을 때 치아를 같은 색깔의 도재관으로 씌우지 않고 치아를 삭제하지 않고 단지 표백만 해서 해결하면 얼마나 좋겠는가?

변색 치아의 표백에는 신경이 괴사되어서 까맣게 변색된 경우 즉 무수치에서의 표백 방법과 신경이 살아있는 유수치에서의 표백 방법이 서로 다르다.

우선 무수치에서의 표백 방법을 알아보자. 무수치 표백법의 적응증을 보면 외상에 의한 치수 괴사로 인한 변색과 부적절한 근관충전에 의한 변색, 발수 시 지혈 불완전에 의한 변색이 있다. 금기증은 은 성분을 포함하는 아말감 수복에 의한 변색과 금속염의 침착에 의한 변색은 표백이 어렵거나 안 되므로 도재관을 씌우는 것도 고려해야 한다.

무수치 표백의 과정은 다음과 같다.

먼저 무수치와 인접치를 청소 연마하고 연조직 표면에 바셀린을 바른다. 무수치만 노출 시키려고 치아에 우산을 씌우듯이 러버 댐을 장착하고 치은연하 2~3㎜까지의 충전물을 제거한다. 치수강내를 청소하고 건조한 다음 표백제(Hi-lite나 30% 과산화수소)를 넣고 임시 봉합한다. 위와 같은 과정을 대개는 1주일 간격으로 3~5회 정도 시행해야 한다.

경우에 따라서 변색이 심하거나 오래된 경우에 표백이 안 되는 치아가 있는데 이런 경우는 어쩔 수 없이 도재관으로 치아를 씌워야 한다. 이런 변색치의 표백은 치질을 거의 삭제하지 않고 간편하고 저렴하게 적응증에 대해 표백할 수 있다는 확실한 장점이 있다. 문제는 재발하는 변색이다. 따라서 몇 년 후 다시 치료할 수 있다. 다행히도 치과 재료의 발전에 따라 머지않아 재발 문제도 정복되리라 본다.

미국 여성의 절반 정도가 자기 치아가 누렇다고 생각하고 표백을 원하는데 치아에 손상을 주지 않고 하얗게 하면 얼마나 좋겠는가?

그러면 표백으로 밝게 만들 수 있는 치아는 어떤 경우인가?

- 밝게 만들고 싶은 정상적인 모든 치아
- 담배, 커피, 홍차 등으로 생긴 외인성 착색
- 노인성으로 누렇게 된 치아

- 테트라 사이클린 변색 치아 중 일부(황색이나 갈색의 변색인 경우)
- 경미한 반상치(황색 착색이 표면에 살짝 있는 경우)

위의 경우에는 표백을 해도 그 정도는 치아의 색상을 5단계로 볼 때 1~2단계 정도만 가능할 뿐이지 노란 이에서 갑자기 최진실의 치아로 하얗게 만드는 것은 욕심이라고 생각된다.

표백술의 방법에는 치과에서 시행하는 방법과 가정에서 하는 방법이 있다. 또한, 빠른 표백을 위해서 가정과 치과에서 동시에 시행할 수도 있다.

일주일 간격으로 3회 정도 내원이 필요하고 치료 도중에 마취는 필요 없으며 치료 도중이나 치료 후에 약간 불편감을 일으킬 수도 있다.

⊙ 치과에서의 치아 미백술

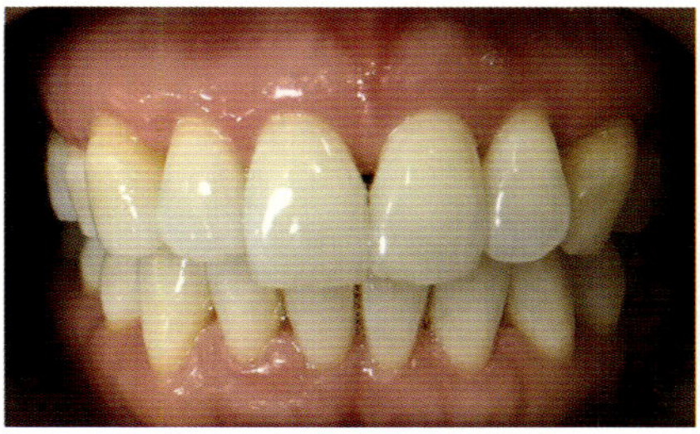

▲ 미백 전

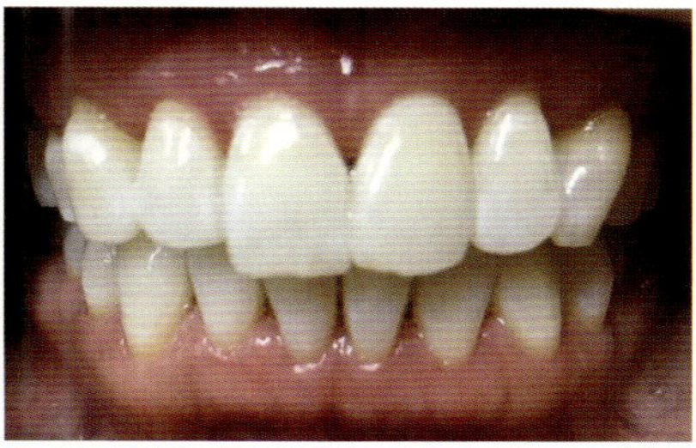

▲ 미백 후

약하거나 중등도의 변색은 거의 성공적으로 제거가 되나 변색이 심하면 표백이 안 되거나 만족스럽지 못해서 어쩔 수 없이 도재관으로 보철수복이 필요할 수도 있다. 30%의 carbamide peroxide를 30분 정도 치아에 도포하면 된다. 표백 직후의 치아 색은 2시간 후의 색보다 밝게 보이나 시간이 지나면 탈수되고 표백되었던 색과 원래 어두운색 사이로 돌아온다.

⊙ 가정에서의 치아 미백술

이 방법은 권투선수가 끼는 마우스피스 같은 입에 꼭 맞는 tray를 치과에서 본을 떠서 만들어서 10% carbamide peroxide라는 재료를 하루 2~3시간 정도 3~6주 끼우고 있으면 된다(제조회사에 따라 다름). 회색보다 브라운 오렌지, 노란색이 더 잘 된다. 7~10일에 한 번씩 내원이 필요하고 1년에 1회씩 부가적인 수정 표백이 필요하다.

최근 약국이나 가게에서 판매하는 잘 맞지 않는 기성 Tray로 표백을 하면 심한 부작용이 올 수 있다. 우선 이가 시리고 잇몸과 악관절이 불편하고 목구멍이 화끈거릴 수도 있다. 따라서 이것도 의사의 지시에 따라야 한다.

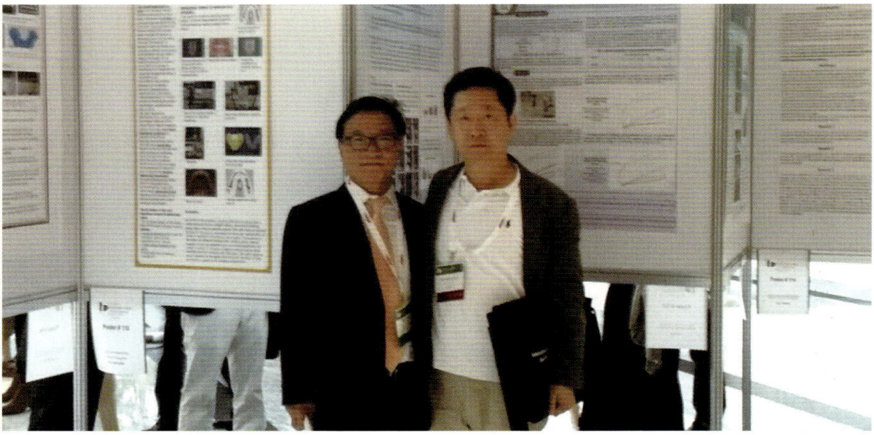

▲ 2015년 제18회 세계보철학회에 필자가 발표한 연제 앞에서 경희대치과대학 現 권긍록 학장과 함께

04 올바른 칫솔질

칫솔질은 치아 건강관리에서 가장 중요하다. 각자 자신이 날마다 꾸준히 이를 잘 닦는 습관을 들여야 한다. 이를 잘 닦으면 치태를 제거하고 입 냄새를 예방하며 잇몸 맛사지 효과도 얻을 수 있다.

치태(세균막, 치석)는 음식 섭취 시에 구강에 남은 음식물 찌꺼기와 침, 세균 등이 계속 합쳐져서 치아 치은 조직에 부착된 세균 덩어리이다. 이 치태는 여러 가지 치아 질병의 원인이 되므로 칫솔질을 통해 제거해야 치아 질병을 예방할 수 있다.

■ 회전법(roll technique)

일반 건강인 즉, 구강 내 특별한 구강병이 없는 사람들은 칫솔모를 치근단을 향하게 하고 칫솔모 옆면을 잇몸에 평행하게 위치시킨 후 약간의 힘을 주고 잇몸 부위부터 치아면(교합면)까지 돌리면서 위에서 아래로 쓸어내리는 회전법을 사용하는 것이 바람직하다.

이 방법은 잇몸을 마사지하면서 치면 세균막을 효과적으로 제거하기 쉽다는 장점이 있다. 그래서 비교적 교습시키기가 용이하고 실천성도 높은 방법이라는 점에서 대한구강보건협회에 의하여 국민 대중에게 권장하는 방법이다.

하지만 구강질환이 있는 사람들에게는 완벽하지 못하다. 따라서 구강질환이 있는 사람들에게는 그에 맞는 다른 칫솔질 방법을 찾아야 한다.

■ 바스법 (Bass Technique)

이 방법은 치주질환자에게 좋은 방법이다. 부드러운 칫솔모를 치근단을 향하게 하고 칫솔모 옆면을 잇몸에 평행하게 위치시킨 후 잇몸 부위부터 아래로 쓸어내리다가 치아와 잇몸의 경계 부위에 정착시켜 칫솔을 45° 각도로 기울인 후 칫솔모 두 줄 정도를 치은열구에 삽입시켜 약간의 힘을 주어 미세한 짧은 진동을 10~20회 하고 치아면(교합면)까지 쓸어내리는 방법이다.

이 방법은 치면 세균막 제거 및 치면까지 청결해지고 치은 마사지 효과가 크다 또 치은염증도 완화한다. 하지만 짧은 진동을 줄 때, 손목에 힘을 많이 주고 진동을 하게 되면 잇몸 손상이 있을 수 있다.

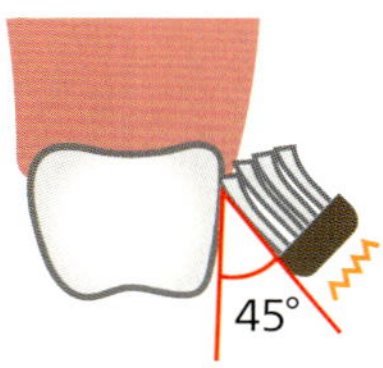

칫솔모 끝을 치주포켓에 45도 방향으로 밀착해 앞뒤 가볍게 흔들어 준다.

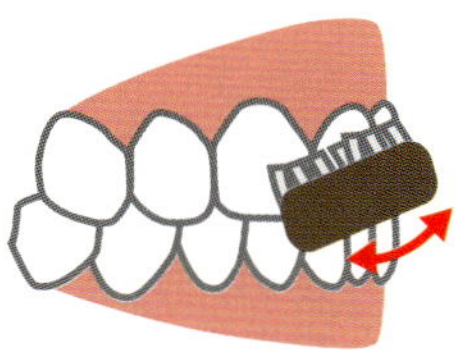

옆으로 이동하면서 치아와 잇몸 사이에 벌어진 틈을 깨끗하게 닦아 준다.

▲ 올바른 바스 방법

1 칫솔질 횟수

예전에는 '하루 3번, 식후 3분 이내, 3분 동안 양치'라는 3 · 3 · 3법을 강조했지만, 지금은 2회 이상이면 충분하다는 의견도 있다. 영국 치위생사협회(The British Society of Dental Hygiene and Therapy)에서는 하루 2번, 2분 동안 양치질을 권장한다.

아침 먹기 전에 양치질하고, 저녁에 자기 전에 하라고 권한다. 점심 양치질을 권하지 않지만, 점심에도 양치질하고 싶다면 식후 40분은 기다린 후 양치질을 하라고 한다. 이것은 양치질로 인해 치아가 마모되는 것을 막기 위함이다.

칫솔질할 때 칫솔에 물을 묻히지 않고 치약을 짜서 바로 칫솔질을 하는 것이 좋다. 물을 묻히면 거품이 많이 생겨 칫솔질을 덜 하게 되는 문제가 생기기 때문이다.

칫솔질 후에는 입안에 있는 치약이나 불순물들을 물로 깨끗이 잘 헹궈내야 한다. 미지근한 물로 4~5회 정도 가글한 후 뱉어내야 한다.

시중에서 판매하는 가글액(구중청량제)을 쓸 때에는 '의약 외품'이라는 표시를 확인하고 제품에 따라 사용법과 효능, 주의사항에 유의해야 한다. 2살 이하는 자칫 가글액을 먹을 수 있으므로 사용하지 않는 것이 좋다. 가글액을 쓴 뒤 약 30분 동안은 음식물을 섭취하지 않는 것이 좋다.

2 칫솔 선택

시판되고 있는 칫솔의 종류는 300가지가 넘는다. 제품마다 모양과 용도가 다르고 각기 장단점을 가지고 있어서 소비자들이 쉽게 선택하기 어렵다. 칫솔은 크기, 생김새, 칫솔모의 소재와 밀도, 강도가 조금씩 차이가 있는데 그것은 사람에 따라 치아와 잇몸의 상태가 다르기에 칫솔을 선택할 때는 자신의 치아 생태에 적합한 칫솔을 선택하는 것이 중요하다.

칫솔을 고를 때는 손잡이 목이 가늘면서 탄력이 있고 손에 잘 잡히는 칫솔이 좋고, 잇몸이 약한 분은 부드러운 칫솔모를 선택하고, 잇몸이 건강한 분은 칫솔모가 탄력이 좋은 것을 고른다. 칫솔 머리는 치아 앞니를 2~3개 카버할 수 있는 크기가 적당하며 칫솔모 끝이 둥글게 가공된 것이 좋다. 칫솔 머리와 목, 손잡이가 일직선인 칫솔이 힘의 전달이 좋다.

■ 자신의 치아 상태에 따른 칫솔 선택

- 흡연하는 사람은 강한 칫솔모, 시린 이에는 부드러운 모

칫솔모에는 강도에 따라서 강한 모, 일반 모, 부드러운 모 등 보통 세 가지로 나눌 수 있다.

강한 모는 치아에 플라그가 많이 붙는 사람, 담배를 피워서 착색이 심해지는 사람에게 적당하다. 잇몸이 예민하거나 이가 시린 사람은 부드러운 모를 사용하는 것이 좋다. 이가 시리지 않고 플라그가 많지 않은 사람은 일반 모를 사용하면 된다.

- 턱이 좁으면 칫솔 헤드가 작은 것

일반적으로 여성이 남성보다 아래턱이 좁고 유아도 성인보다 좁다. 이때 칫솔 헤드가 너무 크면 어금니 안쪽까지 닿지 않는다. 일반적으로 치아 2~3개 크기의 헤드를 고르지만, 턱이 좁은 경우에는 치아 1~2개의 크기를 선택하는 것이 좋다.

- 손잡이는 미끄러지지 않고 대는 충분히 긴 것

손잡이는 손에 잘 잡히는 굵기여야 한다. 너무 가늘면 손에서 겉돌아 3분 이상 칫솔질을 하면 손목이 아프게 된다. 어금니 가장 안쪽까지 쉽게 도달 할 수 있도록 길이는 충분히 긴 것이 좋다.

- 교정치료 시, 의치 사용 시에는 특수 칫솔

교정 장치를 사용하고 있는 사람은 철사와 브라켓 사이의 플라그를 잘 제거 할 수 있는 특수한 모양의 칫솔을 사용해야 한다. 의치를 닦을 때도 일반 칫솔이 아닌 틀니용 칫솔을 사용하는 것이 좋다.

– 치실, 치간칫솔은 선택이 아닌 필수

치간칫솔은 치아 사이에 넣었을 때 빡빡한 느낌이 없이 부드럽게 삽입되는 것을 골라야 한다. 가장 가는 치간칫솔도 들어가지 않는 곳은 치실을 써야 한다. 따라서 일반적으로 잇몸병이 진행된 사람이 아니면 치실을 사용하는 것이 가장 좋다.

어린이는 인접한 치아가 생기는 생후 6개월 이후부터 치실은 사용하는 것이 좋다.

일본의 치주병학회지에 따르면 칫솔질만 했을 때 플라그 제거율이 60%인 것에 비해 치실을 사용할 경우 86%, 치간칫솔을 사용하는 경우 95%까지 개선된 것으로 나타났다.

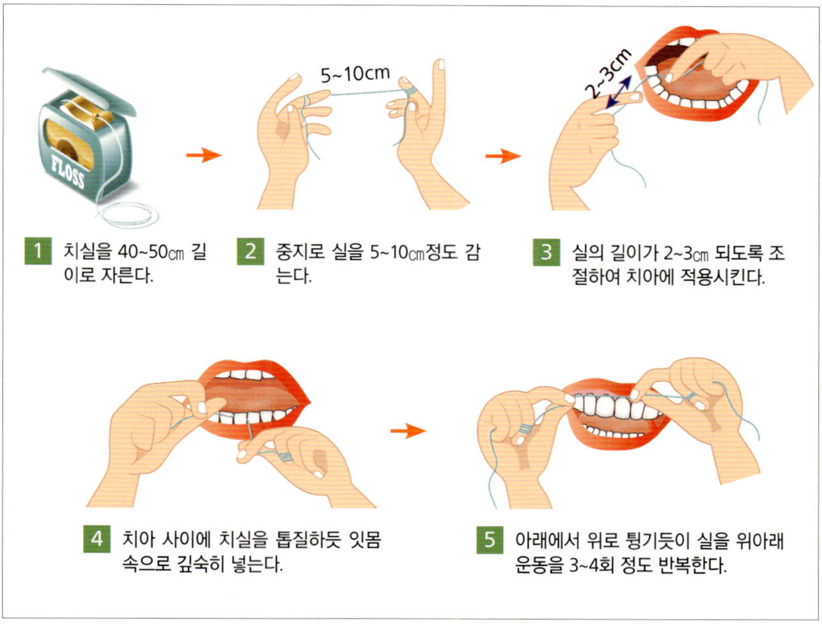

▲ 올바른 치실 사용 방법

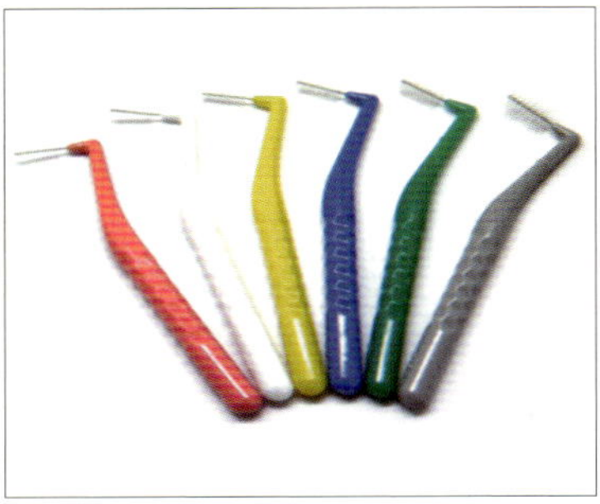

▲ 치간칫솔

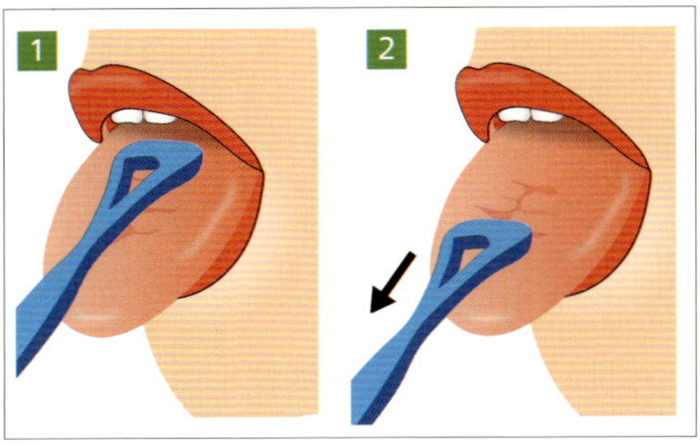

▲ 혀 클리너 사용 방법

– 전동 칫솔은 선택적으로 사용

전동 칫솔은 본래 장애인을 위해 개발된 것이지만 이 닦기를 싫어하는 사람이나 이를 제대로 닦지 못하는 아이들에게 선택적으로 사용하는 것이 좋다. 손을 잘 쓰는 사람이라도 부드러운 칫솔모를 장착한 전동 칫솔을 사용하면 잇몸을 맛사지 해주는 효과가 아주 높아서 잇몸질환 예방에 좋다.

■ 칫솔의 보관 방법과 교체 시기

칫솔은 두세 달에 한 번씩 주기적으로 바꾸어주어야 한다. 너무 오래 사용하면 칫솔모가 닳아서 칫솔질 효과가 떨어진다.

보통 칫솔은 욕실 안에 걸어 두는 경우가 많은데, 욕실은 습도가 높아 칫솔에 세균 번식이 많게 된다. 가장 좋은 보관 방법은 살균기능이 있는 보관기에 넣어 두는 것이다. 그렇지 않으면 햇빛이 잘 드는 곳에 걸어 두는 것이 좋다. 칫솔에 세균이 번식하면 잇몸질환을 일으킬 뿐 아니라, 감기나 폐렴 등 심각한 질병으로까지 이어질 수 있다.

3 치약 선택

치약은 약이 아니고 치아를 닦을 때 보조적으로 마치 비누 같이 사용하는 재료이므로 '세치제'라고 하는 것이 옳다.

치약의 구성 성분은 치아 표면을 갈고 연마하는 세마제와 때를 벗겨내는 비누와 같은 세제가 주성분이다. 이 외에 습한 상태를 유지하도록 하는 습제, 시간이 경과 해도 성분들이 분리되지 않도록 하는 결합제가 주류를 이룬다. 기타 성분으로는 향을 내는 향료나 물, 방부제가 포함되어 있고 치약의 각각의 특성에 따라 불소를 더 함유하거나 지각 둔화제도 많이 포함된다.

치약의 성질은 연마도에 따라서 연마력이 강한 것과 중간의 것과 약한 것으로 나누어진다. 일반인들은 중간 정도의 연마력을 갖는 치약을 권장하나 치면 세균막이 너무 많이 생기거나 담배를 많이 피우는 경우처럼 색소가 치아에 잘 부착되는 사람은 어느 정도 연마력이 강한 치약을 사용하는 것이 좋다.

또한, 치아가 찬물이나 찬 바람에 많이 시린 경우나 치경부가 마모 된 경우에는 치균 세균막이 덜 닦이더라도 연마력이 약한 치약을 사용하는 것이 바람직하겠다.

제조회사에 따라 불소가 많이 함유된 치약은 충치 예방 효과가 탁월하므로 충치가 많이 생기는 어린이나 노인층에서도 치아와 잇몸 경계부에 충치가 많이 발생하는 경우는 꼭 불소치약을 써야 한다. 식품의약품안전처는 충치가 잘 생기는 사람은 불소 성분이 1,000ppm 이상 들어 있는 치약을 권장한다.

이가 많이 시린 경우에는 지각 둔화제가 많이 포함된 시린메드, 잔메드, 센소다인 같은 치약을 사용하는 것도 추천된다.

치주염이 있는 경우에는 항생제, 알라 토닌 유도체나 소염 성분을 넣어 염증을 감소시키거나 구강 미생물의 증식을 억제하는 약용 치약을 쓰기도 한다. 그러나 일부를 제외하고는 불소치약의 충치 예방 효과만큼 이러한 약용 치약이 잇몸질환에 탁월한 효과가 있다고 공인을 받지는 못했다.

치약 중에는 치아를 표백시키는 미백 치약이 있는데 여기에는 과산화수소수와 염산 성분이 들어있어 치아 표면을 탈회시키면서 치아가 표백되는데 이들 표백제에는 살균 효과가 있어 구강 내에 상주하는 세균을 지나치게 감소시켜 질병에 대한 저항력을 급속히 감소시킬 수 있으므로 한 달 이상 계속 사용하는 것은 바람직하지 못하다.

치약의 선택은 주치의와 상의하여 결정하는 것이 바람직하고 치약은 연마제가 주성분이므로 너무 많은 양을 사용하면 치아가 많이 마모되므로 약 5㎜만 짜서 사용하는 것이 좋겠다. 또한, 치약의 선택보다 더 중요한 것은 정성들여 3분 이상 정확한 방법으로 양치하는 것이다.

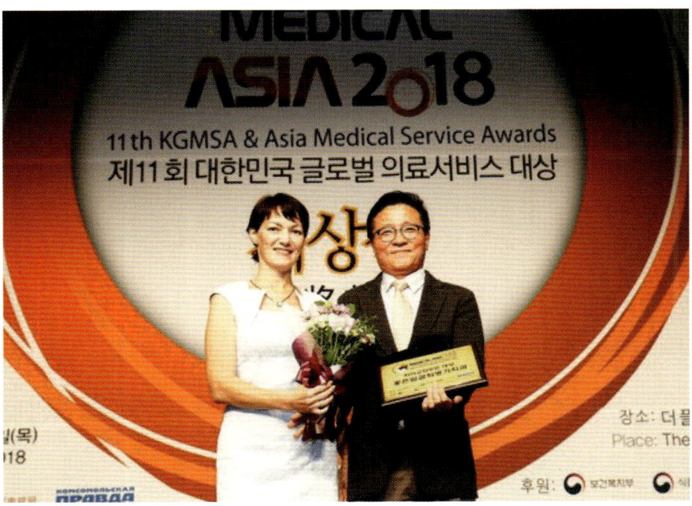

▲ 대한민국 글로벌 의료서비스 (치아 교합)부문 4년 연속 대상 수상

05 치아에 좋은 영양소와 식품

삶의 질은 치아가 얼마나 튼튼한가에 달려있다고 할 정도로 치아 건강은 중요하다. 치아가 나빠지면 몸 전체가 영향을 받는다. 음식을 제대로 씹지 못해 소화와 영양에 문제가 생기는 것은 물론이고 여러 가지 병이 생길 수 있다. 치아 주위의 조직에 생기는 질병인 치주병에 걸리면 통증이 심할 뿐 아니라 치주병을 방치하면 당뇨병, 뇌졸중, 심장병에 걸릴 위험이 있다는 연구 결과도 나와 있다.

1 치아 건강에 필요한 영양소

1) 칼슘

칼슘의 99%는 뼈와 치아를 형성하고 1%는 혈액과 체액, 근육 등에서 중요한 역할을 한다. 혈액 속 칼슘은 심장 박동, 혈관의 수축 및 이완, 신경 자극물질 전달 등 생명현상 유지에 중요한 역할을 한다.

2015년 국민건강영양조사에서 남성의 65.7%, 여성은 74.9%가 칼슘 부족이라는 결과를 보면 칼슘 섭취에 더 관심을 가져야 한다.

2) 비타민 C, 비타민 A, 비타민 D

비타민 C는 잇몸 염증을 막아주며 면역력을 높여 구강질환 예방과 피로회복에 좋은 영양소이며 입안에 구내염이 발생하는 경우 빠르게 호전되게 한다.

비타민 A는 눈에도 좋지만 구강 내의 점막과 타액이 제 기능을 하도록 도와주고 구강 내 세균 방어에 도움을 준다.

비타민 D는 칼슘의 흡수를 돕는다. 평소에 칼슘을 많이 섭취한다 해도 비타민 D가 부족하면 칼슘이 제대로 뼈를 구성할 수 없으므로 칼슘과 비타민 D를 함께 섭취해야 한다. 하루에 20~30분 정도 햇빛을 쬐면 우리 몸에 필요한 비타민 D가 합성된다.

3) 단백질

우리 몸의 근육을 유지하고 잇몸을 구성하며 침 분비를 촉진해 충치를 유발하는 세균을 억제하기도 한다.

4) 섬유질

섬유질은 입안에서 음식물을 씹는 동안 음식물 찌꺼기와 더불어 치아의 표면을 씻어주는 역할을 해서 플라그 형성을 막아준다.

5) 불소

불소는 치아의 세균을 파괴하고 충치를 예방하는 효과가 있어서 대표적인 치아 건강 성분이다. 불소는 치약 속에 들어있기도 하고 치과에서도 충치 예방을 위해 치아에 불소 도포를 하기도 한다.

6) 아연

아연은 치아에 달라붙는 플라그를 제거하고 입안에 박테리아가 성장하는 것을 억제하는 효과가 있다. 소량으로 존재해서 음식으로 버섯, 호박씨 등에 많이 들어있다.

2 치아 건강에 좋은 알칼리성 식품

음식물을 먹을 때 가장 먼저 닿는 부분이 치아이다. 따라서 음식물이 직접 치아에 영향을 미친다. 치아에 좋은 음식들은 대부분 알칼리성 식품이고 치아에 나쁜 음식은 산성식품인 경우가 많다.

우리 몸은 PH 수치가 7 정도의 중성을 유지해야 건강에 가장 좋다. 몸 안에서 활동하는 효소 대부분은 중성에서 가장 활발하게 기능하기 때문이다.

많은 사람이 신맛이 나는 음식들을 산성으로 알고 있는데 이는 잘못된 상식이다. 식품을 산성과 알칼리성으로 구분할 때에는 맛이 아닌 식품을 태워 남는 재의 성분에 의해 결정이 된다. 식품을 태운 재 속에 산성을 나타내는 인산, 유황산, 요오드, 염소, 인 등의 음이온 원소가 많거나 이산화탄소 양이 많을 때 이를 산성식품이라 한다. 이와 반대로 칼슘이나 칼륨, 마그네슘, 철, 구리, 망간 등 양이온을 나타내는 원소를 가진 식품을 알칼리성 식품이라고 한다.

충치는 치아의 조직이 부식되는 것이다. 이러한 과정은 대부분 산에 의해 생기는데 치아의 부식을 막기 위해 알칼리성 식품을 섭취하는 것이 좋다. 알칼리성 식품은 치아를 단단하게 해줄 뿐만 아니라 세균이 잘 살지 못하는 환경을 만들므로 치아 건강에 매우 좋은 식품이다.

그럼 지금부터 알칼리성 식품에는 어떤 것들이 있는지 알아보자.

1) 과일과 채소

사과, 오렌지, 귤, 키위 등 과일이나 딸기, 토마토, 당근, 오이 등 씹어 먹는 채소, 케일, 브로콜리, 피망, 신선초, 녹색 잎 식품에는 비타민 C가 풍부해서 잇몸의 출혈을 줄여주고 튼튼하게 해줘서 잇몸 염증에 좋다. 섬유질도 풍부하게 들어 있어서 씹는 과정에서 플라그를 막아주고 입속을 청소하는 효과를 낸다.

특히 당근을 씹으면 치아에 붙은 음식 찌꺼기를 제거할 수 있다. 당근은 침샘을 자극, 침 분비를 증가시켜 구강건조증, 구취, 잇몸 염증을 예방한다. 당근에 풍부한 베타카로틴은 강한 항산화 성분으로 장안의 노폐물 제거에도 도움을 준다.

딸기에 들어 있는 말릭산은 치아의 얼룩을 씻어내는 효과를 가지고 있다.

깻잎은 구취, 잇몸 염증 예방에도 효과적이다. 깻잎은 방향성 정유 성분이 구취의 역한 냄새를 약화하는 데 도움이 되고 칼륨, 칼슘, 철분, 비타민 C가 다량 함유되어 있어 면역력 강화에 좋다. 도토리묵도 잇몸질환인 후두염, 잇몸 염증 등의 예방에도 탁월하다.

2) 곡류와 단백질이 풍부한 식품

잇몸에 도움이 되는 것은 잡곡류가 제일 좋다. 특히 백미보다 현미를 먹는 것이 좋다. 콩, 차조, 수수, 율무, 녹두, 깨 등의 잡곡에는 잇몸에 좋은 성분이 있으므로 다양하게 섭취해 주는 것이 좋다.

우리 잇몸은 주로 단백질로 구성이 되어있으므로 흔히 먹는 콩 속에 식물성 단백질이 풍부해서 잇몸질환을 막는 데 적합하다. 된장, 두부, 콩나물 등 콩으로 만든 음식을 많이 먹는 것이 좋다.

그리고 해조류인 다시마, 김, 미역에는 여러 가지 미네랄이 풍부해서 치아에 좋다. 또 육류와 달걀, 등푸른생선인 고등어, 꽁치 등 인이 함유된 식품들은 치아의 에나멜을 강하게 만든다.

3) 멸치

멸치는 칼슘과 단백질이 풍부해서 잇몸과 치아 건강에 좋은 식품이다. 성인은 하루에 700mg의 칼슘을 섭취해야 한다고 권장하고 있다.

풍부한 음식은 치아와 잇몸을 튼튼하게 해주고 체내 면역력을 높여주어 세균에 의한 감염 문제로 발생하는 염증성 질환인 각종 치주질환 예방에 도움이 될뿐더러 치주염 문제로 치료를 받고 있을 때 잘만 챙겨 먹으면 빠른 회복에 좋다.

4) 우유와 치즈

우유에는 칼슘과 단백질이 많이 함유되어 있다. 우유는 입속의 산 성분 수치를 낮춰준다. 그 효능은 물이나 사과 주스보다 더 크다. 연구 결과에 따르면 치즈를 자주 먹은 아이들은 입속의 산성 수치가 낮은 것으로 나타났다.

5) 녹차

녹차에는 폴리페놀 성분이 함유되어 있어 산으로부터 치아를 보호해주고, 치석의 생성 물질인 플라크의 생성을 억제해 충치와 잇몸질환 예방에 도움을 준다. 또 녹차에는 항균, 항암, 항바이러스, 탈취 효과가 있는 플라보노이드 성분이 들어있다. 그리고 치주병, 잇몸 염증 예방을 해주는 카테킨은 대표적인 플라보노이드 성분으로 치아 세균의 번식을 억제해 잇몸 염증을 막아준다.

6) 건포도

건포도는 달고 끈적끈적한 음식으로 치아에 잘 달라붙어 충치를 유발할 것으로 생각하기 쉽다. 하지만 건포도는 다른 끈적끈적한 음식과 달리 치아 표면에서 빠르게 사라져 치아 건강에 해롭지 않다. 이뿐만 아니라 건포도에 함유된 천연 당분은 입속에서 박테리아가 고착되는 것을 막아주고 충치를 형성하는 플라크까지 억제하는 역할을 한다.

7) 양파

양파는 특유의 냄새 때문에 기피하는 사람들이 많은데, 양파에는 강력한 항박테리아 성분이 들어있어 충치와 잇몸질환 예방에 효과적이다. 김치와 마찬가지로 양파에도 섬유질이 풍부해 치주질환이나 구강질환을 유발하는 플라그 제거 효과를 기대할 수 있다.

8) 김치

우리 식탁에 매일 올라오는 김치는 유산균과 섬유질이 많아서 장 건강에 좋은 음식으로 알려져 있다. 그런데 이 섬유질은 치아에도 좋다. 김치를 씹을 때 김치의 섬유질이 치아를 닦아주고 플라그를 제거하는 동시에 비타민을 흡수할 수 있도록 도와준다. 김치의 산이 세균 침입을 막아주어 충치를 예방하는 효과도 있다.

3 치아 건강을 위해 피해야 할 음식

치아의 손상을 예방하기 위해 치아에 좋은 음식을 먹는 것과 아울러 좋지 않은 음식을 피하는 것도 중요하다.

음식물에 의해 치아가 입는 피해는 충치, 치아 변색, 에나멜 손상, 치아 균열 등 다양하다. 기본적으로 치아에 좋지 않은 음식을 먹은 뒤에는 반드시 양치질하고, 그럴 상황이 아니면 물로 헹구거나 자일리톨 성분이 함유된 무설탕 껌을 씹는 것도 치아 보호에 도움이 된다.

맛있는 음식을 즐기는 것도 인생의 큰 즐거움 중 하나이다. 먹고 싶은 음식을 치아 때문에 참는 것도 큰 스트레스이다. 음식을 즐기면서 치아도 보호할 수 있는 지혜를 알아본다.

1) 감귤류와 같은 맛이 신 과일

귤과 레몬과 같은 맛이 신 과일에는 비타민 C가 풍부하게 포함되어 있어서 건강에 큰 도움이 된다. 하지만 치아에는 좋지 않은 영향을 준다. 특히 자몽과 레몬은 강력한 산성을 지니고 있어서 치아의 에나멜을 부식시킬 수 있다. 치아 표면의 에나멜층이 부식되면 이가 시린 증세가 생긴다.

주스, 스포츠음료, 탄산음료 등에도 설탕과 산이 많이 들어있으므로 치아에 좋지 않다. 색소가 들어 있는 탄산음료는 치아 변색까지 유발할 수 있다.

목이 마르거나 수분이 필요할 때 생수를 마시는 것이 좋지만 물 대신 수박이나 오이처럼 수분이 많은 과일이나 채소를 먹는 것도 좋다.

굳이 다른 음료수를 마시고 싶다면 무설탕 제품을 골라서 마시는 것이 좋겠다.

산성이 강한 음식을 섭취한 다음에는 꼭 양치질을 제대로 해주어야 이를 보호할 수 있다. 한때 레몬이 치아 미백에 도움이 된다는 말이 있었지만, 이로 인해 이 시림증이 나타난 경우도 적지 않았다. 실제로 자몽주스는 콜라만큼 부식성이 높다.

2) 말린 과일이나 당분이 많은 식품

곶감, 건포도, 망고 등 동남아에서 많이 들어오는 말린 과일은 달콤하고 저장하기 좋아 어느 계절에나 즐길 수 있다. 또 영양이 풍부한 자연식품이라 많은 사람이 건강 간식으로 즐겨 먹는다. 맛이 달아서 특히 어린이들이 좋아한다. 설탕 등 첨가물이 많은 과자나 캔디류 보다 건강에 좋은 간식이라고 생각할 수 있다.

하지만 말린 과일은 생과일보다 당분이 많고 끈적끈적하며 오래 씹는 동안 치아에 당분이 들러붙어 치아에 좋지 않다.

엿이나 꿀, 젤리, 찹쌀떡, 캐러멜 등과 같은 끈적이는 식품도 치아에 무척 해롭다. 이런 식품은 입안에 오래 남아있고, 먹고 난 뒤에도 끈적끈적한 성분이 잘 닦여지지 않는다.

따라서 이런 것을 먹고 나서는 반드시 양치질을 꼼꼼하게 하고 자기 전에는 먹지 않도록 해야 한다. 치아에 붙은 당분을 금방 씻어내지 않으면 충치 유발지수가 높아지기 때문이다.

3) 커피

커피는 속에는 하이드록시나믹산 계열(카페익산, 클로르젠닉산 등), 플라보노이드, 폴리페놀 등 항산화 물질이 많이 함유되어 있다.

이 물질들은 우리 몸에 생긴 활성 산소를 제거하는 항산화 효능이 탁월해서 암 등 각종 질병과 노화를 예방하는 좋은 식품이다.

하지만 치아 건강 측면에서는 좋지 않은 영향을 끼친다. 커피는 치아를 변색시킬 수 있는 대표적인 식품이다. 치아의 표면은 굉장히 매끄러워 보이지만, 현미경으로 자세히 살펴보면 치아 깊숙한 곳까지 미세한 구멍이 나 있다. 그래서 커피를 마시면 갈색 색소가 구멍으로 들어가 치아 안쪽 층이 착색되고, 심한 경우엔 치아 속이 노랗게 변색되기도 한다. 또 커피에도 설탕이나, 시럽 등 당분을 넣어 마시면 구강 내부에 세균을 증식시킬 수 있어 충치를 유발할 수 있다.

그렇다고 향기도 좋고 항산화 효능도 좋은 커피를 전혀 안 마실 수도 없다. 커피도 즐기고 치아 건강도 지키려면 커피에 설탕이나 시럽, 캐러멜 같은 당분을 넣지 않고 마시는 것이 좋고, 빨대를 사용하여 치아에 닿지 않게 하는 것도 좋은 방법이다. 그리고 커피를 마신 뒤 양치질을 하거나 아니면 물로 가글을 해서 헹구는 것이 좋다.

4) 와인과 술

"적당한 양의 와인을 마시면 질병을 예방하고 건강을 유지할 수 있다.", "와인을 마시면 심장병을 예방할 수 있다."는 말이 있다.

하지만 와인 속에 들어 있는 탄닌산은 입을 마르게 하고 이를 끈적이게 하며 레드와인은 치아의 침착을 심화시킨다. 화이트와인, 레드와인 모두 치아에는 좋지 않은 음식이라고 볼 수 있다. 적당량을 섭취하고 바로 입을 헹구어 주는 것이 중요하다.

술 역시 치아에는 좋지 않다. 알코올 성분에 당분이 함유되어 있고 맥주나

와인과 같이 곡류나 과일을 발효시킨 술일수록 당분 함유량은 더 높다. '알코올 성분'이 백혈구의 항균 능력을 떨어뜨리므로 입안에 세균이 번식하기 좋은 환경으로 변하고 알콜 도수(%)가 높으면 잇몸에 가해지는 자극도 커지므로 치아를 위해서는 술을 자제하는 것이 좋다.

5) 딱딱한 사탕류와 견과류

딱딱한 사탕류는 설탕이 많이 들어 있는 데다 돌처럼 딱딱해서 보통 오래 빨아먹거나, 치아를 이용해 깨물어 먹기 때문에 에나멜질을 심각하게 손상하며 구강 건강도 해치게 된다.

사탕류는 치아에 달라붙는 설탕이 많고 녹는 데 시간이 오래 걸리기에 잇몸과 치아를 손상하는 설탕에 오래 노출이 되기에 치아에 해가 된다.

딱딱한 견과류를 씹으면 에나멜질에 균열이 생길 가능성도 있고, 임플란트나 의치, 치아교정에도 손상을 입힐 위험이 있다. 딱딱한 경우는 잘게 쪼개서 먹거나, 갈아서 채소 샐러드에 드레싱으로 뿌려서 먹는 것이 도움이 된다.

얼음처럼 딱딱한 것을 씹으면 에나멜질에 금이 생길 수 있다. 치아로 병마개를 따거나, 질긴 과자봉지를 뜯는 행동 등은 치아에 무리하게 힘을 주게 되어 치아를 손상할 수 있다.

6) 너무 차거나 뜨거운 음식

일반적으로 건강한 사람은 36.1°~37.8° 정도의 체온을 유지한다.

우리 몸의 신경조직은 이보다 더 높은 온도, 혹은 낮은 온도에 닿았을 때 그 감각을 즉시 위협 신호로 감지하여 뇌로 전달한다. 그것이 바로 우리가 느끼게 되는 차갑다, 뜨겁다 등 온도에 대한 감각이다.

구강 내에서도 이 체온 범위에서 가장 안정적으로, 기능하도록 되어 있다. 그래서 치아에 이 범위를 벗어난 차거나 뜨거운 음식에 닿으면 통증이 발생한다.

너무 차갑거나, 너무 뜨거운 음식을 먹게 되면 치아 내 신경조직이 자극을 받아 시리거나 아플 수 있고, 또 이러한 음식들을 번갈아 가며 먹게 되면 무기질로 된 치아 법랑질이 아주 미묘하게 수축, 팽창하면서 미세한 균열을 일으킬 가능성이 크다.

그러므로 모든 음식의 온도를 15°~55°에 맞춰 조절하기 어렵지만 너무 차가운 음식과 뜨거운 음식을 번갈아 먹는 것은 피해야 한다.

치아 건강을 위해서 피해야 할 음식을 참는 것이 좋지만 먹는 즐거움을 참지 못해서 이런 음식을 먹었을 때는 바로 양치질을 하여 치아를 잘 닦아 주어야 한다. 그렇지 못하다면 무설탕 껌을 씹는 것도 도움이 된다.

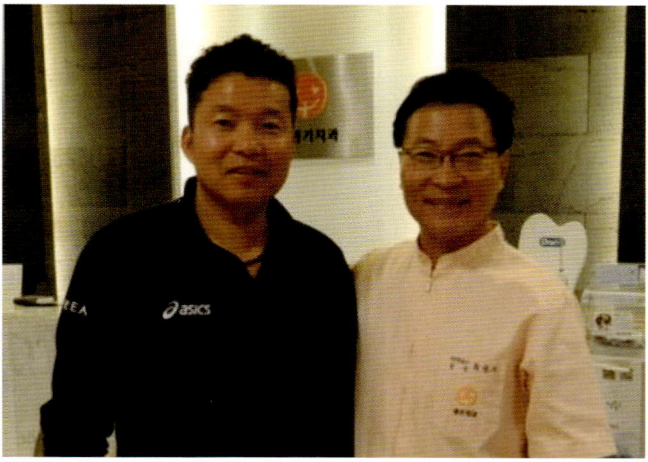

▲ 1992년 마라톤 금메달 황영조 선수와 함께

chapter 02

교합과 치주, 전신 건강의 상관관계

01 교합의 중요성

치아를 상실하는 주요 이유는 첫 번째로 외상이나 교합(치아 맞물림)이 한쪽이 높은 **조기접촉**이 있거나 계속해서 치아가 많이 닳는 **교합 간섭**이 있는 경우가 꼽힌다. 두 번째는 박테리아, 바이러스, 곰팡이 등 세균에 의한 것이다. 즉 교합력과 세균만 조절하면 치아는 지금의 상태로 평생 유지할 수 있다.

교합력은 낮에 식사할 때보다 밤에 잠을 자면서 교합 한쪽이 높은 조기접촉이 있거나 한쪽으로 저작할 때 접촉이 되지 않아야 할 반대편 치아가 닿는 교합 간섭이 있을 때 발생한다. 사람들은 보통 잠을 자는 동안 1분에 한 번씩 침을 삼키는 연하 운동을 하게 되는데, 이때 이 악물기나 이갈이로 치아의 교합병이 생기는 것이 대부분이다.

■ 구치부 교합 간섭

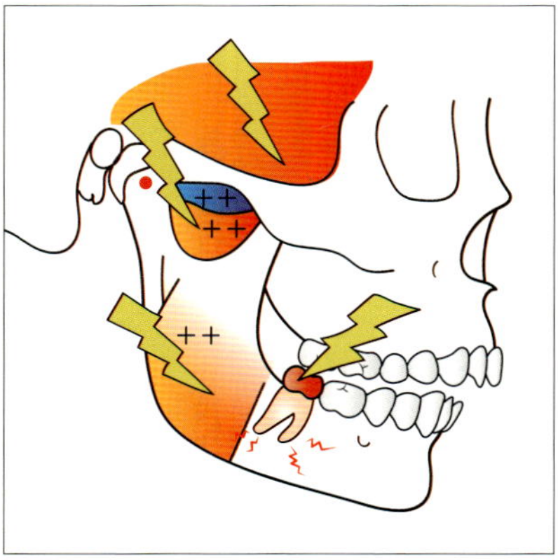

◀ 구치부 교합 간섭

하악 운동 시에 어떤 구치라도 교합 간섭이 있으면 외측익돌근(外側翼突筋)은 활성화되고 거상근(擧上筋, arrector)은 과활성화된다. 이것은 부조화에 의한 근육의 과도한 기능을 유발하고, 구치부에 수평적 과부하의 위험을 주므로 과도한 치아의 교모, 파절, 과동요, 치관균열, 시린 이, 치경부마모증 등이 쉽게 발생한다.

이런 교합의 문제를 해결하기 위해서는 필자가 제16회 세계보철학회에서 발표한 방법을 시행한다.

제1단계로 컴퓨터(T-scan)를 이용하여 젊었을 때의 교합 형태로 치아를 약간만 수정하는 '교합 조정'을 하고, 제2단계로 교합 조정으로 이상적인 교합이 안 될 때는 대부분 잠잘 때나 운동할 때 두개골균형 교합안정장치(Cranial Balancing Key Splint)라는 일종의 중심위 나이트 가드를 끼워 과도한 교합력을 해결하고 있다.

또 요즘에는 교합력이 너무 큰 경우에는 근육을 수축시키는 보톡스 주사를 3~4개월에 1회씩 3번을 씹는 근육 중 교근과 측두근에 주사하면 저작력이 60%로 줄어 교합력이 약해지는 좋은 결과를 보고 있다.

이처럼 교합력의 문제는 1) 교합 조정과 2) CBK Splint, 3) 보톡스 주사로 해결하고 있다.

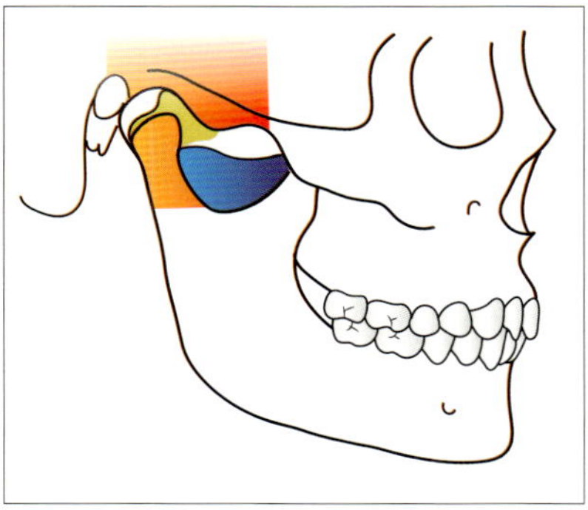

◀ **완벽한 교합**
성공의 모든 기준을 만족시키는 완벽한 교합은 놀랍도록 안정적이어서 수년 동안에 단지 최소의 조정만이 필요할 것이다.

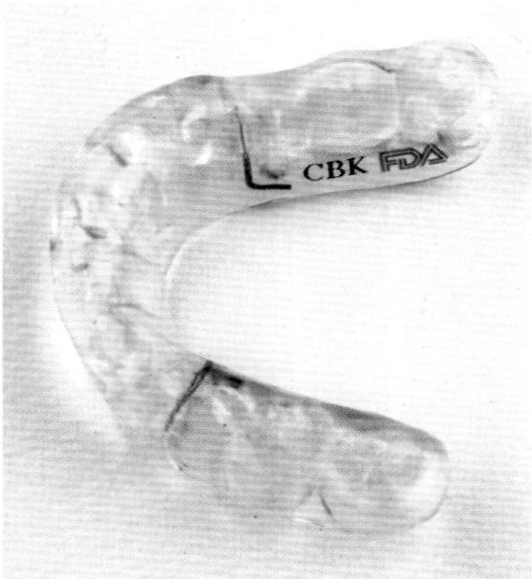

◀ CBK 스플린트

세균 문제는 치아를 잘 닦으나 잇몸이 좋지 않은 성인의 경우 3개월마다 스케일링으로 관리를 하고, 정상인 때에는 6개월에 한 번씩 스케일링하는 것이 바람직한 관리 방법이다. 또한, 프로바이오틱스 유산균과 엑소덴이라는 분말 가루를 통한 세균 관리도 심한 잇몸병 환자에게 시행하고 있다.

그렇다면 '교합력'과 '세균' 중에서 무엇이 치아에 손상을 더 줄까?

역사적으로 살펴보면 1917년 Stillman이 교합이 제일 중요하고 세균은 2차적이라고 말하였다. 그 후 1970년대까지는 잘 닦지 않아서 생기는 세균이 치아 상실의 가장 큰 원인이라고 생각했다. 반면, 1980년대에는 근육력을 측정하는 E.M.G(전자 근육력 측정장치) 등의 개발로 저작근의 작용을 더 잘 이해하게 되면서 교합 이상이 세균보다 2~4배 더 치아에 나쁜 영향을 준다고 생각하게 되었다. 보스톤 치과의사인 Harrel과 Nunn이 이것에 관련하여 2009년에 획기적인 논문을 발표하였다.

현재는 세계적인 치과의사 Peter Dawson이 "교합병이 현대 치아 소실의 가장 큰 원인이다. 교합 질환이 충치나 치주병 보다 훨씬 더 파괴적"이라며, "단 2%의 치과의사만이 교합을 이해하고 치료하고 있다"고 발표하였다.

따라서 스케일링을 통해 계속 구강 관리를 하는 동안 매번 교합을 잘 평가하고 미세한 교합 조정을 시행하여 젊었을 때의 교합을 유지하는 것이 중요하다. 교합이 좋지 않은 때에는 이상적인 교합을 위해서 보철, 교정, 구강외과 수술도 고려해보아야 하고, 차선책으로 CBK Splint도 고려해야 한다.

필자의 병원에서는 4,000명 이상의 환자가 CBK Splint를 사용하고 있고, 그 환자의 대부분이 치아나 잇몸, 나아가 전신 건강에 있어 만족스러운 결과를 보였다.

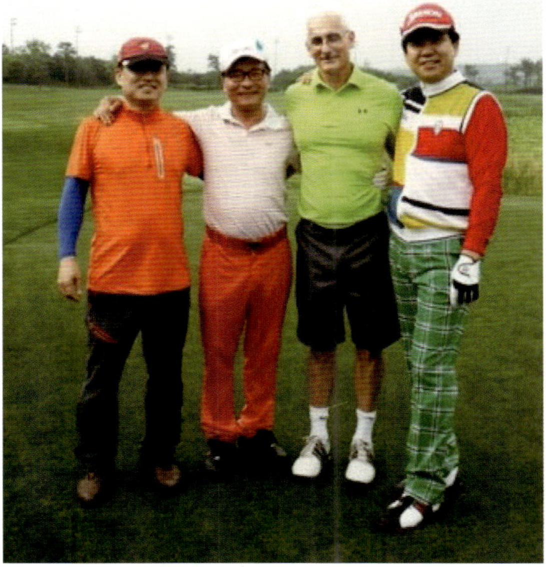

▲ 2016년 R. Kerstein과 함께

02 교합 분석과 교합 조정

1 교합 분석(咬合 分析, Occlusal Analysis)

교합 분석이란 상하 치아가 맞닿아 있는 교합면, 그리고 이 교합면과 연관된 구조에 영향을 미치는 요인을 연구하는 일이다. 교합 분석을 할 때 관찰해야 할 사항을 알아보자.

1) 중심교합위 접촉점

중심위(CR, central relation)에서 접촉(centric stop)이 어떻게 일어나는가를 분석한다.

2) 중심위에서의 조기접촉(premature contact in centric)

모델을 채득해 교합 bite를 떠서 복잡하게 모델에서 시행하기도 하고, 요즘에는 T-scan을 이용하여 조기접촉점을 쉽게 찾을 수 있다.

3) 작업 측 접촉(working side contact)

한쪽으로 측방운동을 할 때 견치가 주로 일을 하고 다른 치아들은 바로 이개(disclusion)되거나 나이가 들면서 치아가 마모가 일어날 때 제1, 2 소구치, 제1 대구치까지 측방운동 시 접촉이 될 수도 있다. 이때 측방운동 시 접촉이 좋지 않아 너무 많은 접촉이 있을 때는 근육의 왜곡이 일어나고 턱관절에도 무리한 힘을 주고 외상성 교합이 생긴다.

4) 비작업 측 접촉(balancing side contact)

한쪽으로만 식사할 때 반대 측의 제2 대구치의 설측 교두(咬頭, 아래윗니가 서로 맞물리는 치아의 융기된 부분)가 걸리는 경우가 있다. 이때 제2 대구치 교합 간섭을 해결하기 위해 무의식적 보상 작업이 진행된다. 잠자는 동안 1분에 한 번씩 연하 운동할 때 이 악물기나 이갈이를 함으로써 6~10배 정도 힘을 받는다. 이로 인해 근육 왜곡이 일어나면서 치경부마모증, 시린 이, 교모(치아가 닳아 없어지는 일), 치아 균열 등 교합 질환이 생긴다.

5) 전방접촉(protrusive contact)

하악이 전방으로 이동할 때 조화롭게 전치부가 접촉이 일어나야 한다. 전치부가 한쪽 치아만 접촉이 되면 턱관절이 틀어지고 저작근의 왜곡이 일어난다. 전방한계운동과 조화로운 전방접촉이 중요하다.

6) 마모의 양상(attrition)

마모가 있다는 것은 조기접촉이나 교합 간섭이 있다는 것이므로 교합 조정과 스플린트 치료가 필요하다는 근거가 된다.

7) 교합 고경(occlusal vertical dimension, 咬合高徑)의 변화

마모에 의한 교합 고경의 변화도 관찰하고 조기접촉이나 교합 간섭으로 인한 근육의 왜곡이 치아뿐만 아니라 두개골의 봉합의 찌그러짐(sutural jamming)으로 신경계와 호르몬에 영향을 줄 수 있음을 인지해야 한다.

8) 교합 평면의 불규칙성

교합 평면(plane of occlusion, 咬合 平面), 즉 전후방으로나 좌우로 조화로운 곡선(curve of Wilson)이 이루어져서 조기접촉이나 교합 간섭으로 인한 외상성 교합이 없어야 한다.

2 안정된 교합의 3대 조건

첫째, **턱관절**이 편안하고 건강해야 한다.

치아의 조기접촉이나 교합 간섭이 있으면 근육의 왜곡으로 근육통이 있을 수 있고, 심해지면 관절 원판의 변위가 생기고, 더 심해지면 관절의 퇴행성 변화가 있을 수 있다. 따라서 하악 과두가 관절와 내에서 최전상방에 위치하는 중심위 상태에 있어야 하는 것이 가장 중요하다. 치과 치료의 제1번은 건강한 턱관절에서 시작해야 한다.

둘째, **하악을 전방으로 유도**할 때 한계 운동 내에서 **전방유도**가 되어야 한다. 전치부의 전방유도가 되지 않으면 구치부가 훨씬 더 많은 힘을 받을 수 있다.

셋째, **중심위**(C.R, cenric relation) 상태에서 최대감합위(M.I, Maximum intercuspation)가 일어나도록 하는 것이다. 필자는 이를 위

해 T-scan이라는 교합력을 측정하는 기구로 교합력을 시간별로 측정하여 교합 조정을 시행하고, 그래도 완벽하지 않으면 CBK 스플린트(cranial balancing key Splint, 두개골균형 교합안정장치)를 잠잘 때 끼우게 하여 교합력을 최소로 받게 되는 중심위와 최대 교두 감합위(咬頭嵌合位, intercuspal position)를 일치시켜준다.

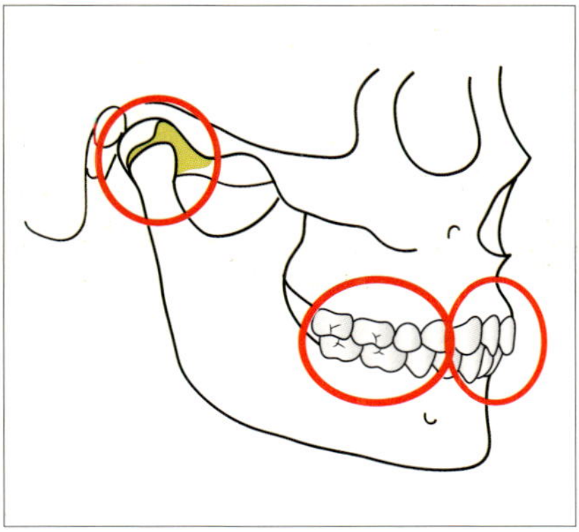

◀ 성공적인 교합 치료

3 교합 조정

교합 조정(occlusal equilibrium)이란 악관절의 물리적 기능을 방해하는 편향적인 교합 접촉, 즉 조기접촉이나 교합 간섭을 제거하는 것을 말한다.

앞에서 보았을 때도 좌우가 균일하게 교합이 되게 하고 옆에서 보았을 때도 균일한 교합이 이루어져야 한다.

중심위 상태에서 동시다발적 맞물림, 즉 최대 교두 감합위가 일치될 때 생리적인 교합이 일어나서 근육이 최소한의 힘, 12kg/㎠가 작용하게 하는 것이다.

간혹 균형측 교합 간섭, 즉 한쪽으로 식사할 때 반대 측의 최후방 치아가 걸리는 것을 말하는데, 이때 턱관절이 아프거나 치경부마모증, 교모, 시린이, 치조골 파괴 등 교합 질환도 생기고 편두통, 어깨, 허리에도 영향을 줄 수 있다. 이런 경우 교합 조정을 통해 많은 증상이 사라지는 것을 많이 본다.

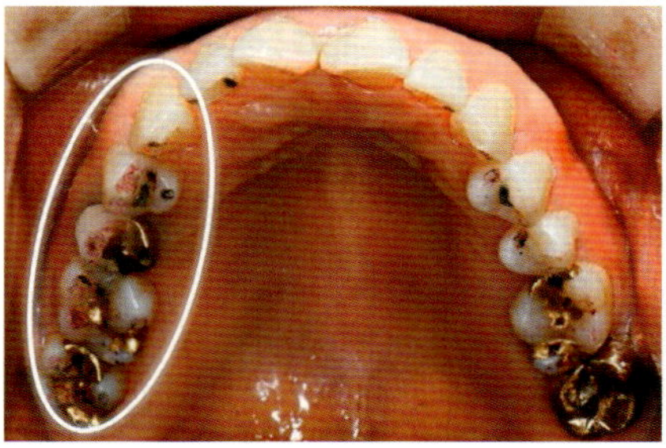

▲ 교합 조정 전

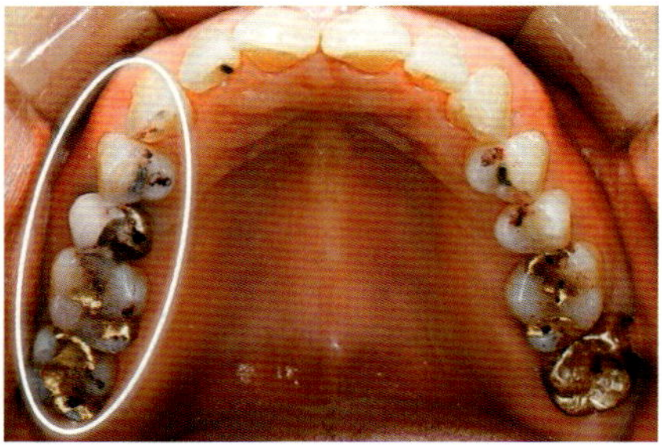

▲ 교합 조정 후

교합 조정은 일단은 턱관절을 검사하고 개구장애나 퇴행성 변화가 없는 경우 30~35㎜의 개구가 일어나고 근육의 불편함이 있는 턱관절 환자의 85% 정도에서는 교합 조정으로 치료할 수 있다.

다만 관절원판이 빠져 있거나 턱관절이 퇴행성 변화가 있는 경우에는 물리치료나 스플린트 치료를 통해 턱관절을 안정화한 후에 교합 조정을 시행해야 한다.

과거에는 모델을 떠서 미리 조정해 보고 어렵게 교합 조정을 시행하였으나 현재는 T-scan이라는 교합 분석 장치를 이용하여 교합 접촉점의 시간과 힘을 쉽게 조정하고 있다.

4 교합 부조화의 수정

한 치아가 먼저 닿는 조기접촉이 있거나 교합 간섭, 즉 한쪽으로 식사할 때 송곳니 뒤에 있는 치아가 송곳니보다 많은 힘을 받으면 그 치아에 무리한 힘을 받으면서 치경부마모증, 교모, 턱관절 장애, 근육통 등 교합 질환이 생긴다.

교합의 부조화가 큰 경우에는 교정치료를 하여 치열을 다시 배열하든지 보철치료를 하든지 구강외과 수술로 치열을 크게 재위치 시킬 수 있다. 턱관절이 병이 없으면서 조그마한 교합의 부조화가 있다면 교합 조정을 하여 치아를 젊은 형태로 바꾸어준다. 교합 질환이 있는 경우에는 CBK Splint를 잠잘 때 끼우게 하여 중심교합과 최대 교두 감합위를 일치시켜 치아와 두개골에 최소한의 힘으로 편안한 상태를 유지하도록 한다.

또한, 교정치료나 양악수술을 시행해도 필자가 원하는 중심교합과 최대감합위가 일치하지 않는 경우가 많다. 이 경우에는 교합 조정과 CBK Splint 치료를 하여 더는 치열이 틀어지지 않게 잘 유지하게 하고 있다.

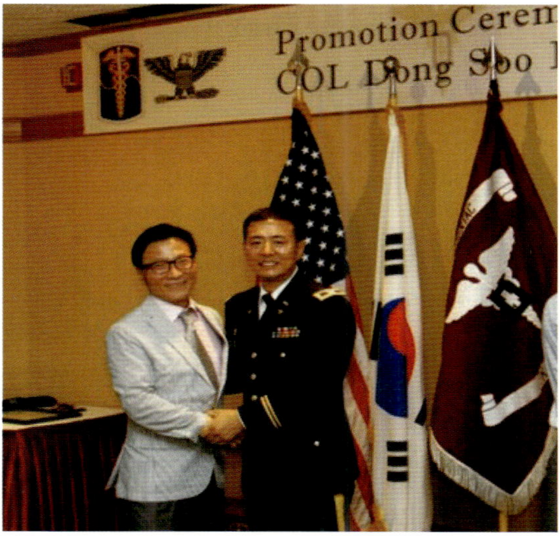

▲ 2013년 미8군 대령 취임식에 박동수 대령과 함께

03 발치 원인과 교합 조정

1 치아 발치의 가장 큰 원인

Dawson에 따르면 치아를 뽑는 2가지의 큰 원인이 있고, 이는 임플란트 시행 환자들도 마찬가지이다.

첫째는 외상이나 교합(치아의 맞물림)에 의한 왜곡(stress), 둘째는 박테리아, 바이러스, 곰팡이 같은 세균들에 의한 잇몸질환이다. 따라서 교합력과 세균만 조절하면 임플란트도 평생 유지 할 수 있다.

1917년에 미국 치과의사 Stillman은 세균보다는 교합이 불량함에 따라 발치하게 된다는 사실을 처음으로 발표하였다. 그 뒤 50, 60, 70년대에는 학자들이 치아 보존에 교합과 세균의 중요성을 사체 또는 원숭이, 개 등 동물을 통해 연구를 많이 진행하였다. 이 시기에는 교합보다 세균에 의해서 대부분 발치하게 된다고 발표하였다.

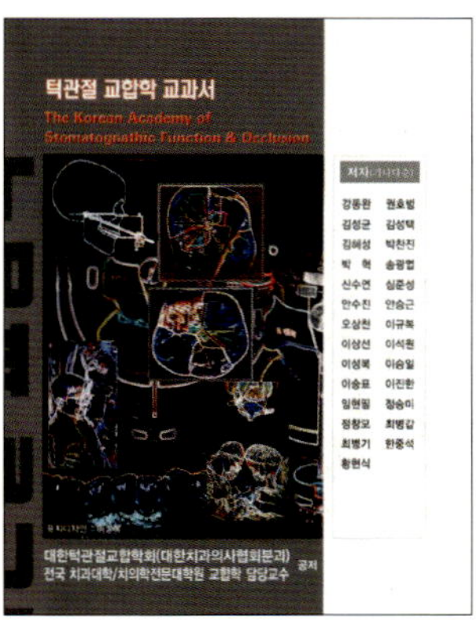

▲ 턱관절교합학 교과서

하지만 1990년 이후 세균보다는 교합의 이상으로 치아에 더 많은 손상과 발치의 원인이 된다는 연구가 주를 이뤘다. 1992년 Burgett는 잇몸치료로 환자의 세균만 조절할 때보다 교합 조정을 동시에 시행해준 치료군에서 잇몸질환이 훨씬 더 빠르게 회복되었다는 논문을 발표하여 교합의 중요성을 보여주었다. 또한, 2009년에 보스턴 치과의사인

Harrel과 Nunn의 발표에 따르면 치아 교합의 이상, 즉 조기접촉(premature contact)이나 하악을 측방운동할 때 견치 이외의 치아가 계속 많이 닿으면, 즉 작업측과 균형측 교합 간섭(working & balancing interference)가 있으면 닦지 않는 불량한 구강위생의 사람보다 2~4배 더 나쁜 영향을 준다는 중요하고 획기적인 논문을 발표하였다.

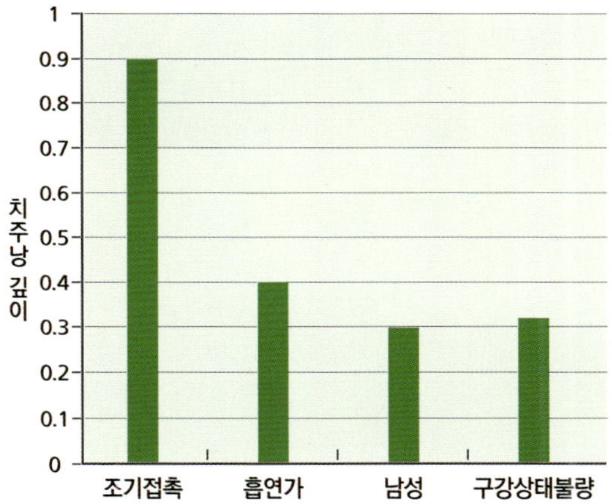

◀ 흡연, 성별, 불량 구강위생 상태와 비교하여 조기접촉의 치주낭 증가의 영향. - Harrel and Nunn, 2009.

세계적인 교합학자인 Robert. B. Kerstein과 Radke J.가 2012년에 발표한 논문에서 TMD(Temporo-Mandibular Joint Disorder, 턱관절 질환)의 가장 큰 원인은 군기능교합측방력(working side group function)이라고 했다. 또 2013년 Mark A. Piper의 논문에서는 중심위에서 slide in centric이 크면 클수록 턱관절의 위해 작용이 크다고 밝혔다. 이렇게 보면 교합이 TMD의 가장 큰 원인임을 알 수 있다. 이들에 따르면 치아가 미세하게 배열이 틀어져 있으면 안면 근육이 6~10배 정도 힘을 더 받으면서 치아의 교모와 균열, 지각과민, 치아동요, 연발음, 치경부마모, 치주염, 관절동통 등 7가지 sign과 symptom이 나타난다.

동통이나 증상을 환자가 말하기 전에 전체적인 교합과 구강악계의 진단을 하는 등 적극적으로 원인을 찾아 예방적으로 대처하는 것이 중요하다.

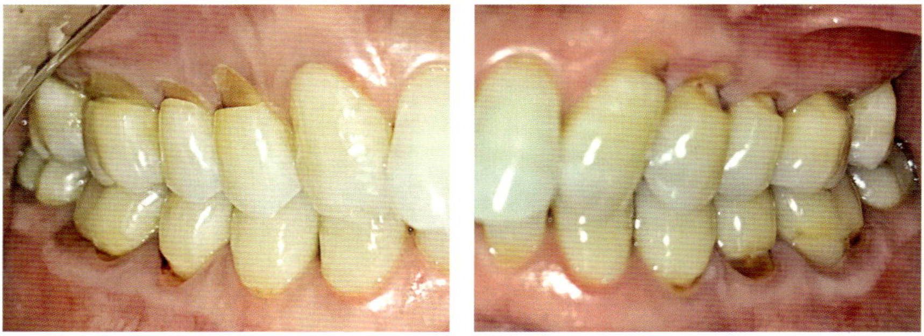

▲ 교합질환으로 인한 치경부 마모증

2 교합 문제의 해결

교합의 문제를 해결하려면 교합 조정부터 시행해야 한다. 교합의 이상은 먼저 턱관절을 건강하게 유지된 상태에서 미세한 교합을 조정을 시행하여 젊었을 때 형태로 바꾸어주어야 한다.

턱관절 환자의 85%가 근육에 문제가 있다. '근육 문제가 있는 경우'에는 치주 치료를 시행한 뒤 중심위에서 조기접촉을 제거하고, 측방위에서의 교합 간섭을 제거하는 교합 조정을 시행하는 것이 바람직하다.

교합의 조기접촉과 교합 간섭 등의 진단을 위해서는 T-scan이 가장 유용하지만 경험이 많은 치과의사는 교합지만으로 80% 이상 정확한 진단이 가능하다.

다만 턱관절의 위치가 틀어져 있거나 퇴화가 된 경우에는 Splint와 근육 운동, 약물 요법으로 안정시킨 뒤에 조심스럽게 접근해야 한다.

치아는 식사하는 저작 중에 망가지는 것보다는 수면 중에 치아의 맞물림(교합)을 본인이 해결하기 위한 이갈이로 훨씬 더 많은 손상을 받는다. 저녁에 잠을 자면서 1분에 한 번씩 침을 삼키는 연하 운동을 하는 데, 이때 높은 교합력을 본인이 해결하기 위해서 치아를 가는 이갈이나 꽉 다무는 이 악물기를 하는 것이다.

교합 조정으로 부족한 부분은 필자가 2015년 세계보철학회에서 발표한 CBK(cranial balancing key) Splint, 즉 마우스피스와 비슷한 두개골 균형교합안정장치를 잠자는 동안에 착용하게 함으로써 보존해야 한다. CBK Splint는 기존의 스플린트와 형태는 비슷하지만 장치의 두께가 다르고, 치아의 교합 조정 등 구강 내의 처치 개념이 다르며, 장치 장착 후에 척추를 펴기 위한 전신적인 운동을 통해 전신 건강과 연관시킨 점이 특징이라 할 수 있다. 1.5㎜ 두께의 CBK Splint를 수면 외에도 운동할 때 장착하면 저작근의 안정화를 유도해 치아와 턱관절에 무리한 힘을 주지 않게 되므로 교합에 문제가 있는 치주 수술환자들은 Splint 치료를 고려하는 것이 바람직하다.

교합의 부조화가 심한 환자들도 보철이나 교정, 외과적인 처치를 하지 못하는 등 어쩔 수 없는 경우에도 Splint 치료가 차선책으로 유용하다. 옴니백에다 레진을 올려서 하는 방법도 큰 문제는 없으나 장기적으로 사용할 수 없는 것이 단점이라 할 수 있다.

04 교합 치료의 처음과 끝은 T-Scan

1 T-scan이란?

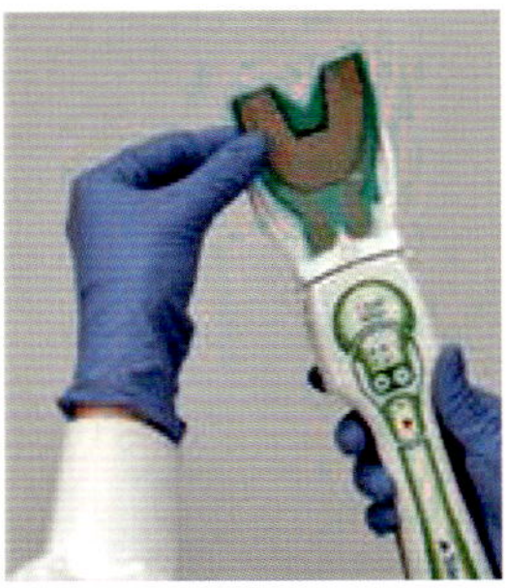

▲ T-scan NOVUS

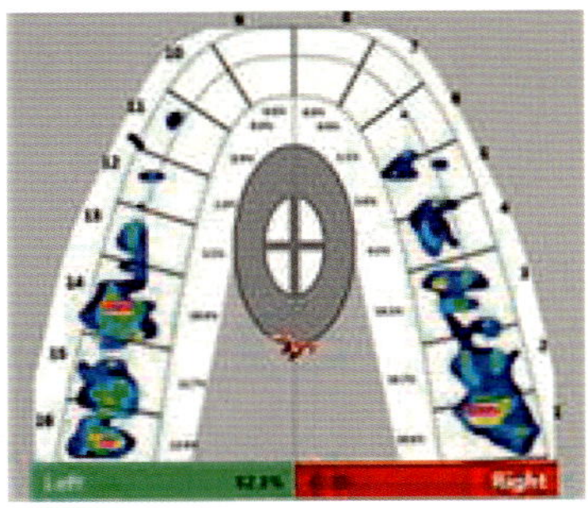

▲ T-scan software wiew

T-scan은 압력 센서를 이용하여 교합력을 측정하고, 이를 시간별로 컴퓨터 그래픽 동영상으로 저장하는 장비이다. 비정상적인 치아 맞물림을 0.1㎜까지 정확하게 잡을 수 있다. 교합력의 시간별로 힘을 정확하게 측정할 수 있는 유일한 장비로서 미국 보스톤에 있는 텍스켄 회사에서 1980년대에 개발하여 많은 발전을 이루고 있다.

필자도 15년 전부터 모든 환자의 교합 조정에 이 T-scan을 이용하고 있다. T-scan을 환자가 물면 시간대별로 힘을 많이 받는 부위는 빨간색으로, 적게 받는 부위는 파란색으로 그래프에 표시된다.

치아가 교합을 시작할 때 처음 닿는 순간부터 최대로 다물었을 때를 occlusal time이라고 하며, 이를 0.3초 이내로 줄여주어서 교합력을 모든 치아에 분산하여 실리도록 하고 있다. 또 치아가 송곳니를 중심으로 옆으로 갈 때 시간을 disclusion time(이개 시간)이라고 하는 데 이 또한 0.4초 이내로 줄여서 치아에 가해지는 측방력을 긴 뿌리를 가지고 있는 송곳니에만 닿고 다른 치아들은 이개를 시켜서 전치나 구치부에 가해지는 힘을 최소로 한다. 그렇게하여 구치부는 전치부를 보호하고, 전치부는 구치부를 보호하는 상호보호교합을 완성한다. 따라서 T-scan은 교합 조정을 위해서는 필수 장비라고 할 수 있다.

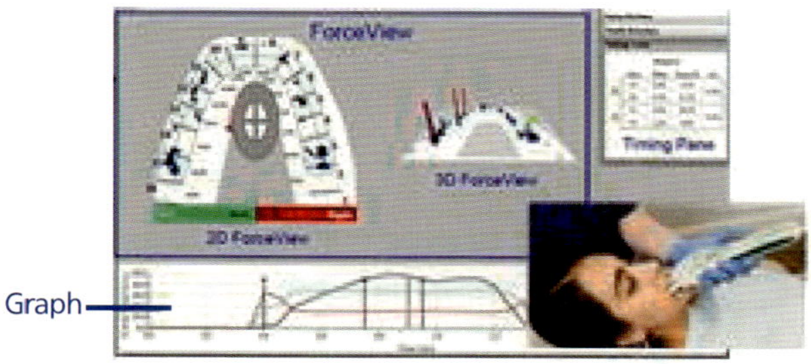

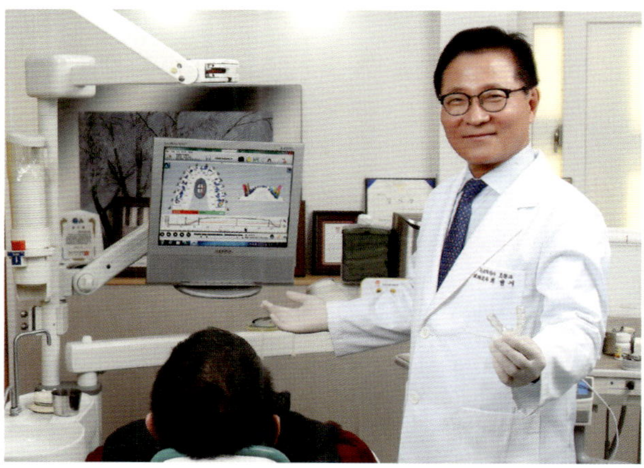

▲ 최병기 원장이 T-scan으로 교합조정을 하고 있다.

2 DTR 치료법과 교합 조정 세미나 이끈 Kerstein 박사

T-Scan 유저를 위한 세미나

T-Scan 유저를 위한 세미나가 2017년 2월 18, 19일 이틀간 경희대에서 열렸다. 이 세미나에서는 미국의 Robert B. Kerstein 박사가 'DTR (disclusion time reduction, 이개시간최소화) 치료법과 교합 조정'을 주제로 강의했다.

세미나가 끝난 후에 최병기 원장은 Kerstein 박사를 최병기 치과로 초청하여 치아 교합에 관한 상호 공통 관심사를 논의했다.

< 2017. 2. 24일 덴탈투데이 보도>

Robert B. Kerstein 박사는 세미나 주제 발표에서 T-scan이 교합 치료를 위한 기본임을 강조했다.

DTR(disclusion time reduction, 이개시간최소화) 치료법과 교합 조정을 주제로 실제 환자를 준비해 세미나를 진행한 Kerstein 박사를 최병기 치과에서 만났다.

이날 최병기 원장은 "Kerstein 박사의 DTR 컨셉이 교합 질환은 교합 조정으로 치료해야 한다는 나의 컨셉과 완전히 일치한다."면서 6년 전에 교합과 치주질환과의 상관관계를 한국 교합 심포지엄에서 소개했던 일과 이 개념이 한국의 교합학 교과서에 수록된 일, 2015년 9월에 열린 세계 보철학회(ICP)에서 CBK(cranial balanced key) Splint와 항노화 효과를 설명한 일 등을 소개했다.

최 원장은 이어 "DTR 개념에 입각해 T-scan을 사용하여, 치료하는 Kerstein 박사의 컨셉을 가장 효율적인 기술이라고 생각한다."면서 "교합

질환이 있는 환자들은 교합 조정으로 치료되어야 한다."고 강조했다.

최 원장은 또 "4,000여 명의 우리 클리닉 환자들에게 CBK 스플린트를 끼도록 권장하고, 척추의 바른 자세와 복식호흡의 중요성에 대해서도 교육하고 있다."며 "내원 환자들이 건강한 치주 상태와 좋은 수면, 향상된 면역기능 등과 같은 놀라운 결과를 경험했다."고 밝혔다.

Kerstein 박사는 "한국에는 교합지만으로도 교합 측정이 가능하다고 생각하는 치과의사가 많이 있지만, 교합 측정이 정확해 지려면 T-Scan이 반드시 있어야 하고, 바로 사용할 수 있도록 잘 공부해야 한다."고 힘주어 말했다.

Kerstein 박사는 "교합이 좋은 사람은 아래턱을 좌우로 움직일 때 송곳니만 닿아야 하는데 나이가 들면서 치아가 전부 닳아서 이렇게 되기 어렵다. 정확한 교합을 위해서는 T-Scan 이용한 DTR이 필요하고, T-Scan을 완벽하게 사용해야 최고의 치과의사가 될 수 있다."고 강조했다.

그는 또 "교합을 정확하게 진단하려면 주관을 배제해야 하는데 한국은 많은 치과의사가 교합지와 감에 의존하고 있으니 부정확한 경우가 생긴다. 기초가 없는 상황에서 느낌으로 하는 것은 매우 위험하고, 교합지는 크기만 따지기 때문에 실수가 일어난다. 교합지에 의한 진단은 20~30%만 신뢰할 수 있다. 교합 진단은 반드시 힘도 고려해야 하는데, T-Scan은 시간(Time)과 힘(Force)을 동시에 측정할 수 있어 신뢰할 수 있다."고 강조했다.

치아와 전신의 상관관계에 대해서는 "씹는 것이 불편하면 목 등에 통증이 일어나고 영양의 불균형 등으로 인해 어지럼과 같은 전신 증상이 나타나게 된다. 교합 조정으로 많은 부분의 치료가 가능하며, 교합은 중추신경과 연결되므로 중추 신경을 편하게 해주면 전신 증상에 효과가 있다."고 확신했다.

Mr. Don Delgado T-Scan 해외수출부장은 "커스타인 박사의 치료를 받은 뒤 껴안으며 감사를 표현하는 사람이 많을 만큼 치료 효과가 좋다.

T-Scan은 교합점의 힘과 시간을 1,000분의 3초마다 체크해 주므로 시간에 따른 힘의 변화를 확인할 수 있다."고 설명했다.

이원우 '좋은 보코 대표'도 "고대 구로병원 치과 팀의 연구에 따르면 치과의사의 35%만 교합을 체크하고 있었다. 메디컬처럼 치과도 진단을 중시해야 하며, T-Scan은 교합과 턱관절 치료에 중요한 위치를 차지한다. 미국에는 약 1,000명의 유저가 있고 한국에는 약 250명의 유저가 있다."고 소개했다.

이 대표는 이어 "지금은 디지털 시대다. 치과기공사들도 캐드/캠(CAD/CAM)을 사용하면서 많은 부분을 수작업에서 디지털로 바꿨고, 치과의사도 CT나 파노라마로 디지털화하고 있으며, 최근에는 T-Scan으로 한 걸음 더 나아갔다. 한국에서는 T-Scan이 의료보험에 등재되어 있어서 앞으로 활용도가 더 높아질 것이고, 현재 연세대에 6대를 비롯해 전국 11개 치과대학 병원에 모두 보급됐다."고 말했다.

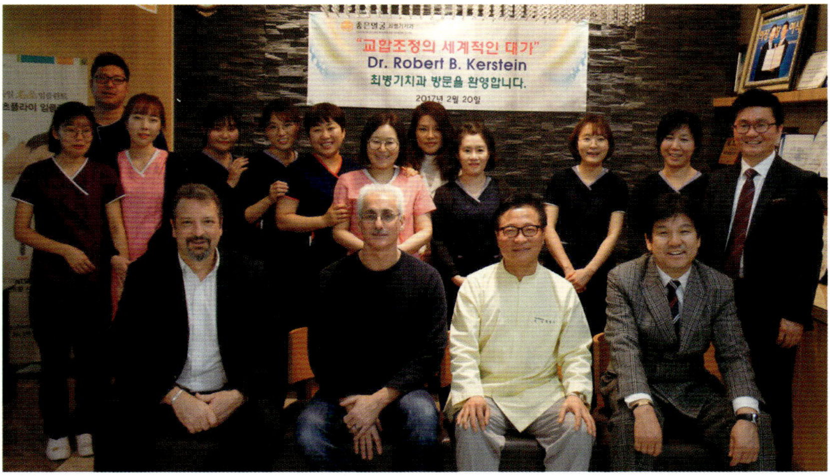
"교합조정의 세계적인 대가"
Dr. Robert B. Kerstein
최병기치과 방문을 환영합니다.
2017년 2월 20일

▲ (앞줄 왼쪽부터) 델가도 부장, 커스테인 박사, 최병기 원장, 이원우 대표가
최병기 치과 스태프들과 기념촬영을 하고 있다.

05 Dawson의 조화로운 저작계 10가지 조건

1 건강한 턱관절

1) inferior joint cavity 과두의 순수 회전운동이 일어나는 25㎜까지 개구의 시작 부위
2) superior joint cavity Articular eminence를 넘고 mandibular fossa로 부터 translation을 통한 25~50㎜의 개구의 2차적인 부분.
3) superior retrodiscal lamina 매우 탄력적이고 개구를 안정시키는 부분

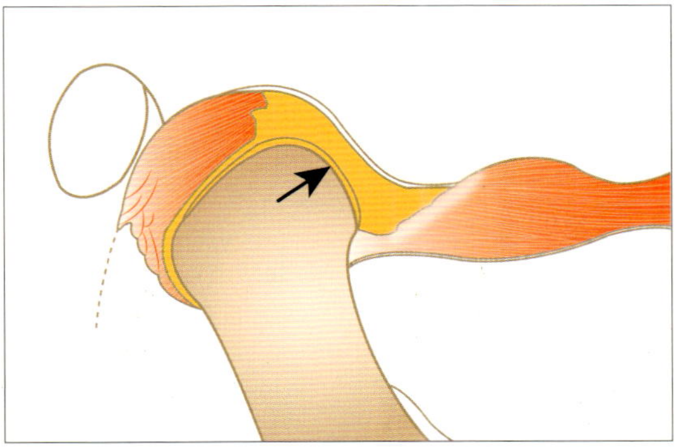

▲ 건강한 턱관절

2 중심위(centric relation)

<중심위의 2가지 조건>

(1) 교근, 측두근, 내측익돌근이 수축할 때, 외측익돌근의 하두근이 이완되는 생리적 안정위로 12kg/㎠ 정도의 최소로 힘을 받는 상태이다.

(2) 하악과두위의 관절원판이 빠지지 않고 적절한 위치에 있어야 한다. 이상적으로는 중심위와 교두감합위가 일치하는 것이다.

* 이상적 조건

중심위= 최대 교두 감합위

- 1단계: 교합 조정
- 2단계: CBK Splint 장착으로 중심위=교두감합위를 완성

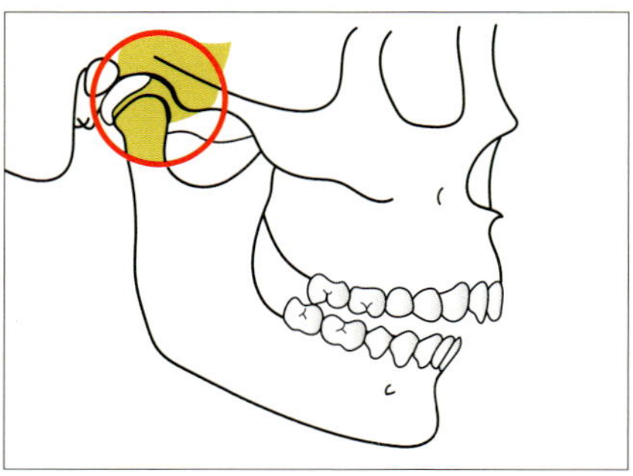

◀ 건강한 턱관절

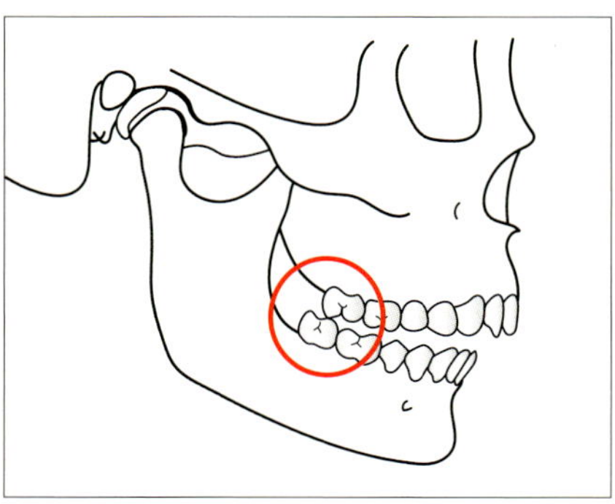

▲ 중심위

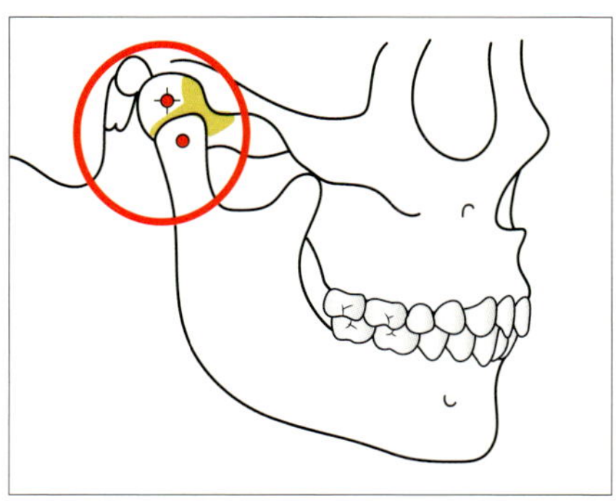

▲ 최대교두간 접촉위

Brian Mill이 2,384명의 환자를 조사하여 보았더니 모든 환자에서 중심위와 최대 교두 감합위에 차이를 보이므로 이를 일치시키기 위해서 약간의 교합 조정이 필요하다고 발표하였다.

3 저작근의 역할

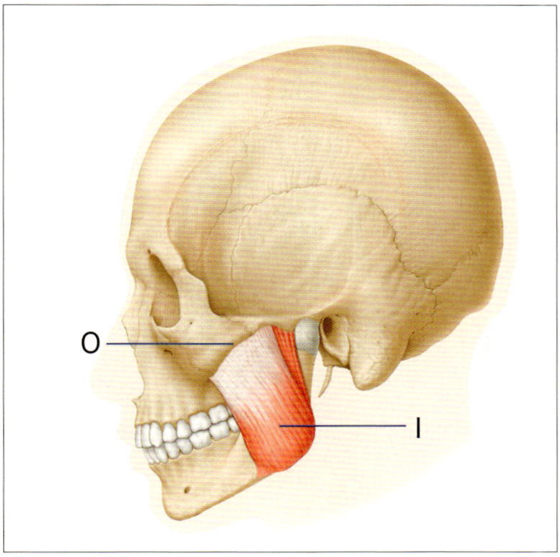

◀ 교근

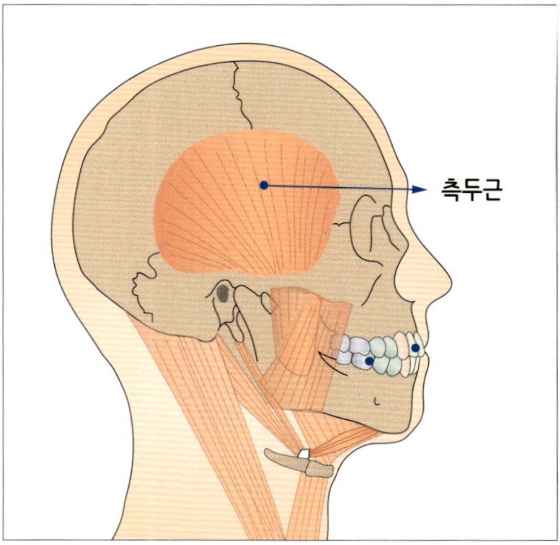

측두근 ▶

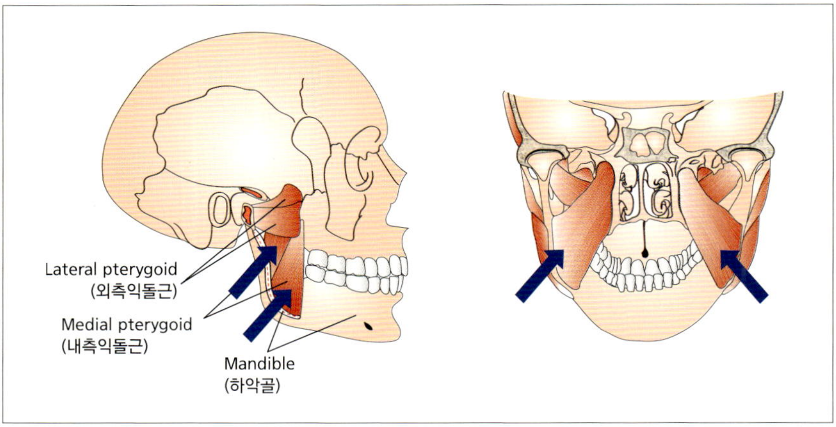

▲ 내측익돌근

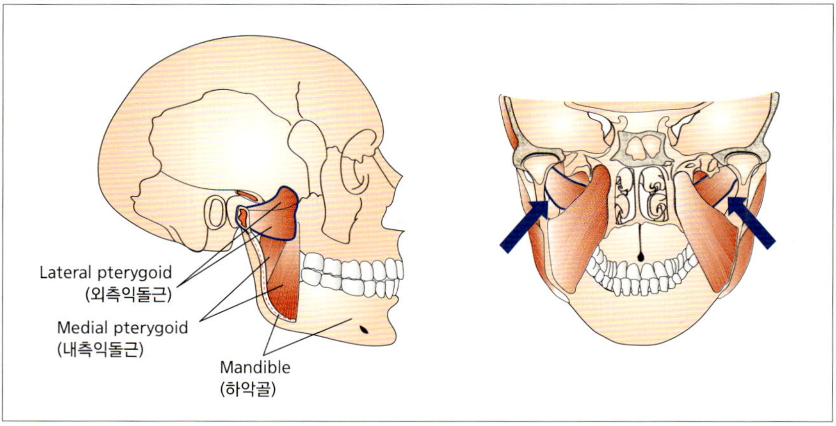

▲ 외측익돌근

생리적 기능(orthofuction), 즉 중심위에서 동시다발적 맞물림이 일어나는 이상적인 상태로서 교합력이 12kg/㎠로 교두감합위로 생리적으로 하루에 12~20분 접촉이 일어나고 비생리적기능(parafuction, 즉 이갈이나 이 악물기)는 74kg/㎠로 편심위와 교두감합위 상태에서 하루에 2분~162분 동안 주로 잠을 자거나 무의식 상태에서 일어나는 비생리적인 근육 상태로 이때 치아가 균열이 가거나 교모, 치경부마모증 등 교합 질환이 생긴다.

더 나아가서 이 비생리적인 힘이 두개골과 2번 경추에도 영향을 주어 전신 건강에 영향을 줄 수 있다.

이를 위해서 필자는 T-scan을 이용한 교합 조정과 스플린트 치료를 시행한다.

4 전방이동(anterior guidance)

하악이 전방으로 이동할 때 상악 전치부의 구개측면에 중절치, 측절치, 견치(2개~6개의 전치)에 양측 대칭적으로 조화로운 전방이동이 있어야 한다.

이로인해 하악이 전방이동시 힘으로 부터 구치부를 보호할 수 있다. 구치부로 저작할 때는 전치부가 닿지 않아서 구치부가 전치부를 보호한다. 이를 상호보호교합이라 한다.

만약 하악 전치부의 배열이 고르지 못해 하나의 중절치만 전방이동시에 먼저 닿게 되면 상악 전치부 사이가 벌어지게 된다. 나이가 들면 상악 전치부 치아가 벌어지게 되는 이유이다.

또한 전치부가 전방이동시에 전치부나 송곳니가 닿지 않는 개방교합일 때에는 구치부에 훨씬 많은 교합력이 작용할 수 있다.

따라서 배열이 좋지 않은 경우에는 교정치료나 보철 치료를 시행하여 완벽하게 교합을 맞추는 것이 원칙이나 그렇지 못한 경우에는 교합조정을 시행하고 CBK 스플린트를 장착해야 한다.

5 교합 고경(Vertical dimension)

교모나 마모 등으로 교합이 낮아져도 치근의 정출로 교합 고경은 일정하게 유지된다고 Peter Dawson은 말한다. 하지만 치아가 마모되면서 22개로 되어있는 두개골 두개 봉합이 같이 찌그러짐(sutural jamming)으로 신경계와 호르몬에 영향을 줄 수 있다.

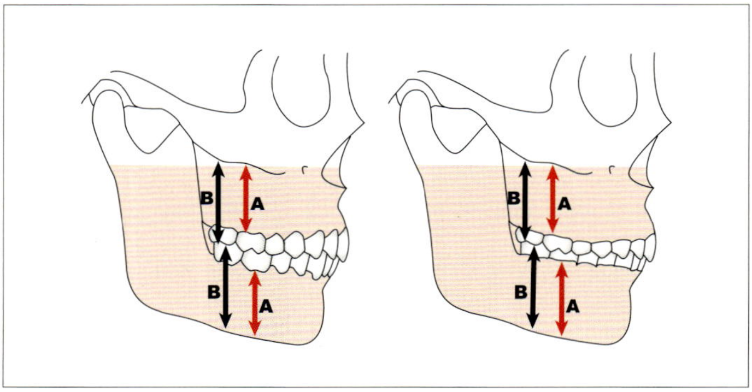

▲ 고합고경-골격의 기준점으로부터 교합면(B)까지 거리는 심각한 마모가 일어나더라도 일정하게 유지된다.

따라서 마모가 심한 경우에도 교합조정과 CBK Splint가 꼭 필요하다.

6 중립대(neutral zone)

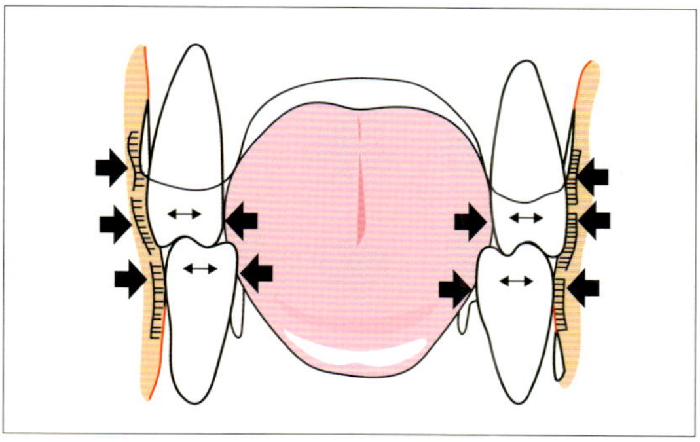

◀ 중립대

혀, 뺨, 치아가 본래 있어야 할 위치에 있어야 한다. 사람마다 다 다른 중립대가 있는데 중심대를 벗어난 부위에 보철물이 있으면 항상 불편할 수 있다.

7 한계기능운동(envelope of function)

전치부를 좌, 우로 또는 앞, 뒤로 움직일 때 조화롭게, 걸림이 없이 전방, 측방운동이 일어나야 한다. 치아의 조기접촉이나 교합 간섭이 있으면 저작근의 6~10배의 왜곡이 저녁에 잠자면서 일어나서 치아의 교모, 치경부마모증, 치아 균열 등 여러 교합 질환이 생긴다.

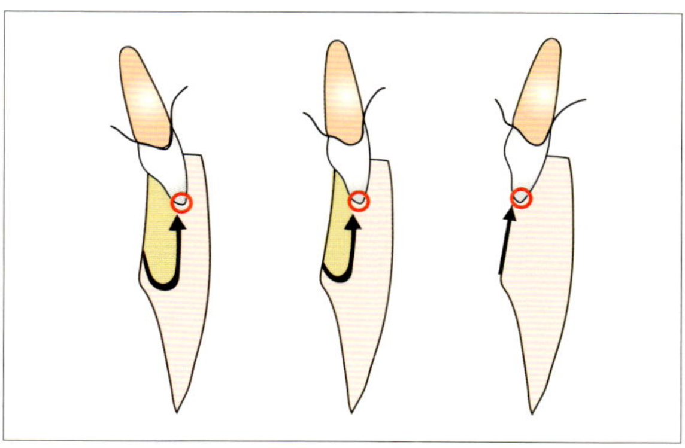

▲ 한계운동 내에서의 전방이동

8 설측함요(Long centric)

상악 전치부 설측면에 전방 운동 시에 앞, 뒤로 움직일 수 있는 자유역, 공간을 0.2~0.5㎜ 주는 것이다.

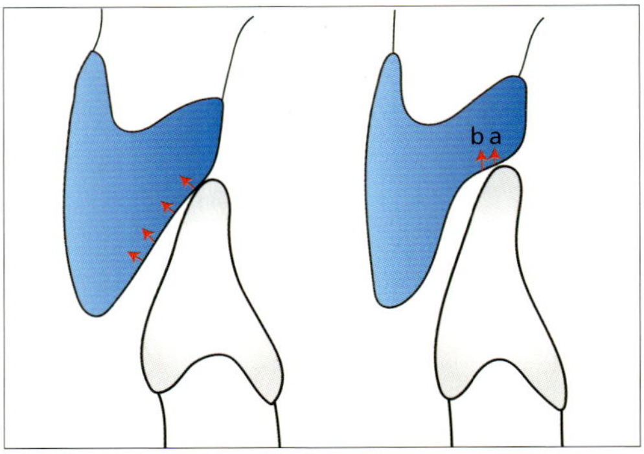

◀ 설측함요

9 교합 평면(occlusal plane)

치아를 옆에서 보았을 때 조화롭게 원을 그리며 올라가는 스피씨 커브와 앞에서 보았을 때 협, 설측 교두가 조화롭게 윌슨씨 커브로 이루어서 전방, 측방운동 시 교합 간섭이 없이 운동이 일어나야 한다.

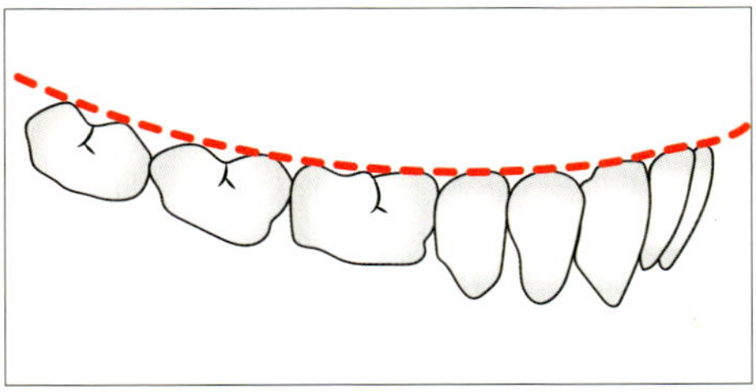

▲ Curve of Spee (스피씨 커브)

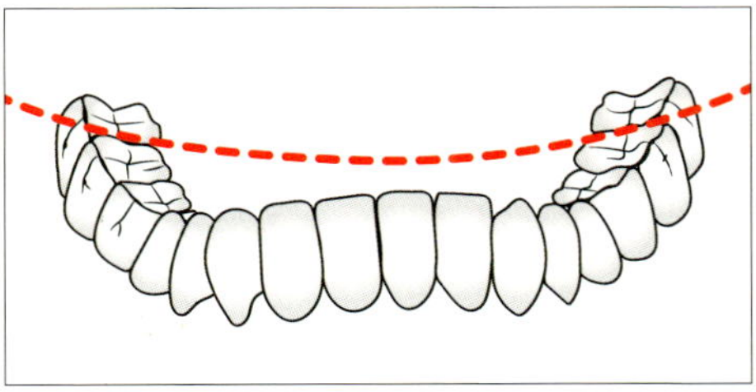

▲ Curve of Wilson (윌슨씨 커브)

10 교합 접촉평면(occlusal contact plane)

조화로운 전방유도가 무엇보다 중요하고 구치부는 점으로, 전치부는 선(Dots in back, lines in front)의 개념으로 교합 조정을 시행한다.

중심위 상태에서 동시다발적 맞물림(교두감합위)이 일어나게 하는 것이 교합 치료의 목표이다. 이때만이 저작근이 12kg/㎠로 최소의 힘이 작용해 치아가 두개골에 최소한의 힘을 준다.

이를 위해 필자는 1단계로 T-scan을 이용하여 교합 조정을 시행하고, 부족한 경우에는 2단계로 CBK(cranial balancing key) Splint로 이상적인 교합을 만들어주고 있다.

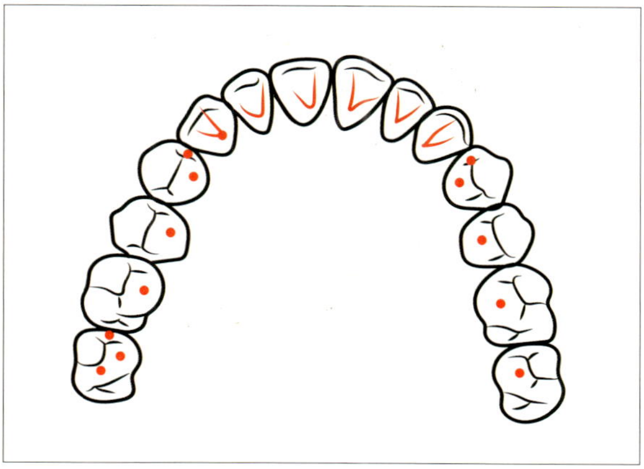

▲ 교합 접촉면

06 치과 치료 중심에 '중심위'가 있다

치과에서 제일 중요한 개념으로 학자들은 중심위(centric relation)를 꼽는다. 필자도 치과는 물론 전신 건강의 핵심에 중심위가 있다고 생각한다. 중심위는 위턱(상악)과 아래턱(하악)이 치아의 맞물림과 상관없이 늘 재현 가능한 편안한 상태를 말한다.

세계적인 대가 Peter Dawson에 따르면 턱관절이 정상적으로 배열된 상태에서 4개의 저작근 중 교근, 측두근, 내측익돌근은 수축하고, 외측익돌근의 하부가 길항작용으로 이완되는 것이 중심위의 개념이다.

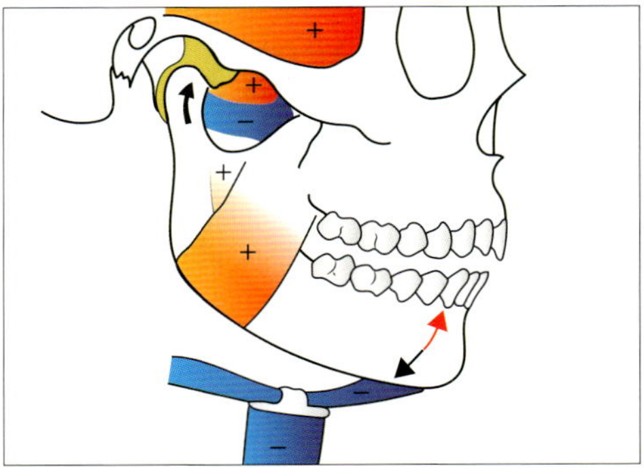

▲ 중심위 상태

조화로운 근육 기능이란 길항근의 수축이 일어날 때 한 개의 근육 또는 여러 개의 근육의 적절한 이완을 의미한다. 개구 시에 폐구근이 이완하는 동안 길항근인 폐구근이 수축한다. 외측익돌근의 하부는 개구 중에는 수축한다.

이렇게 중요한 중심위를 찾는 것은 의사가 주체적으로 찾는 방법과 환자가 스스로 하는 방법이 있다. 이 중 스스로 하는 방법을 소개하도록 하겠다.

P. Dawson의 하악을 'forward, backward, squeeze'를 함께 해 보자.

하악을 앞으로 뺐다가 뒤로 쑥 집어넣고 그 후 치아를 다물면 제일 먼저 닿는 최초의 순간 접촉점이 중심위(C.R)이다. 이 상태가 저작 시 안면 근육의 힘이 12kg/㎠로 가장 적은 상태이다. 또 이때가 두개골도 제일 편안하고 안정적인 상태이다.

만약 우리가 치과 치료를 받는데 치아 하나가 높거나 치아가 맞지 않으면 낮에 식사할 때는 의식적으로 저작을 하지 않거나 그냥 삼킬 수도 있다. 하지만 저녁 수면 중에 누구나 1분에 한 번씩 침을 삼키는 연하 운동을 하게 되는데, 이때 높거나 계속 닿는 교합을 본인 스스로 맞추려는 무의식적인 보상작용으로 '이 악물기'나 '이갈이'를 하게 된다.

이때의 비정상적인 교합력은 R. B. Kerstein에 따르면 정상적인 경우보다 6~10배, 즉 72~120kg/㎠를 받게 된다. 이 힘은 치경부가 떨어져 나가는 치경부마모증, 치아가 닳는 교묘, 치아 균열, 파절, 치수염, 잇몸질환, 근육통, 턱관절 통증 등이 생기게 한다. 더 나아가 이런 힘은 6~10배 왜곡된 저작근이 두개골과 턱관절은 물론 척추의 변형을 초래하고 호르몬과 신경계에 영향을 주어 많은 전신질환을 유발할 수 있다고 Fonder가 발표하였다.

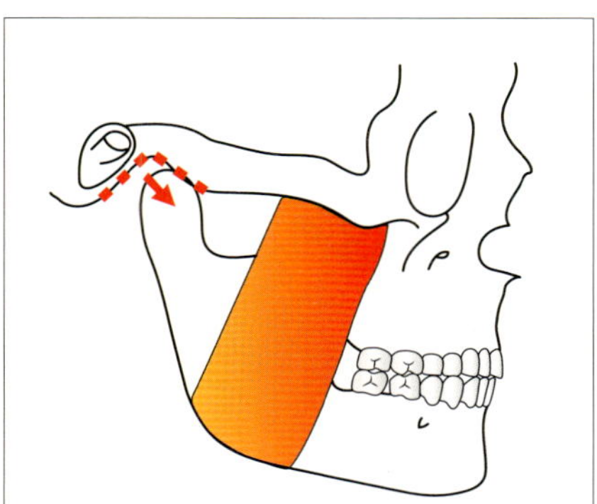
▲ 연하 운동

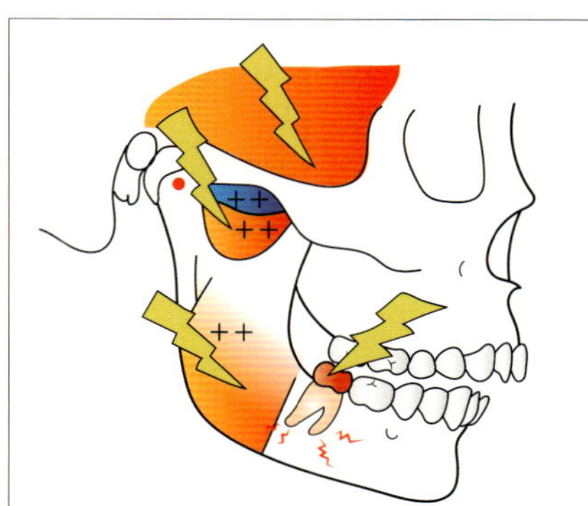
▲ 이갈이와 이악물기

이러한 모든 효과는 최후방 구치에 과부하를 주게 되고 저작근의 과활성을 유발한다. 교합, 근육, 동통 등 TMD의 가장 흔한 타입에서 항상 나타나는 시나리오이다.

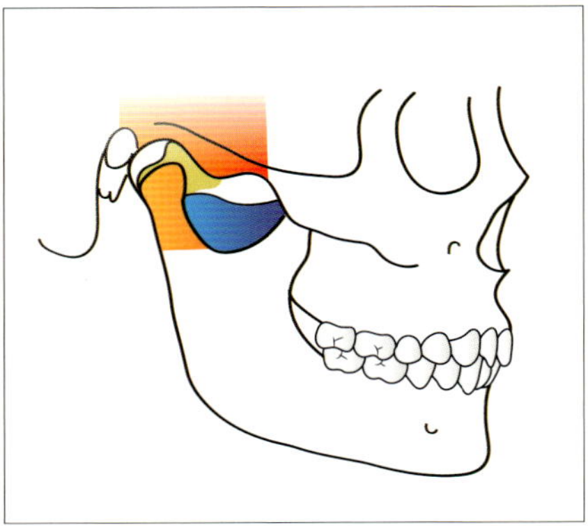

◀ 최대교두감합이 중심위와 조화를 이루는 경우

치과 치료에서 중심위를 알고 중심위 상태에서 동시다발적인 교합(C.R =M.I)이 되게 하는 것이 이상적인 교합이고, 이것이 교합의 대가들이 추구하는 치료의 최종적인 목표이다. 즉, 중심위에서 모든 어금니 부위가 동시다발적인 맞물림만 일어나게 치료하고, 양치질 등으로 구강위생을 잘 조절하면 더 이상 치아는 망가지지 않는다. 실질적으로 이상적인 교합을 가진 사람은 극히 드물고, 또한 이상적인 교합을 갖도록 치료를 하는 것도 쉬운 일이 아니다. 이상적으로 중심위를 만드는 방법은 Dawson에 따르면 교정 혹은 보철을 하거나 구강외과적인 수술을 하여 만들 수는 있으나 이들은 너무나 광범위하고 침습적인 치료가 될 수 있다. 이에 대해 필자가 제18회 세계보철학회에서 발표한 내용을 살펴보자.

제1단계는 T-scan이라는 컴퓨터 장비를 이용하여 교합력을 평가하고 미세하게 교합 조정을 시행한다. 그 후에 2단계는 마우스피스 비슷한

CBK(cranial balancing key) Splint를 끼운 상태로 중심위에서 동시다발적 맞물림이 일어나도록 하여, 치아가 망가지는 시점인 잠잘 때나 운동할 때 끼워 치아도 건강하게 보존하고 수면도 개선되게 하는 것이다. 이 CBK Splint를 사용하는 많은 환자에게서 척추 틀어짐 현상이나 두개골 틀어짐 현상을 해결해 주어 비염, 이명 등 면역질환에 좋은 결과를 보고 있다.

CBK Splint와 더불어 허리 펴기, 복식호흡, 식이조절, 전신운동 등 CBK 전신 건강이론으로 모든 인류가 건강하게 사는 것이 필자의 소망이다.

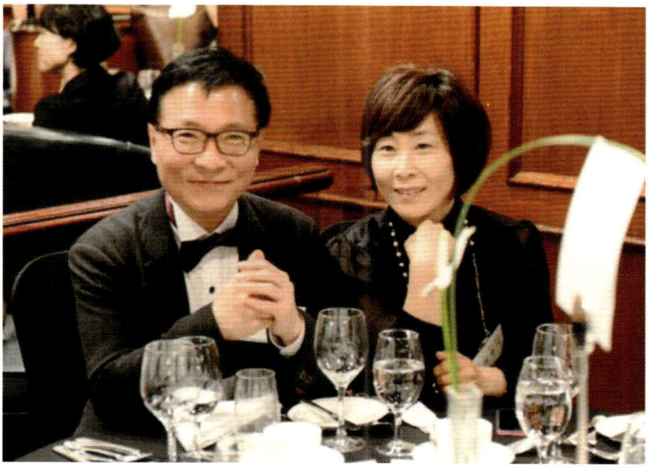

▲ 2013 I.C.D Korea 정기총회에서 아내와 함께

07 교합 질환 (occlusal disease)

1 증상과 징후(sympton and sign)

통증은 의학사전에 의하면 실질적 또는 잠재적 조직손상과 연관이 있는 기분 나쁜 감각적, 감정적인 경험이다.

동통(pain)은 증상(symptom)이다. 어딘가에 조직손상이 있어서 통증을 느낀다. 조직손상은 일종의 징후(sign)이다. 징후는 증상에 선행한다. 즉 조직손상이 발생하면 아프다는 통증이 온다. 훌륭한 의사의 역할은 통증을 일으키는 원인이 되는 징후를 잘 찾는 것이다.

따라서 두개골 동통이 있는 경우 동통의 원인을 찾아내도록 노력해야 한다. 이를 위해서 동통의 근원(source), 조직손상(deformation)의 원인, 기능 부조화의 이유를 찾아서 치료 계획을 세우는 것이다.

가장 중요한 것은 징후(sign)는 늘 더 나쁘게 진행이 된다는 점이다. 저작계에 연관된 구조들에 건강한 상태를 유지하기 위해서 중요한 것은 징후가 없어야 한다. 치아에 나타나는 징후는 교모, 시린 이, 치경부마모증, 치관균열, 관절통, 근육통, 개구장애, 치주질환 등이 있다. 이런 징후가 있을 때는 선행적으로 원인을 찾아 치료해야 한다.

2 교합 질환의 원인과 징후

1966년 Guichet가 처음으로 교합의 부조화로 인한 치아와 주위조직과 턱관절의 병적인 변화를 발표하였다.

2007년 Becker는 조기접촉으로 인한 치아의 병적인 마모, 치아의 깨짐, 시린 이, 치아동요, 치경부마모, 치은염과 치주질환, 관절잡음과 개구장애, 치주질환이 있는 경우 2차적으로 치조골의 소실, 근육통과 악관절통이 나타날 수 있다고 교합 질환의 7가지 징후(signs)를 발표하였다.

또 세계적인 보철학자 Peter. E. Dawson은 '오늘날 치아를 잃는 가장 큰 원인은 교합 질환이고, 이 경우는 충치나 치주질환 보다 훨씬 파괴적'이라고 발표하였다.

교합 질환은 한 치아가 다른 치아보다 높은 조기접촉과 식사할 때 한쪽으로만 씹을 경우 반대 측 맨 뒤의 치아에 편향을 일으키는 사면접촉이 발생하여 치아가 계속적으로 많이 접촉됨으로써 악관절과 치주조직에 위해를 가하는 교두간섭(balancing interference)이 발생하게 된다.

3 교합 질환의 치료

R. B. Kerstein의 연구에 따르면 교합이 좋지 않은 대부분 성인은 교합의 왜곡에 의하여 교근, 측두근 등 저작근이 6~10배 정도 왜곡이 일어난다. 이로 인하여 C.M. Guzay가 연구한 두개골 중 인체에서 중요한 측두골과 제2경추가 틀어지면서 12개 뇌 신경 중 9개가 영향을 받고, 근막(dura mater)이 틀어지면서 호르몬과 신경계가 영향을 받을 수 있다는 개념이다.

이러한 문제 해결을 위해 1차로 T-scan을 통해서 교합 조정을 시행하여 상악과 하악이 가장 편안한 중심위(C.R)가 중심교합위(C.R = M.IP)로 다발성 접촉이 일어나게 하여 최소한의 근육의 힘으로 저작이 일어나게 한다.

이때 조금 부족한 부분은 1.5㎜ 두께로 특화한 일종의 C.R Splint인 CBK Splint를 운동할 때나 잠잘 때 끼우도록 한다. 이것은 중심위와 중심

교합위를 일치시켜서 무의식적 연하 운동에서 일어나는 근육의 힘을 최소화함으로써 치아, 치주조직에 좋고 잠도 깊이 자게 하고 비염, 이명, 면역질환에 특별히 좋은 임상 결과를 얻고 있다.

교합 질환의 치료는 조기접촉과 교합 간섭을 없애는 치료이다.

필자는 T-scan이라는 컴퓨터를 이용하여 교합 조정을 시도하고 이것으로 부족한 점은 두개골균형 교합안정장치(CBK Splint)라는 교합안정장치를 이용하고 있다.

4 외상성 교합의 치료

2005년 8차 보철학용어집에 따르면 '외상성 교합'이란 적응능력을 초과한 과도한 힘에 의한 치아 주위조직의 손상을 유발하는 기능적, 비기능적 힘에 의한 치아 주위조직의 외상을 말한다.

이것은 주로 한 치아가 먼저 닿는 조기접촉이나 치아가 측방운동할 때 너무 오래 계속 닿아 치아나 턱관절에 무리한 힘을 주는 교합 간섭으로 외상성 교합이 생긴다.

외상성 교합의 치료(2015년 AAP) 방법은,

(1) 턱관절을 검사한 후에 교합 조정 시행

(2) 이 악물기 등 악습관 조정

(3) 동요가 있는 치아를 일시적, 장기적 고정을 통해 안정화

(4) 교정치료

(5) 보철로 교합을 재형성

(6) 사랑니 등 특정 치아를 발치하는 방법 등을 고려하여 교합을 안정화한다. 필자는 외상성 교합이 있는 경우에는 전체적인 구강 검진을 통해

교정, 보철, 양악수술 등 구강 외과적 처치를 고려해보고, 여의치 않을 때는 차선책으로 교합 조정과 CBK 스플린트 치료를 시행하여 이상적인 교합을 형성하여 저작근에 최소한의 힘이 되도록 한다.

5 턱관절 질환의 분류와 치료

턱관절 질환은 3개의 범주로 나뉜다.

첫째는 근육 장애, 둘째는 디스크 빠지는 장애, 셋째는 퇴행성 관절변화이다.

■ 근육 장애(muscle disorders)

치아가 먼저 닿거나 계속해서 닿는 조기접촉이나 교합 간섭이 있을 때 일차적으로 목과 어깨의 근육뿐만 아니라 턱관절 기능을 조절하는 저작근에 통증을 유발한다. 이러한 통증은 myofascial pain(근막동통) 이라고 하며, 대부분 85% 정도의 턱관절 질환은 여기에 속한다. 이 시기에는 교합 조정을 시행하여도 된다.

■ 디스크 탈락 장애(derangement disorders)

병이 좀 더 진행되면 턱관절에 있는 디스크가 빠져서 소리가 나거나 아래턱이 잘 벌어지지 않는 장애를 보인다. 입을 벌릴 때 3개의 손가락이 들어가지 않으면 턱관절 치료를 한 후에 교합 조정을 시행해야 한다.

■ 퇴행성 변화(degenerative disorders)

턱관절을 덮고 있는 연골까지 파괴된 경우로 관절염같이 턱관절이 마모되거나 찢어진 경우에 연관된다. 이때에도 스플린트 치료나 전기자극요법, 약물 요법을 시행한 후에 교합 조정을 시행해야 한다.

세계적 보철학자 Dawson은 턱관절 질환을 4가지 Type으로 분류했다.

Type 1은 정상적이고 건강한 관절원판, 인대와 연골 상태이다. 이 상태에서는 최대 교두 감합위가 중심위에서 조화롭게 일어난다. 즉 턱관절을 유도하는 저작근 중에서 교근, 측두근, 내측익돌근은 수축하고 외측익돌근의 하부가 이완되어서 생리적인 상태에서 12㎏/㎠의 최소의 힘이 작용한다. 이 중심위 상태에서 동시다발적 맞물림, 즉 최대 교두 감합위가 일어나면 치아에 최소의 교합력이 작용하여 치아가 더 손상되지 않는다. 이 상태로 만드는 것이 이상적인 치과 치료의 목표이다.

Type 2는 인대 손상, 연골의 섬유성 위축, 관절원판 변위, 관절원판 천공 등으로 정상적인 관절원판의 위치가 손상을 받은 경우이다.

이때는 꽉 물때, 즉 최대 교두 감합위에서 외측익돌근의 하부가 왜곡이 일어나서 중심위 상태에서 하악과두가 이동된다. 이 상태에서는 중심위와 최대 교두 감합위의 차이가 크거나 교합 간섭이 있는 경우 근육의 왜곡이 6배 정도 더 일어나고 잠잘 때 교합 간섭을 해결하기 위해 이 악물기나 이갈이가 생긴다.

따라서 이때에는 교합 조정을 시행하여 중심위와 최대 교두 감합위를 일치시키려고 노력하고, 부족한 경우에 CBK Splint를 끼운다.

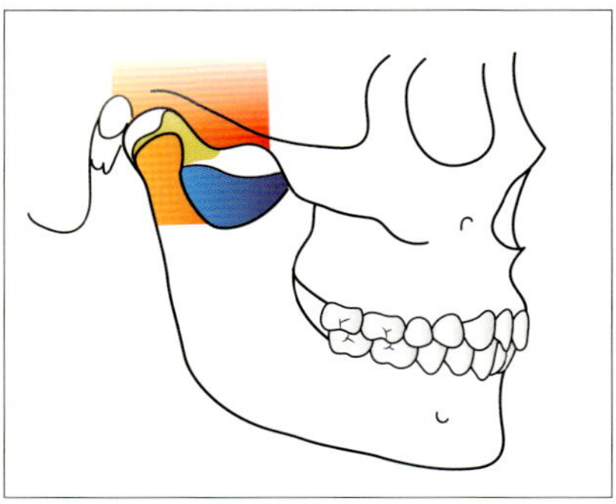

▲ Type 1

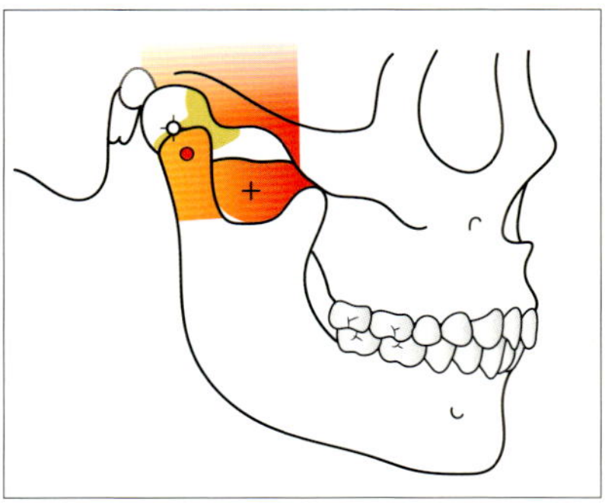

▲ Type 2

Type 3은 관절원판이 부분적으로나 전부가 탈구(dislocation)되어 중심위를 찾을 수 없는 경우이다. 이때에는 교합 조정하기 전에 스플린트 치료나 물리치료, 전기 자극요법 등으로 턱관절을 안정시킨 후에 교합 치료를 해야 한다.

Type 4는 병적인 불완전한 턱관절 때문에 관절원판이 닳아서 없어지는 퇴행성 변화이다.

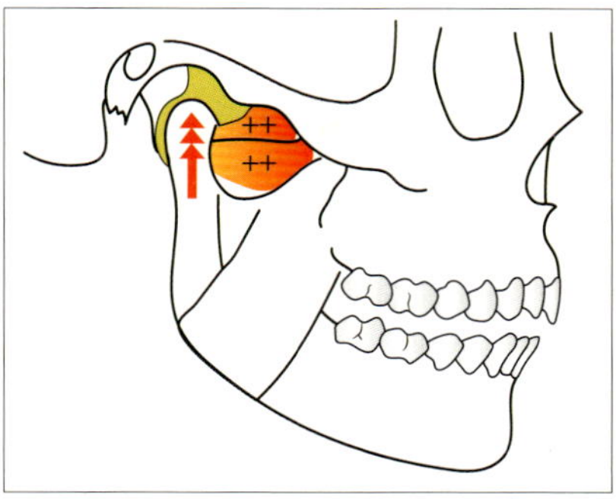

▲ Type 3

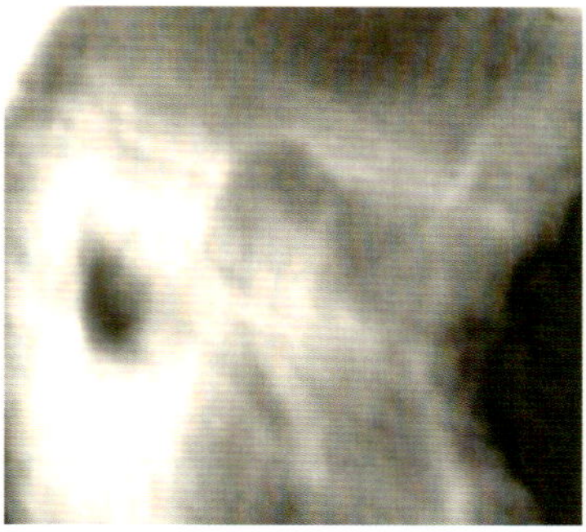

▲ Type 4

정리하여 말하면 Type 1은 이상적인 상태이고, Type 2는 근육의 부조화 상태로 턱관절 환자의 85% 정도가 이 시기에 해당한다. 이 시기에는 교합 조정을 시행해도 된다.

Type 3, 4 상태는 좀 더 진행된 상태로서 환자의 15% 정도가 이 경우에 해당한다. 스플린트, 물리치료, 외과적 처치가 필요하다.

08 척추가 바로 서야 건강을 세운다

1 척추 자세의 중요성

우리 몸을 똑바로 서게 지탱해주는 기둥이 척추이다. 두개골, 척추, 골반이 연결되어 유기적으로 상호 원활히 기능할 때 전신 건강을 유지할 수 있다. 따라서 척추를 바르게 세우는 것이 건강을 세우는 일이다.

1900년대에 D.D. Palmer는 "척추가 바르게 서 있을 때, Innate Intelligence(내재적 지성, 즉 면역시스템)이 작용한다."는 유명한 말을 하였다.

또한, 1973년 Tinbergen이 인체에 Alexander Normalization, 즉 나쁜 자세를 수정하여 주었더니 정신적, 육체적 질병이 감소했다는 것을 발표하여 Nobel 상을 받았다.

척추 자세가 바르지 않으면 인체는 두개골, 척추, 골반의 세 부위에서 부조화가 일어난다.

척추는 7개의 경추, 12개의 흉추, 5개의 요추, 즉 24개의 척추로 구성되어 있다. 이 중에서 제일 중요한 척추는 2번 경추(axis, 축추)이다.

인체에는 600여 개의 근육이 있는데 이 중에 138쌍의 근육이 축추에 직·간접적으로 연결되어 있다.

축추(C2)가 틀어지면 즉각적으로 환추(atlas, C1)가 틀어지고 도미노 현상으로 나머지 척추도 틀어지고 골반과 두개골도 틀어지게 된다.

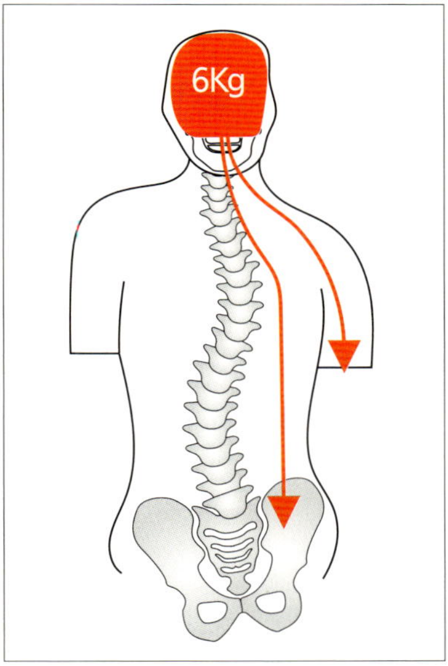

◀ 비뚤어진 척추와 골반

이를 lovett brothers reaction 이라고 한다.

따라서 축추가 척추의 균형에 가장 중요한 역할을 한다.

아울러 턱관절도 척추에 깊은 관련이 있어 중요하다. 턱관절의 불균형 원인은 부정교합, 한쪽으로 계속 저작하는 습관, 결손치, 두경부 외상, 나쁜 자세, 딱딱한 음식, 껌을 많이 씹는 등에 있다.

또 외상, 스트레스, 턱관절의 불균형은 두개골 봉합을 찌그러뜨려서 두개골의 율동적 흐름의 리듬에 영향을 준다. 결국 뇌척수액의 흐름을 방해하고 중추신경계에 영향을 준다.

따라서 두개골과 척추의 균형에서 가장 중요한 것은 측두골과 2번 경추인데 이 두 뼈는 치아의 교합으로부터 직접 영향을 받는다.

두개골, 즉 머리 위치가 바를 때는 6㎏ 정도의 무게를 척추에 주지만, 고개를 앞으로 숙이거나 옆으로 할 때는 20㎏ 정도의 무게를 척추에 주게 된다. 따라서 머리를 똑바로 세운 자세가 척추에 좋다.

2 척추와 치아 교합

치아의 맞물림이 틀어지면 교근, 측두근, 내측익돌근, 외측익돌근이 6~10배 힘을 근육 시작점을 향해서 받게 되어서 두개골 봉합의 찌그러짐을 유발할 수 있다. 이로 인하여 호르몬과 신경계에 영향을 주어 여러 종류의 질환을 일으키는 원인이 될 수도 있다.

또한, 척추를 기대거나 바른 자세가 아닐 때는 척추관협착증, 척추만곡증, disc 등 척추질환을 유발한다. 이처럼 척추질환도 바른 자세와 치아의 맞물림(치아 교합)과 밀접한 관련이 있다.

골반이 틀어져도 척추와 두개골이 같이 영향을 받는다. 1984년 미국 치과의사 G.H. Smith도 두개골 문제, 턱관절 문제, 골반 문제, 영양, 근육 기관의 문제, 정신적인 문제가 상호 연관을 가지고 질환을 유발한다고 발표했다. 이 중에서 두개골과 턱관절, 골반에 가장 큰 영향을 주는 것은 자세(posture)와 교합이라 했다.

척추는 24개의 뼈로 구성되어 있는데, 각각의 척추에는 모든 장기가 각각의 척추에 연결되어 있다.

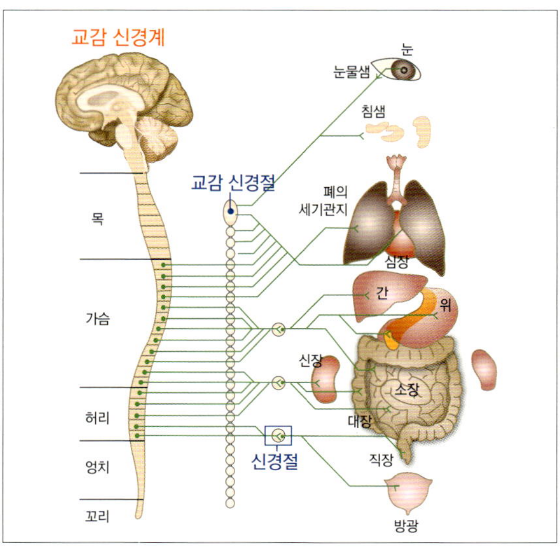

◀ 척추에 연결된 장기

만약 불량한 자세나 교합이 비정상적으로 맞지 않으면 안면근육이 6~10배 정도 왜곡이 일어나면서 턱관절이 틀어지고 이로 인해 척추도 틀어진다. 이렇게 두개골에 의하여 척추가 틀어지게 되면 각 장기의 기능이 20~30% 감소할 수 있다.

바른 자세의 중요성은 1900년에 Palmer가 "바른 자세를 한 척추는 면역 시스템을 작동시킨다."는 유명한 내용을 발표하면서부터 부각됐다. 또 1973년 Tinbergen도 불량한 자세를 바른 자세로 고치면 많은 정신적, 신체적 질병이 좋아진다고 발표하여 노벨상을 수상했다.

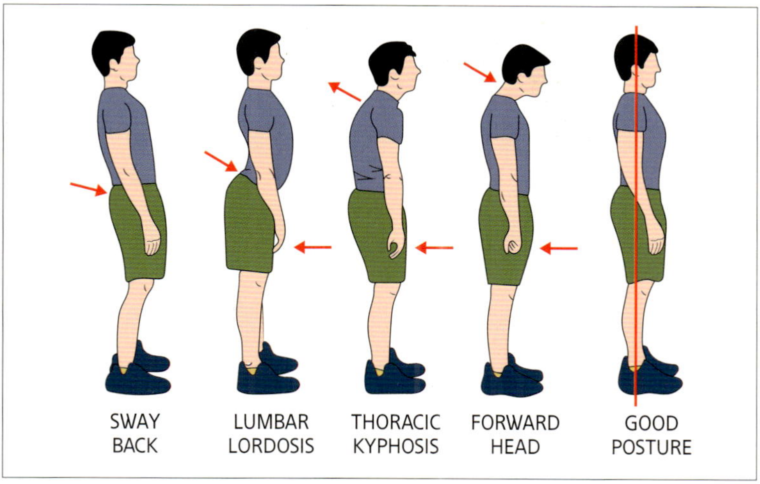

▲ 척추의 자세

바른 척추 자세에서 제일 중요한 것은 절대로 척추를 다른 사물에 기대지 말고 자기 근육의 힘으로 지탱하는 것이다.

왜냐하면 "뼈는 근육을 이길 수 없다."는 말이 있듯이 근육이 조절하는 대로 뼈나 치아가 영향을 받기 때문이다. 따라서 늘 허리 근육을 의식적으로 펴야만 한다. 바른 자세와 함께 바른 걸음걸이도 중요하다. 바른 척추 자세 그림 처럼 잘 실천하여도 국민 건강의 많은부분이 향상되리란 확신하에 우리 병원에 내원하는 환자분들은 수시로 교육하여 실행을 권장하고 있다.

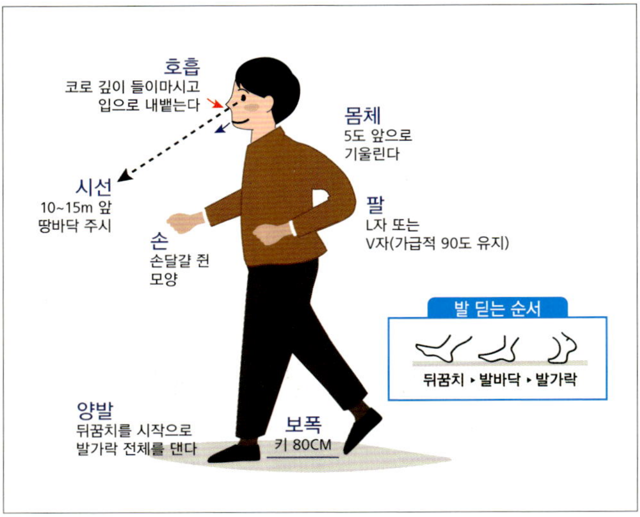

◀ 올바른 걷기 자세

3 바른 자세를 잡아 주는 '기천문' 운동

나쁜 자세를 교정하고 바른 자세를 유지하는 데에는 운동이 가장 효과적이다. 필자는 20년 전에 늘 피곤하고 몸 상태가 좋지 않아 지인의 소개로 '기천문'이라는 전통 무술을 하게 되었다. 이 운동을 시작하는 첫날 '단배공', '육합' 등 허리 펴는 운동을 1시간 하고 나니 모든 피곤한 것이 사라졌다.

그때부터는 진료할 때나 일상생활에서 한 번도 허리를 구부린 적이 없고 이를 모든 환자에게 가르쳐 주고 있다.

4 복식호흡

허리를 펴는 운동과 아울러 복식호흡도 중요하다. 1952년에 러시아 사람 Buteyko는 입으로 숨 쉬는 구호흡법보다 코로 숨을 쉬는 복식호흡이 가장 중요하다고 밝혔다. 금방 태어난 영아들은 모두 배꼽을 오르내리며 복식호흡을 한다. 어른들은 평상시에는 흉식호흡을 하다가도 등산을 할 때 힘이 드는 오르막길을 올라갈 때는 저절로 복식 호흡을 하게 된다. 등산이 건강에 좋은 이유 중 하나가 바로 이 복식호흡이다.

우리 몸은 호흡하는 동안 산소와 이산화탄소가 폐 속의 호흡교환 부위에서 공기와 혈액 사이를 이동한다. 숨을 들이 쉴 때는 산소를 흡수하여 음식물에서 섭취된 영양분과 결합하여 에너지를 만든다. 숨을 내 쉴 때는 우리 몸에 필요 없는 이산화탄소 등 노폐물을 몸 밖으로 내보낸다. 사람은 생존하는 동안 잠시도 멈추지 않고 호흡을 해야 하기 때문에 호흡 방법이 매우 중요하다.

복식호흡은 우리 몸에 가장 좋은 호흡 방법이다. 복식호흡을 처음 연습할 때는 누워서 연습하는 것이 효과적이다.

복식호흡의 요점은 온 몸에서 힘을 빼고 횡격막의 움직임을 의식하면서 천천히 깊게 하는 것이다. 먼저 온 몸의 근육을 이완 시키고 편안히 바닥에 바르게 누워 눈을 감는다. 호흡할 때 근육의 움직임을 느끼도록 한 손은 배 위에, 다른 손은 가슴 위에 올려놓는다. 코를 통해 2~4초 정도 천천히 깊게 숨을 들이 쉬면서 배 위에 얹은 손은 배가 부풀어 오르는 느낌을 느끼고, 어깨와 가슴은 움직이지 않게 한다. 숨을 최대한 들이 마신 상태에서 2~4초 정도 숨을 멈춘다. 숨을 내쉴 때는 입술을 오므려 휘파람을 불듯이 '후~'하고 소리를 내면서 4~8초 정도 최대한 천천히 길게 내쉰다.

들숨과 날숨의 시간 비율을 1 : 2 정도로 하여 시작단계에서는 1분에 10회 정도로 하다가 익숙해지면 1분에 6~8회 정도로 느리게 한다.

누워서 복식호흡 방법을 익힌 다음에는 틈나는 대로 의자에 앉아서도 하고 서서하기도 하고 천천히 걸으면서도 할 수 있다.

복식호흡의 효과는 심폐기능이 좋아져서 폐활량이 커지고 산소와 이산화탄소 교환량이 증가한다. 횡격막을 움직이는 복식호흡은 횡격막에 붙어 있는 미주신경이 부교감신경을 자극해서 불면증, 스트레스성 두통, 불안 장애 등을 개선하는데 도움이 된다. 또 부교감신경이 활성화되면 정신이 맑아지고 집중력도 높아진다. 실제로 복식호흡을 하고나서 뇌파를 측정해 보면, 마음이 편안하고 집중력이 높을 때 나타나는 알파파가 활성화 되는 것을 볼 수 있다. 그 외에도 복식호흡 하는 동안 에너지 소비량이 증가하여 다이어트 효과도 있고 혈중 지질 상태를 개선해서 심혈관질환 개선에도 도움이 되는 등 전신 건강에 좋은 영향을 준다.

5 치아의 교합으로 척추를 바르게

바른 자세와 함께 척추에 가장 큰 영향을 주는 요인이 치아 교합이다. 치아의 교합이 어떻게 전신 건강에 영향을 주는지 알아보자.

빠진 이를 그대로 방치하거나 음식을 먹을 때 한쪽으로만 씹는 버릇이 있는 경우, 혹은 치아의 교합이 조화롭지 못하면 악안면에 존재하는 4개의 큰 씹는 근육(교근, 측두근, 내측익돌근, 외측익돌근)이 이상적인 경우보다 6~10배 정도의 비정상적인 과도한 힘을 받게 된다.

이 비정상적인 힘들은 낮에는 본인의 의지로 조절할 수 있으나, 미세하게 맞지 않는 교합이 있으면 잠을 자거나 무의식중에 본인 스스로 맞추려는 보상작용이 일어나게 된다. 이로 인하여 치경부(치아와 잇몸 사이)가 떨어져 나가는 치경부마모증, 치아가 닳는 교모증, 치아 균열, 잇몸질환, 근육통, 턱관절 통증 등이 생길 수 있다. 악관절의 변위는 저작계에서 동통의 원인이며, 가장 예측 가능하게 고칠 수 있는 원인 중의 하나이다.

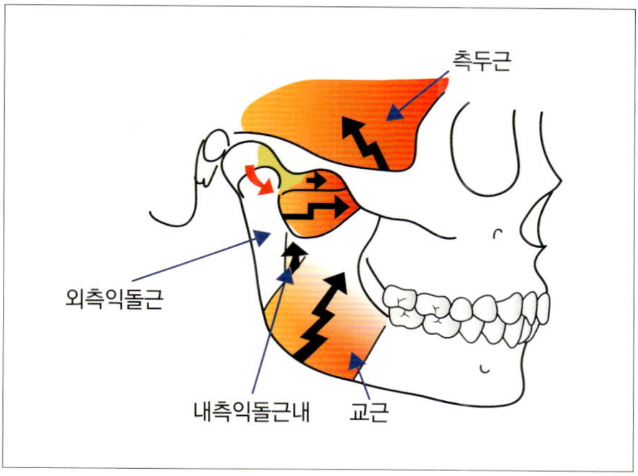

◀ 악관절 변위

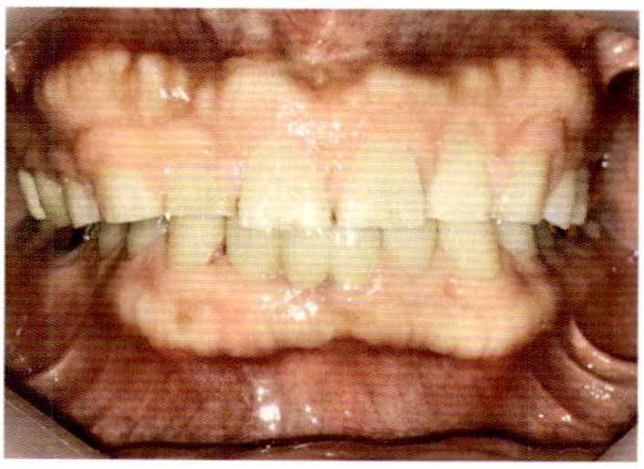

◀ 근육은 이갈이나 비기능적인 마찰에 의한 치아면의 충돌을 없애기 위해 반응하게 된다.

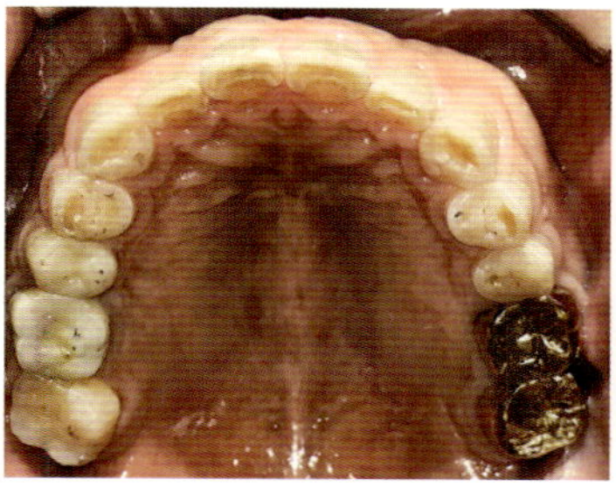

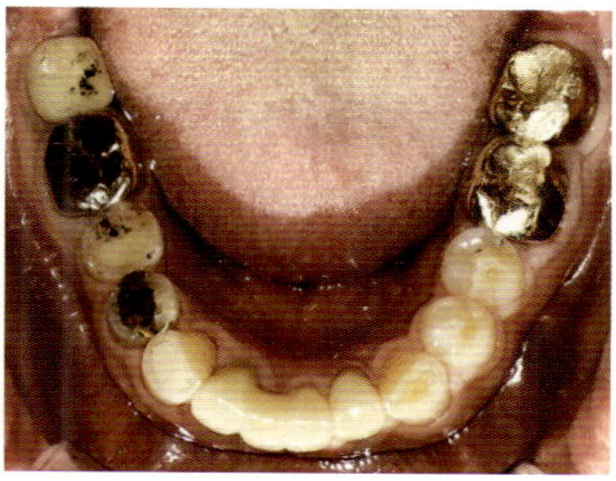

▲ 교모로인해 치아가 많이 닳은 상태

▶ 교합 장애는 저작근 동통의 잠재적 원인이 될 수 있다. 교합을 최대 감합위로 만들어주기 위해서 교합 장애를 고려한 턱관절 위치가 변하게 되고, 이것이 가장 큰 저작근 동통의 원인이 된다.

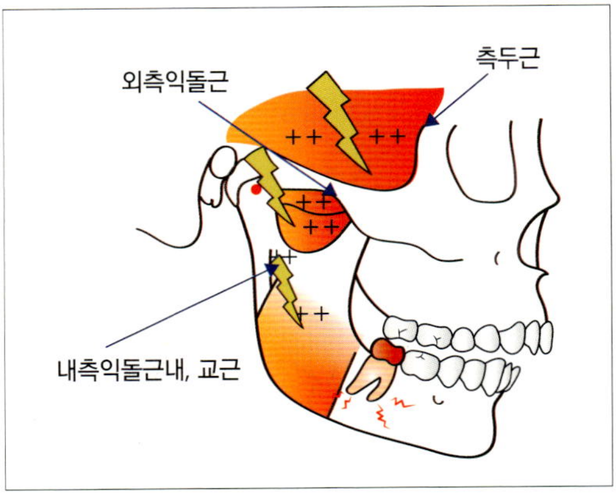

또한, 전신적으로 살펴보면 두개골이 22개의 뼈로 구성되어 있는데, 각각의 뼈들은 250마이크론 정도의 간격을 가지는 봉합(suture)으로 이루어져 있다. 그런데 비정상적인 힘들이 가해지면 봉합의 간격이 좁아지면서 전신 건강에 중요한 역할을 하는 측두골의 움직임을 감소시키게 된다.

1979년 C. M. Guzay의 4분원의 이론(Quadrant Theory)에 따르면 이런 힘들은 제1 경추와 제2 경추를 틀어지게 한다. 제2 경추가 틀어지면서 24마디의 척추에 영향을 주어 모든 척추가 틀어질 수 있다.

다른 학자 Fonder에 따르면 외상이나 턱관절의 부조화는 두개골을 틀어지게 하여 뇌척수액의 흐름을 방해하고, 두개골 형태 자체가 찌그러지게 되어 중추신경과 말초신경에 영향을 준다고 발표하였다. 따라서 잘못된 교합과 자세로 인하여 틀어진 척추가 여러 만성 전신질환의 원인이 될 수도 있다.

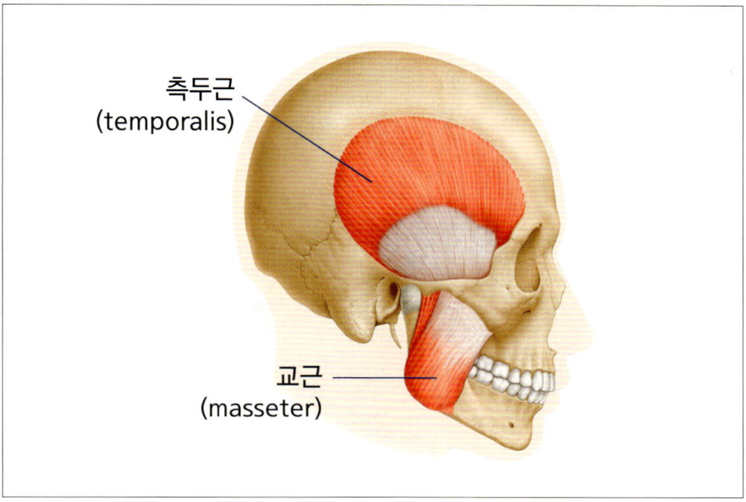
측두근
(temporalis)
교근
(masseter)

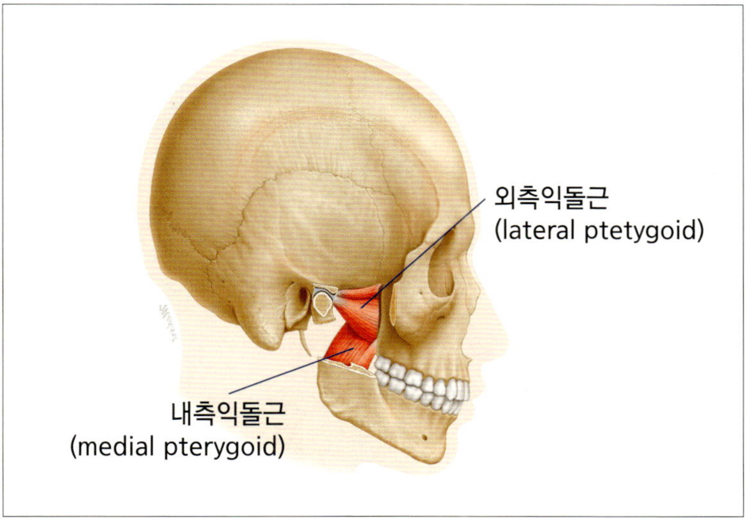
외측익돌근
(lateral ptetygoid)
내측익돌근
(medial pterygoid)

▲ 4개의 큰 씹는 근육

6 척추를 곧게 세우는 CBK Splint 효과

필자는 2015년 9월 전 세계 보철학회에서 CBK(cranial balancing key, 두개골균형 교합안정장치) 스플린트 전신 건강이론, 즉 바른 척추 자세와 더불어 교합이 틀어진 성인에게 잠잘 때나 운동할 때 CBK Splint를 착용토록 하고, 복식호흡과 균형 잡힌 식사, 규칙적인 운동을 해야 한다고 발표하였다.

우리 병원 환자 4,000명 이상이 척추의 바른 자세를 위해 잠자는 동안 CBK Splint를 착용함으로써 씹는 근육들의 왜곡에 의한 두개골의 틀어짐을 방지하는 효과를 얻고 있다. 아울러 복식호흡, 식이조절, 운동으로 비염, 이명 등 구조적 이상으로 인한 면역과 관계가 있는 질환들이 좋아지고 있다. 간혹 치아가 없거나 교합 고경이 무척 낮아진 환자를 보철이나 임플란트, 틀니 등으로 교합을 높였을 때 혈색과 건강이 몰라보게 좋아지는 것을 볼 수 있다. 따라서 교합이 우리 몸 전체 건강에 미치는 영향이 크다는 것을 알 수 있다.

최근에 모 치과에서 전신 건강에 관심을 가지고 내과 선생님과 협진을 통해 환자를 진료한다는 소식을 들었다. "인체는 유기적으로 하나로 연결되어 있고 인체의 중심에는 척추가 있어 치과의 교합이 전신 건강에 중요한 역할을 한다."는 필자의 의견과도 일맥상통하여 매우 고무적인 일이라고 생각한다.

7 명상

명상은 고요히 눈을 감고 마음을 한 곳으로 집중하여 생각을 비우고 심신의 휴식을 촉진시키는 마음의 훈련 방법이다. 자신의 참된 자아를 깨닫기 위해서 마음을 집중시키는 일이 명상이다. 그래서 여러 종교에서 선(禪)이나 묵상(默想) 기도 등 마음을 수행 방법으로 발전되어 왔다. 스트레스를 많이 받는 현대인들이 스트레스를 관리하고 심신의 안정을 찾는 건강법으로 널리 활용되고 있다.

명상은 상당 기간 수련이 필요하기도 하지만 가벼운 마음으로 심신을 안정시키는 일상적 방법으로도 할 수 있다.

먼저 명상을 할 수 있는 시간과 장소를 찾아야 한다. 정신집중에 방해를 받지 않는 조용한 장소가 중요하다. 소음을 막아내기 위해 조용한 음악을 듣거나 아로마를 피우는 것도 도움이 된다.

마음의 준비가 되면 가장 편한 자세를 취한다. 명상은 누워서도, 앉아서도, 걸어가면서도 할 수 있다. 명상에서 호흡방법이 중요하며 복식호흡이 필수적이다. 천천히 깊은 호흡을 하면서 정신을 한 곳으로 모으며 집중할 수 있는 한 가지 요소를 찾는다. 특정 물체, 일정한 주문, 이미지를 하나를 선정하여 그 대상에 집중한다. 자신만의 종교 또는 신념에서 나오는 기도문 등을 만들어 외워보는 것도 좋다.

이러한 명상은 상당 기간 훈련을 통해 몸에 익혀지면서 스스로 즐길 수 있어야 효과적이다.

마인드 컨트롤을 하는 방법으로 명상을 활용할 수 있으며 명상이 자율신경계와 호르몬의 흐름에도 좋은 영향을 주어서 심리적 안정을 얻고 스트레스를 해소하여 전신 건강에 도움이 된다는 것이 과학적 연구에서도 밝혀지고 있다.

* 어떤 일을 시작하기 전 15분 정도 고요한 시간을 갖기를!
* 마음을 고요히 하기 전에는 아무 것도 시작하지 않는 습관을 들이기를!
* 매일 새롭게 출발할 수 있도록 하늘의 도우심을 구하기를!

09 치아 교합이 두개골·신경계·호르몬에 미치는 영향

1 부정교합이 두개골에 미치는 영향

- 두개골의 율동적 임펄스(cranial rhythmic impulse, CRI)와 건강

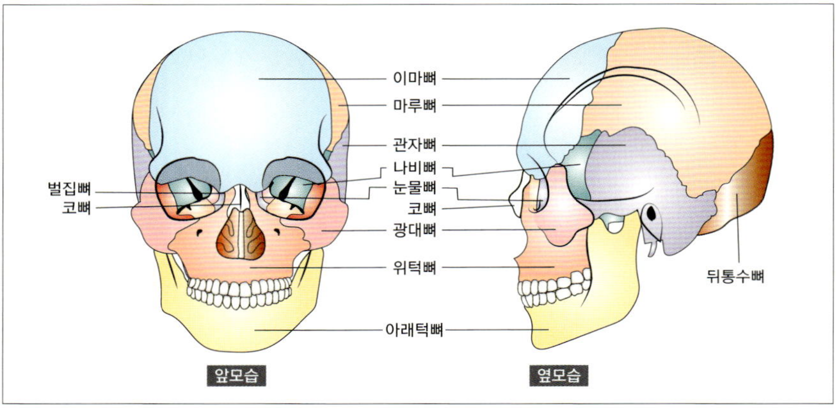

▲ 머리뼈 속에 위치한 뇌

두개골은 호흡하고는 별도로 1분에 10~14회의 율동적인 임펄스(박동)가 있다. 두개골은 호흡할 때마다 접형골(나비뼈)과 후두골(뒤통수뼈)의 굴곡과 신장이 일어난다. 또한, 호흡할 때마다 측두골(관자뼈)이 내 · 외측으로 미세한 회전이 일어난다. 이것이 뇌척수액의 흐름을 나타낸다. 예를 들어 실신(coma) 상태에서는 3~4회로 CRI가 줄어든다.

나이가 들어가면서 치아는 조기접촉이나 치아가 계속 닿는 교합 간섭이 일어나는 만성적인 교합 부조화가 발생한다. 저녁에 잠을 자면서 이를 해결하기 위해 무의식적으로 이 악물기, 이갈이 등을 해서 4개의 저작근(교근, 측두근, 내측익돌근, 외측익돌근)이 생리적인 중심위 상태일 때 12kg/㎠이던 교합력이 74~100㎏/㎠로 왜곡이 일어난다. 그러면 치아에도 교모, 치경부마모증, 치아 균열, 시린 이 등이 나타나며 턱관절의 근육의 이상, 턱관절 disc의 변이가 일어난다.

이와 같은 왜곡은 두개골에도 영향을 준다. 두개골은 22개의 뼈조각 봉합으로 연결되어 있다. 그런데 교합 부정으로 왜곡된 힘을 받게 되면 측두두정엽골(temporal parietal bone)과 후두측두골(occipital temporal bone)의 봉합이 찌그러지고(sutural jamming), 교합력이 강해져 250마이크론의 움직임이 감소하고 측두골의 내 · 외측 회전에 제약을 받게 된다.

그러면서 Guzay의 4분원 이론에 따라 제1 경추(환추, atlas)와 제2 경추(축추, axis) 주위 이상부 경추근육이 틀어지면서 Lovett Brother's Reaction으로 전체적인 척추의 부조화가 나타난다.

이로 인하여 두개골의 율동적 임펄스(cerebral rhythmic impulse)에 부조화가 생기고 Dura matter(경뇌막)가 틀어져서 뇌척수액의 흐름을 방해하고 신경계와 호르몬에 영향을 주어서 다양한 질환들을 유발하게 될수있다.

2 교합과 뇌척수액(CSF, Cerebrospinal Fluid)

뇌실의 내부에 있는 맥락열기에서 뇌척수액이 하루에 500~600㎖ 정도 생산된다. 거미막밑공간을 따라 뇌와 척수를 순환하는 무색투명한 액체이다. 4~6시간마다 100~150㎖씩 거미막 과립에서 분해, 흡수된다.

뇌나 척수 등의 중추신경계는 수막에 의해 둘러싸여 있고, 무색투명의 뇌척수액(CSF)으로 공간에 뜬 상태로 존재한다. 뇌는 약 1,400g인데 뇌척수액 안에서는 부력이 작용하여 50g 정도 가벼워지므로 뇌가 짓눌리지 않는 형태를 유지한다.

뇌척수액은 환경이나 충격으로부터 뇌와 척수를 보호하고 동시에 뇌의 호르몬을 운반하고 전해질을 조절하고 항상성을 유지하게 하여 뇌의 형성을 유지하는 역할을 한다.

또한, 최근 미국 보스턴대학교 연구팀이 사이언스 저널에 "뇌척수액이 수면 중에 노폐물을 배출하는 역할을 한다."고 발표하였다.

이 뇌척수액이 CRI 즉 뇌파의 율동적 흐름에 맞추어 흐르는 것을 발견하고 뇌에서 발생하는 독성단백질을 제거하는 것을 확인했다.

이 단백질이 배출되지 않고 쌓이면 뇌의 정보전달 흐름을 방해하고 베타아밀로이드가 쌓이면 알츠하이머병의 원인이 된다.

"나이가 들면서 뇌파의 속도, 즉 CRI가 줄어들고 이로 인해 뇌의 혈류량과 뇌척수액이 감소한다."고 발표하였다.

치아의 부정교합은 두개골의 율동적 임펄스에 부조화를 발생시키고, 경뇌막(Dura matter)이 틀어져서 뇌척수액의 흐름을 방해하여 건강에 나쁜 영향을 미친다. 이처럼 뇌척수액은 우리 전신 건강에 중요한 영향을 미치고 있다.

뇌척수액의 흐름에 구조적으로 영향을 주는 요인은 필자의 견해로는 바른 자세, 이상적인 교합, 복식호흡이 중요하다고 생각한다.

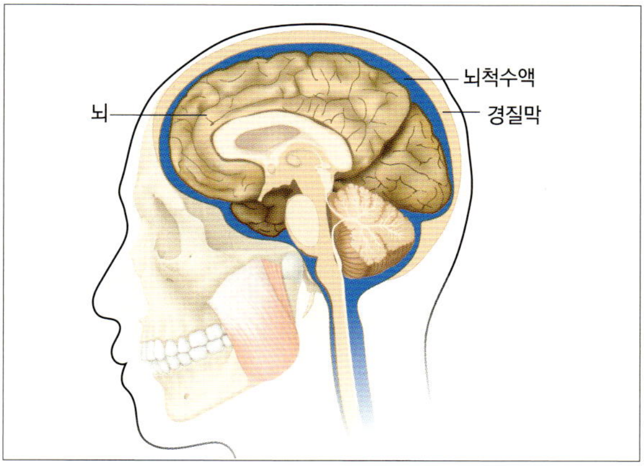

3 교합이 신경계(Nervous System)에 미치는 영향

신경계는 크게 뇌와 척수로 구성된 중추신경계와 체성신경 및 자율신경으로 구성된 말초신경계로 구분된다.

중추신경계는 들어오는 자극을 종합하여 반응을 생성하는 신경계이고, 말초신경계는 신경섬유의 형태로 감각기관과 근육, 내장 등의 자극과 반응을 전기신호의 형태로 전달하는 역할을 한다.

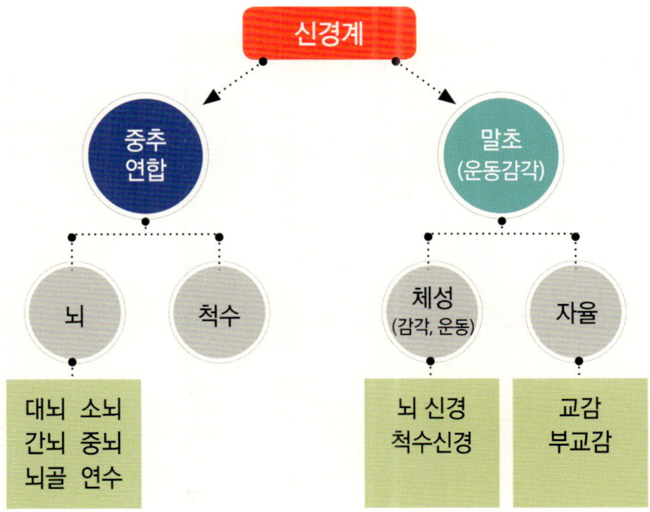

▲ 신경계

중추신경계는 주로 연합뉴런으로 구성되어 있고 말초신경계는 자극을 받아들여 중추신경계에 전달하는 감각뉴런과 중추신경계에서 만들어진 반응을 몸 곳곳에 전달하는 운동뉴런으로 구성되어 있다.

또 의식적으로 조절할 수 있는 체성신경계와 의식적으로 조절할 수 없는 자율신경계로 구분할 수도 있다. 자율신경계는 서로 길항작용을 주로 하는 교감신경계와 부교감신경계로 나누어진다.

뇌와 척추 즉 중추신경계에 영향을 줄 수 있는 것은 바른 자세, 치아의 교합, 복식호흡 등을 들 수 있다.

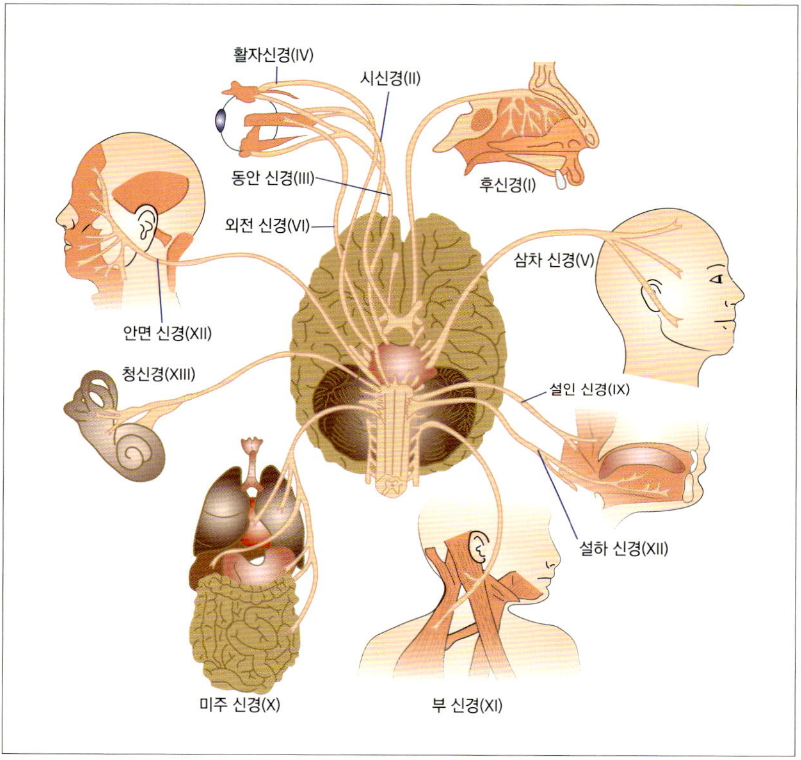

▲ 뇌 신경 12쌍

체성 신경계는 12쌍의 뇌 신경과 31쌍의 척수 신경으로 구성되어 있다. 뇌나 척추가 바르지 않은 자세나 치아의 부정교합으로 인한 두개골 봉합의 찌그러짐(sutural jamming)이 생기면 감각기관의 자극을 중추신경계로 보내고 중추신경계의 명령을 각 기관에 보내는 활동에 영향을 줄 수 있다.

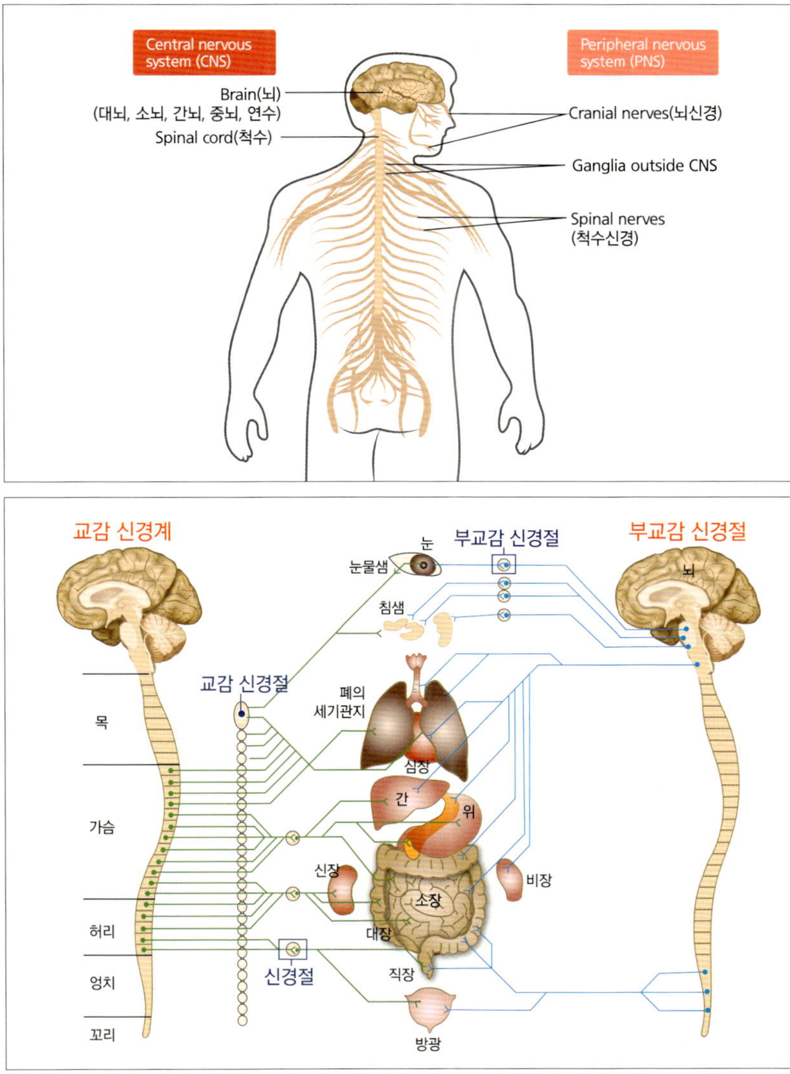

▲ 신경계

자율신경계는 교감신경계와 부교감신경계로 구분되어 주로 소화, 심장 박동, 호르몬의 분비 등 생명 활동에 필수적인 역할을 한다. 이는 대뇌의 영향을 받지 않고 무의식적으로 일어난다.

교감신경의 말단에는 노르아드레날린이 분비되고 부교감신경계의 말단에는 아세틸콜린이 분비되어 서로 반대되는 길항작용을 하여 내장기관을 조절한다.

교감신경계는 '투쟁-도피(fight-or-flight)반응'으로 흉추와 요추가 작용하며 몸이 많이 움직이거나 공포상황에서 스트레스가 많아지면 활발해진다.

부교감신경계는 '소화-휴식(digest-rest) 반응'으로 제3 눈돌림신경(oculomoteur n.),7번: 얼굴신경(facial n.), 9번: 혀인두신경(glossopharyngeal n.), 10번: 미주신경(vague n.)과 천추 1, 2번신경이 연관되어 있다.

편안한 상태가 되면 부교감신경계가 활성화된다. 특히 제10번 신경인 미주신경은 폐, 심장, 간, 위, 소장에 영향을 준다.

치아의 교합 부조화는 두개골의 율동적 임펄스에 부정적 영향을 끼치고 신경계에도 나쁜 영향을 주어서 다양한 질환들을 유발하게 될 수 있다.

미주신경은 jugular foramen(경정맥공), 즉, 측두골(관자뼈)과 후두골(뒤통수뼈) 사이의 공간에서 나오는데 교합이 파괴되어 두개골이 찌그러진 환자를 교합을 높이거나 CBK(cranial balancing key) Splint를 장착하여 주면 경정맥공(jugular foramen)이 넓어져서 미주신경에 긍정적인 영향을 주어 치주질환 개선, 수면의 질 향상, 소화 개선 외에 마음이 편안해지는 부교감신경계가 활성화되는 효과가 있다.

4 교합과 턱관절

폰더(Fonder)에 따르면 치아의 맞물림, 즉 교합이 맞지 않으면 턱관절이 틀어지고 이로인해 경추2번(axis 축추)이 틀어지고 곧바로 경추1번(atlas 환추)도 틀어지게 된다. 또한 12개의 뇌 신경 중에서 1번 후신경(olfactory n.), 2번 시신경(optic n.), 12번 설하신경(hypoglossal n.)신경을 제외한 9개의 뇌 신경이 영향을 받는다고 한다.

특히 10번 미주신경(vague n.)에 영향을 주어 폐, 소화기, 간 등 많은 장기에 영향을 준다. 이렇게 치아 부정교합이 말초신경계의 장애를 초래한다. 또 비정상적인 턱관절은 3차 신경(trigeminal n)에 직접적인 자극을 주고 제1 경추, 제2 경추의 nerve root에 압력을 주어서 중추신경계에 직접적인 자극을 주어 중추신경계와 관련된 많은 질환을 일으킬 수 있다고 발표하였다.

5 호르몬

우리 몸은 신경계와 내분비계(endocrine system, 호르몬)라는 서로 다른 방식으로 통제 · 조절되고 있다.

신경계는 뉴런을 통해서 커피잔을 들거나 축구공을 차는 행동처럼 빠르고 직접적인 일을 할 때 작용한다. 반면에 내분비계는 호르몬을 분비함으로써 혈류를 느리게 한다든지 서로 다른 몇몇 기관의 수용체에 결합하는 등 작용 범위가 매우 광범위하다.

신경계는 복잡하고 정교한 운동을 조화롭게 수행할 수 있게 해주고 내분비계는 다양한 생리적 현상과 행동을 조절한다. 신체는 스트레스나 수면, 슬픔, 기쁨 등의 감정을 조절할 때 호르몬 분비가 필요하다.

모든 호르몬은 시상하부에 의하여 95%가 조정이 된다.

신경계와 호르몬은 체온, 혈당, 수분량 등의 항상성을 유지하는 데도 작용한다. 시상하부의 아래쪽의 뇌하수체는 모든 호르몬을 총괄하는 주분비선이다.

뇌하수체에서 분비되는 호르몬은 부신이나 갑상샘과 같이 부신자극호르몬과 갑상샘자극호르몬 등으로 다른 내분비샘 세포를 활성화할 수 있고 체온과 생체리듬, 배고픔, 수면 등을 신체의 생리작용에 크게 영향을 준다.

갑상샘 호르몬은 체온조절과 에너지 대사에 관여하고 부갑상샘은 칼슘 농도를 조절한다. 부신은 스트레스에 대응하거나 면역반응을 조절하며 혈관을 수축시키고 혈압을 조절하는 아드레날린과 에피네프린을 분비한다.

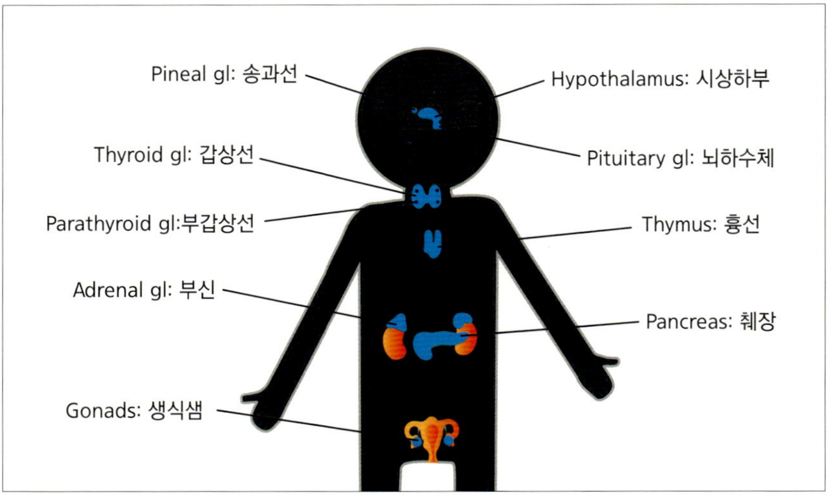

▲ 호르몬 분비선

췌장에서는 혈당을 낮추는 인슐린을 알파세포에서 분비하고 혈당을 높이는 글루카곤은 베타세포에서 분비한다.

그리고 여성의 난소에서 에스트로겐이라는 여성호르몬을 분비하고 남성의 정소에서는 테스토스테론인 남성호르몬을 분비한다.

폭식이나 심한 다이어트, 무리한 운동, 수면 부족, 운동 부족, 가공식품을 과하게 먹는 것, 손 세정제를 너무 과하게 사용하는 것 등이 호르몬의 분비와 호르몬의 수용체 자체의 기능 손상을 주어 몸의 이상을 초래한다.

호르몬 불균형의 증상은 여드름, 체중증가, 피로 증가, 과도한 발한, 눈 밑의 처진 살, 우울증, 가슴 처짐, 탈모, 과도한 체모 등이 보인다.

이처럼 우리 몸에서 중요한 기능을 호르몬의 흐름과 치아의 교합이 깊은 관련이 있다. 교합의 부조화는 두개골에 과도한 힘을 주어 두개골 봉합을 찌그려서 정상적인 호르몬의 흐름을 방해하기 때문이다. 이것은 뇌의 형태 중에서도 뇌간에 영향을 주어서 신경계와 호르몬에 부정적인 효과를 주기 때문이라고 생각된다.

임상적으로 4,000여 증례에서 교합이 틀어진 경우, 즉 조기접촉이나 교합 간섭으로 저작근이 6~10배 정도 힘을 많이 받아 두개골의 봉합이 찌그러지면 보철로 교합을 회복하거나 CBK Splint를 장착하게 하여 혈색이 좋아지고, 편두통, 비염, 이명 등 기능이 많이 개선되는 것을 보고 있다.

6 교합과 연하 운동

사람들은 누구나 낮에는 1분에 2번씩, 잠잘 때는 1분에 1번씩 연하 운동(침 삼킴, Swallowing)을 한다. 입안에서는 연하 운동을 할 때마다 치아 교합 접촉이 일어난다. 24시간 동안에 2,400번의 교합 접촉이 일어나며 각 연하 운동 때마다 3.5 pounds의 힘이 작용한다. 따라서 24시간 동안에 총 3ton의 힘이 작용하는 셈이다. 음식을 씹을 때는 구치부에 300~400 pounds가 가해지는데 부정교합이 심할수록 교합력이 커진다.

이상적인 중심위 교합에서는 12㎏/㎠이던 교합력이 조기접촉이나 교합 간섭이 심한 경우에는 74~100kg/㎠의 교합력이 24시간 동안 신경계에도 나쁜 영향을 준다.

특히 부정교합 시에는 저작근 근육의 균형이 깨어지고 두개골의 봉합에 변형이 유발되고 dural membrane(경뇌막)의 왜곡을 초래하여 척추가 틀어지고 호르몬과 신경계와 뇌척수액의 흐름에 영향을 주어 전신 건강에 나쁜 영향을 줄 수도 있다.

따라서 이상적인 좋은 교합은 균형적인 두개골의 운동에 결정적으로 중요한 역할을 한다.

간혹 임상적으로 파괴된 교합을 회복시킨 후나 CBK Splint 장착으로 교합을 회복한 경우, 호르몬과 신경계의 긍정적인 영향으로 잇몸질환의 개선, 수면의 질 향상, 비염, 이명, 편두통 등의 완화, 안모의 개선 등 좋은 결과를 얻고 있다.

7 교합이 척추에 미치는 영향

■ 제1, 2 경추(환추, 축추)의 틀어짐

12개의 뇌 신경 중에서 9개의 뇌 신경이 턱관절에 영향을 주는데 특히 제5 신경(3차 신경, trigeminal nerve)이 축추에 연결되어 있고, 각각의 축추(제2 경추, axis)에 136개의 근육이 직·간접적으로 연결되어 있어 전신 척추에 영향을 준다.

우리 몸은 600여 개의 근육으로 연결되어 있다. 그런데 전신의 근육 중에서 272개의 근육이 턱관절과 직·간접적으로 연결되어 있어서 치아의 맞물림 즉 교합이 틀어지면 턱관절과 측두골 및 경추에 영향을 준다.

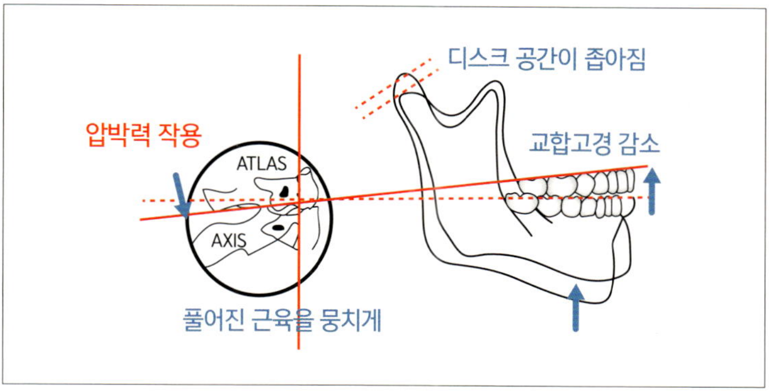

▲ TMJ의 불균형은 경추에 압력을 가한다.

치아의 맞물림(교합)이 틀어짐으로 마모, 교모등 교합질환으로 인하여, 고합고경이 낮아지고, 이로인한 턱관절 불균형으로 턱관절의 디스크 공간이 좁아지고, 제1,2경추에 압박력으로 작용하고 이로인하여 근육을 뭉치게하여 목근육과 척추에 영향을 준다.

반면에 치과보철 및 교정치료나 CBK 스플린트(교합안정장치)로 교합고경을 높이면 균형잡힌 턱관절은 턱관절 디스크 공간이 넓어지고 경추에 견인력으로 작용하여 제1,2경추에 연관된 뭉친근육을 풀어지게하고 모든 척추에 좋은 영향을 준다.

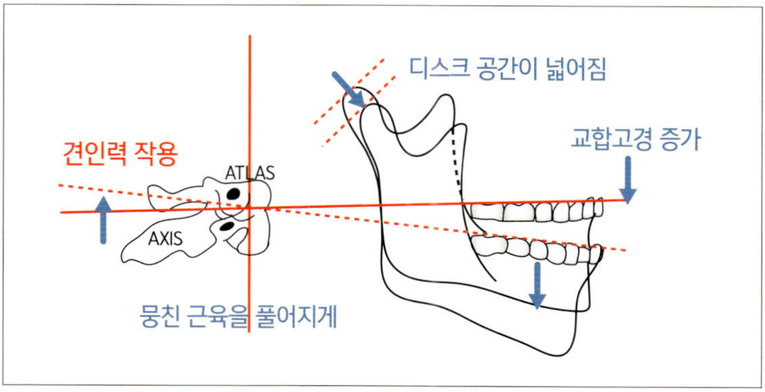

▲ TMJ의 균형은 경추에 견인력을 작용하여 디스크, 교합 고경, 근육을 안정시킨다.

따라서 CBK Splint 등 중심위 교합안정장치를 장착한 효과에 대한 선학들의 연구를 보면,

첫째, 정상적인 턱관절 디스크 공간이 확보되고,

둘째, 상부 경추의 견인력으로 뭉쳐진 목의 근육을 풀어지게 하고,

셋째, 두개골 운동의 안정화에 영향을 주고

넷째, 교합 간섭이 제거됨으로써 교합이 맞지 않았을 때 6~10배 정도 영향을 주는 야간의 저작근 왜곡을 제거하는 효과를 주고

다섯째, 측두골(관자뼈)과 후두골(뒤통수뼈)의 불균형이 제거된다고 한다.

필자는 CBK Splint 4,000여 증례에서 치주질환의 개선, 수면의 질 개선, 비염, 이명, 면역력의 개선, 팔자주름, 안모의 개선 등 많은 좋은 결과를 보고 있다.

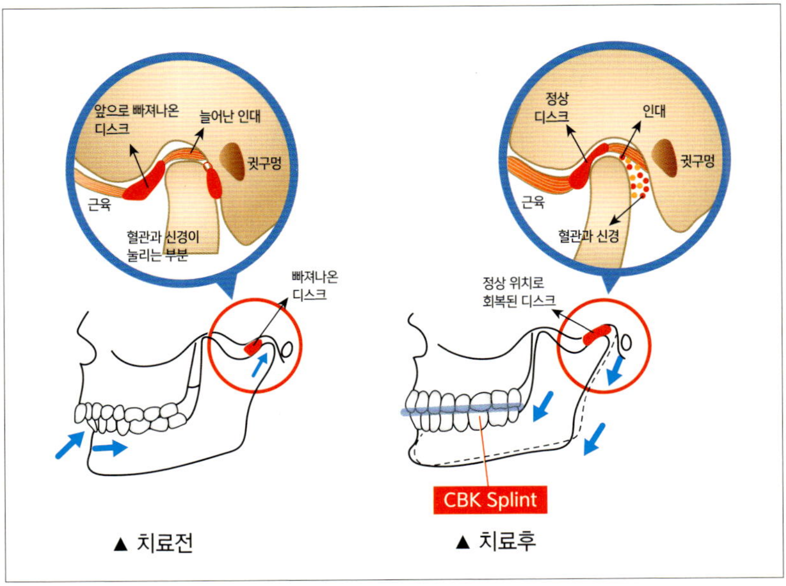

▲ 턱관절 장애 치료 전 · 후 모식도

10 스트레스는 치아 건강의 최대 적이다

스트레스를 받으면 구강 내에 여러 가지 변화가 온다. 심리적으로 긴장하거나 불안하면 호르몬의 분비로 근육이 굳어지고 침의 분비량도 감소하여 심하면 80%까지 줄어든다. 침의 분비가 줄면 세균 활동력의 증가로 충치 증가의 원인이 된다.

스트레스를 받으면 면역작용이 감소하고 저항력이 약화한다. 타액의 감소로 입안의 자정작용이 약해지고, 이가 들뜨고 잇몸이 붓고 피가 나며 통증 등 잇몸질환이 증가한다.

또 스트레스가 많으면 담배를 피우거나 군것질의 섭취가 늘어나므로 구강 내 상태가 불결해져서 플라그 증식이 왕성해진다. 스트레스를 심하게 받으면 저녁에 잘 때 이를 갈거나 치아를 습관적으로 꽉 무는 버릇도 생긴다.

이갈이나 이 악물기는 150~200㎏의 힘이 치아에 작용해 치아와 잇몸의 경계부가 파이는 치경부마모증을 일으킨다. 특히 위아래 치아의 맞물림이 잘 맞지 않은 교합 간섭인 경우 스트레스가 심해지고 각종 치아 질환과 만성 두통으로 시달리게 된다. 심한 사람은 귀 앞쪽 부위에 있는 턱관절 부위에 통증을 호소하거나 소리가 나고, 입이 잘 벌어지지 않는 턱관절 질환이 생기기도 한다.

스트레스는 충치, 잇몸질환, 턱관절 질환 등 3대 치과 질환의 주요 원인이 된다. 정신적인 안정과 적당한 운동, 즐거운 마음으로 생활하고 긍정적인 사고와 여유 있는 마음을 가지고 취미생활 등으로 스트레스를 해소하는 것이 중요하다.

치아의 건강을 위해 주기적인 검진과 무엇보다 세심한 양치질을 잊어서는 안 된다. 또한 복식호흡과 CBK 스플린트를 착용하면 부교감신경의 활성화로 스트레스를 해소하는데 많은 도움을 준다.

chapter 03

CBK(Cranial Balancing Key) Splint & Anti-aging Effects

(두개골균형 교합안정장치와 항노화 효과)

01 CBK Splint 논문 초록

1 논문 제목

CBK(CRANIAL BALANCING KEY) SPLINT & ANTI-AGING EFFECTS(두개골균형 교합안정장치와 항노화 효과)

2 국제보철학회(ICP) 2015년 제16회 학술대회서 발표

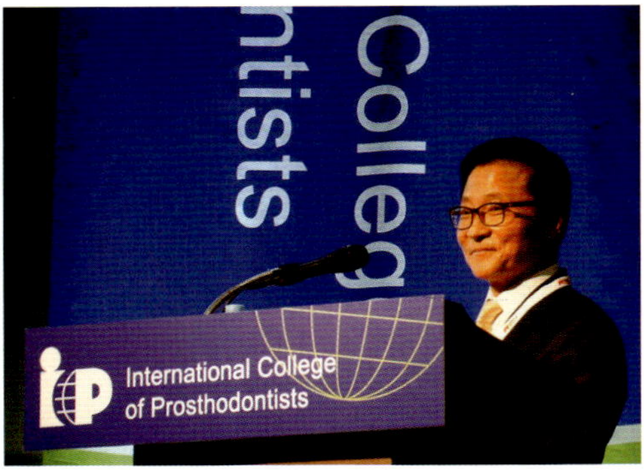

▲ 논문 발표

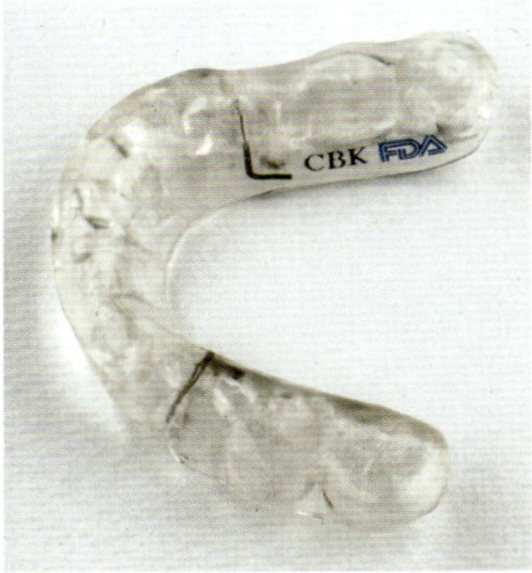

▲ CBK Splint

세계 70여 개국이 회원국으로 가입되어 있는 국제보철학회(International College of Prosthodontists, ICP) 제16회 학술대회가 2015년 9월 17일부터 20일까지 서울 COEX에서 열렸다.

이 학술대회에서는 △CAD/CAM과 △CERAMICS △GERIATRICS △IMPLANTS △MAXILLO-FACIAL △OCCLUSION △

PRACTICE 등 10여 개의 주제로 나눠 50여 명의 초청 연자가 강연했다.

특히 Maxillo-Facial 분야의 세계적인 권위자인 John Beumer 교수(미국)와 Rhonda Jacob 교수(미국), 보철치료의 임상적 견해를 전한 Nicola Zitzmann 교수(스위스), 임플란트 주제의 Thomas Taylor 교수(미국) 등의 강연이 큰 관심을 끌었다.

서울에서 열린 이번 학술대회에는 한국 연자가 10명이 포함돼 한국 보철학의 수준을 세계에 알리는 쾌거를 이뤘다. 로컬에서는 최병기(최병기 치과), 신준혁(문중치과), 김종철(미르치과) 원장 등이 세계 치과의사들과 임상적 견해를 나눴다.

또한, 대학에서는 권호범 · 김성균 · 허성주(서울대치전원) 교수와 심준성 · 이재훈(연세치대) 교수, 허중보(부산대치전원) 교수, 이성복(경희대치전원) 교수, 동진근(원광치대) 교수가 연자로 나섰다.

이처럼 세계적으로 권위 있는 ICP 학술대회에서 로컬 연자로 참여한 최병기 원장은 'CBK(Cranial Balancing Key) Splint & Anti-aging Effects'를 주제로 치과보철 진료에 있어 핵심 부분을 강연해 호응을 받았다.

3 논문 초록(Abstract)

CBK(cranial balancing key) 스플린트는 개인화된 교합안정장치로 교합 조정된 구치부에서 1.5㎜ 두께의 공간을 제공한다.

CBK 스플린트를 야간과 운동 시에 사용하면 이갈이나 침을 삼킬 때 발생하는 힘에 의한 교합 스트레스를 줄일 수 있다. 또한, 치아를 보호하며 atlas(환추, C1)와 axis(축추, C2)의 견인을 통한 중추신경계와 말초신경계의 효과를 통해 이명, 비염, 그리고 편두통 등을 줄여 줄 수 있다.

9개의 뇌 신경이 'temporo-mandibular joint'에 영향을 미친다. 특히, 5번째 뇌 신경인 3차 신경이 axis(축추)에 연결되어 있다. 대부분의 환자들이 교모, 굴곡 파절, 과민감성, 근육 통증 등과 같은 교합 질병을 가지고 있다. T-scanⅢ를 이용하여 교합 조정을 시행하고 난 후에 환자들이 중심위(Centric Relation)에서 slide를 가지더라도 이상적인 교합을 형성해주기 위해 노력하고 있다.

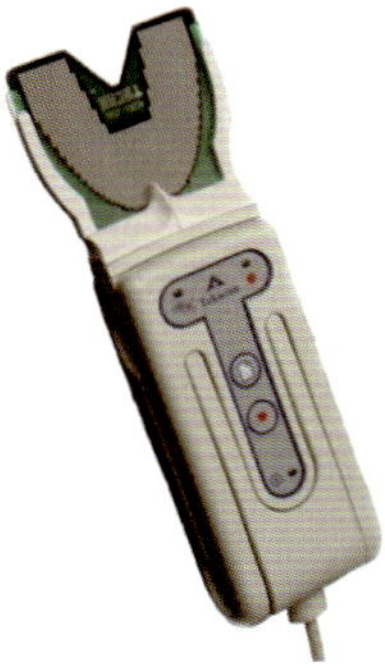

▲ T-scan core handle

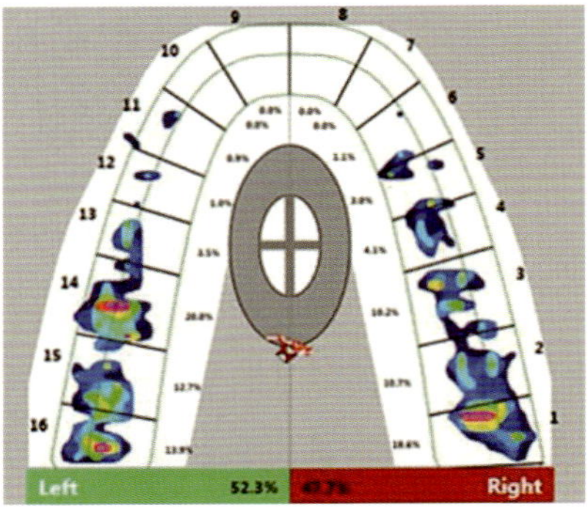

▲ T-scan software view

T-scan은 압력 센서를 이용하여, 교합력을 측정하고, 이를 시간별 컴퓨터그래픽 동영상으로 저장하는 장비로 비정상적인 치아 맞물림을 0.01㎜까지 확실하게 잡을 수 있다.

첫째, CBK 스플린트는 외측익돌근(pterygoid muscle)의 하부(inferior belly)의 완전한 이완을 통해 야간에 발생하는 파괴적인 힘을 줄여준다. 그리고 교합력을 줄여주어 바람직한 치주 상태를 만들어 준다.

둘째, CBK 스플린트를 사용하는 많은 환자에서 야간 수면의 질이 향상되었는데 이는 수면 시에 1분에 한 번씩 일어나는 연하(swallowing)에 의한 교합력이 감소되었기 때문으로 생각된다.

셋째, CBK 스플린트는 턱관절에 가해지는 인장력을 분배하여 atlas(환추)와 axis(축추)의 정상적인 배열을 만들어 준다. 이는 Cranial Balancing Key Effects를 통해 면역계와 항상성 유지를 높여준다.

넷째, 많은 사람이 비대칭적인 안면을 가지고 있다. CBK 스플린트는 두정-측두(parieto-temporal)부와 후두-측두(occpito-temporal) 부의 고착 상태를 이완시켜 대칭적인 얼굴을 만들어 줄 수 있다.

중심위(Centric Relation)는 전체 신체 건강에 있어서 가장 중요한 개념이다.

- 외측익돌근(pterygoid muscle)의 하복(inferior belly)의 완전한 이완으로, 두개골이 균형 및 안정이 된다.

■ 해결법

1. 교합 조정(T-scan Ⅲ)
   - Occlusical time 〈 0.3 sec
   - Disclusion time 〈 0.4 sec

2. CBK(Cranial balancing key) Splint
   - 수면 중과 운동 시, C.R=M.I.C.P

■ 결론 (Conclusion)

면역계의 핵심은 CBK 스플린트를 착용하는 것과 더불어 척추의 올바른 자세, 직립 보행, 복식호흡, 적절한 식생활과 긍정적인 마음가짐에 있다. CBK 스플린트는 자율 신경계의 조절에 결정적인 척추와 두개골을 회복시켜 면역력의 향상을 가져오도록 도와준다. CBK 스플린트의 핵심은 기존의 스플린트와는 다른 특화된 두께, 교합 조정과 같은 구강 내 치료에 대한 다른 개념, 그리고 교합의 개념을 CBK 스플린트와 척추 운동을 통해 전신 건강으로 확장한 것에 있다. CBK 스플린트는 파괴적인 교합력으로 일어나는 척추와 두개골의 왜곡에 의한 노화의 과정을 해결하는 하나의 방법이 될 수도 있다.

■ CBK Splint (두개골균형 교합안정장치)와 함께하는 건강스트레칭

효과 효능: 1,2번 경추를 정렬해 뇌와 몸통간 통로인 대후두공의 통로를 항상 활짝 열려 있게 하는 역할

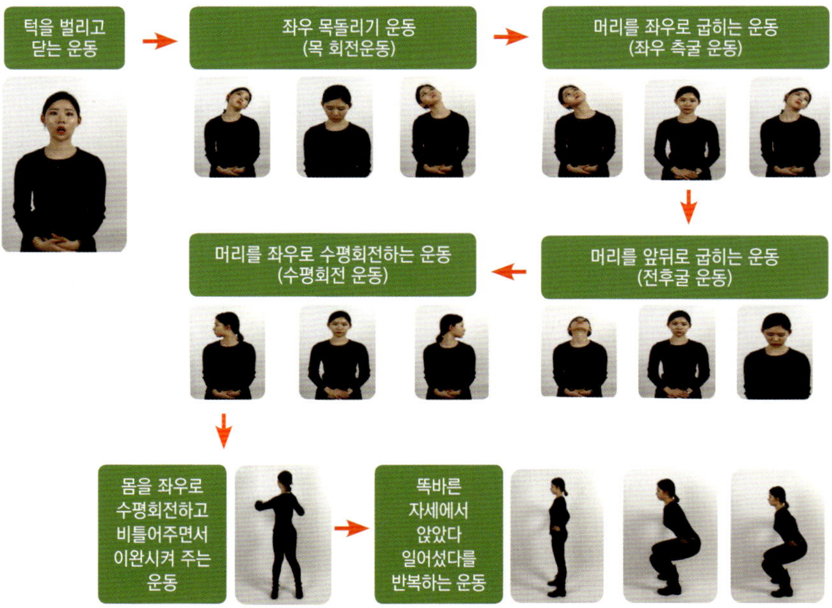

턱을 벌리고 닫는 운동
좌우 목돌리기 운동 (목 회전운동)
머리를 좌우로 굽히는 운동 (좌우 측굴 운동)
머리를 앞뒤로 굽히는 운동 (전후굴 운동)
머리를 좌우로 수평회전하는 운동 (수평회전 운동)
몸을 좌우로 수평회전하고 비틀어주면서 이완시켜 주는 운동
똑바른 자세에서 앉았다 일어섰다를 반복하는 운동

CBK (CRANIAL BALANCING KEY) SPLINT & ANTI-AGING EFFECTS

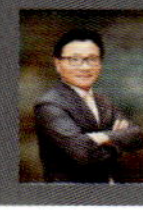

D.D.S., Ph. D., F.I.C.D., Byung kee Choi*
Choi Byung Kee dental clinic, Seoul, Korea

Abstract

CBK (cranial balancing key) 스플린트= 개인화된 교합 안정 장치로 교합조정된 구치부에서 **1.5-2mm** 두께의 공간의 제공한다. CBK 스플린트를 야간과 운동시에 사용하면 이갈이나 침을 삼킬 때 발생하는 힘에 의한 교합 스트레스를 줄일 수 있다. 또한 치아를 보호하며 atlas (제 1경추, C1)과 axis (축추, C2)의 견인을 통한 중추신경계와 말초신경계의 효과를 통해 이명, 비염, 그리고 편두통 등을 줄여 줄 수 있다 9개의 뇌신경이 "temporo-mandibular joint"에 영향을 미친다. 특히 5번째 뇌 신경인 삼차신경이 axis, 축추에 연결되어 있다.
대부분의 환자들이 교모, 굴곡파절, 과민감성, 근육 통증 등과 같은 교합 질병을 가지고 있다. T scanⅢ를 이용하여 교합조정을 시행하고 난 후에 환자들이 중심위에서 slide를 가지더라도 이상적인 교합을 형성해주기 위해 노력하고 있다.
CBK 스플린트는 외측익돌근 (pterygoid muscle)의 하복 (inferior belly)의 완전한 이완을 통해 야간에 발생하는 파괴적인 힘을 줄여준다. 그리고 교합력을 줄여주어 **바람직한 치주 상태**를 만들어 준다.
두번째로 CBK 스플린트를 사용하는 많은 환자들에서 **야간 수면의 질이 향상**되었는데 이는 수면시에 1분에 한번씩 일어나는 연하 (swallowing)에 의한 교합력이 감소되었기 때문으로 생각된다.
세번째로 CBK 스플린트는 턱관절에 가해지는 인장력을 분배하여 atlas (제 1경추)와 axis (축추)의 정상적인 배열을 만들어 준다. 이는 cranial balancing key effect를 통해 **면역계와 항상성 유지를 향상**시킨다.
네번째로 많은 사람들이 비대칭적인 안면을 가지고 있다. CBK 스플린트는 두정-측두 (parieto-temporal)부와 후두-측두 (occpito-temporal)부의 고착 상태를 이완시켜 대칭적인 얼굴을 만들어 줄 수 있다.

중심위 (Centric relation)는 전체 신체 건강에 있어서 가장 중요한 개념이다.
-외측익돌근 (pterygoid muscle)의 하복 (inferior belly)의 완전한 이완.

해결법

1. **고합조정** (T-scan Ⅲ)
-Occlusical time <0.3 sec
-Disclusion time <0.4 sec
2. **CBK (Cranial balancing key) splint**
-야간과 운동시
-C.R=M.I

구강내 장치의 제작 과정

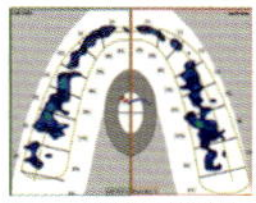

T scan III을 이용한 교합 조정

상악과 하악의 인상 채득

환자에게 연하 방법과 혀를 구개로 올리는 방법을 3-4번 정도 훈련시킴.
환자가 교합-체크 왁스를 물게 함 (왁스로 코팅된 1.5mm의 금속 스트립 바이트)

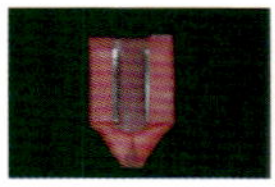

교합-체크 왁스 (3겹으로 된 알루미늄 플레이트, 각각 0.5mm의 두께이며 0.7mm 지름의 구멍이 있음)

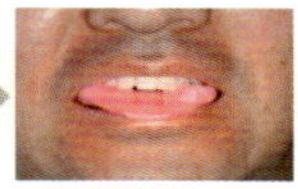

중심위 채득

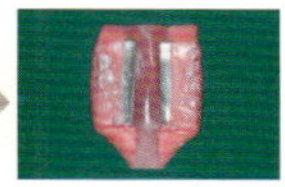

교합-체크 왁스로 채득된 바이트 인상

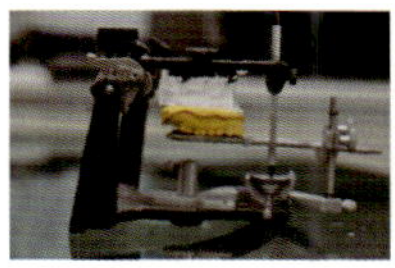

안궁이전 (face bow transfer)을 통한 상악 모델의 교합기 마운팅

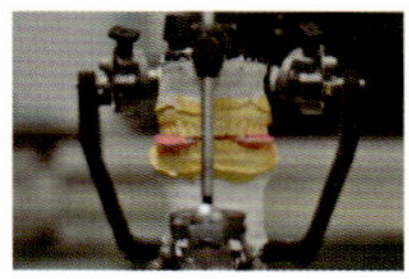

하악 모델의 교합기 마운팅

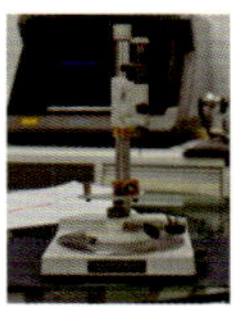

서베잉

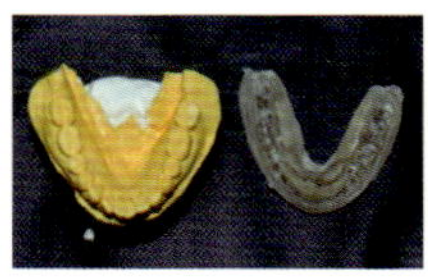

스플린트 레진 중합

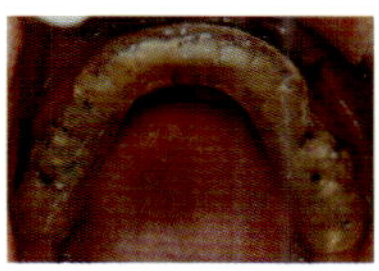

스플린트 장착

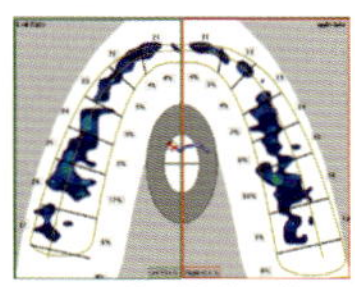

T scan III을 이용한 교합 조정

Conclusion

면역계의 핵심은 CBK 스플린트를 착용하는 것과 더불어 척추의 올바른 자세, 직립 보행, 복식호흡, 적절한 식생활과 긍정적인 마음가짐에 있다. CBK 스플린트는 자율 신경계의 조절에 결정적인 척추와 두개골을 회복시켜 면역력의 향상을 가져오도록 도와준다. CBK 스플린트의 정수는 현재 기존의 스플린트와는 다른 특화된 두께, 교합조정과 같은 구강내 치료에 대한 다른 개념, 그리고 교합의 개념을 CBK 스플린트와 척추 운동을 통해 전신 건강으로 확장시킨 것에 있다. CBK 스플린트는 파괴적인 교합력으로 일어나는 척추와 두개골의 왜곡에 의한 노화의 과정을 해결하는 하나의 방법이 될 수도 있다.

02 CBK Splint 원리

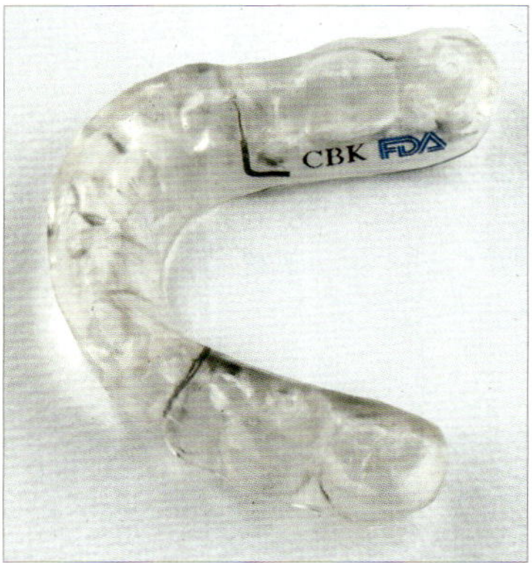

◀ CBK(cranial balancing key) Splint,
두개골균형 교합안정장치

두개골균형 교합안정장치는 일종의 중심위 교합 안정장치로서 권투선수들이 권투 시합 때 끼우는 마우스피스와 비슷한 것이다.

교합 질환, 즉 조기접촉, 교합이 한 두 치아가 먼저 닿거나 계속 닿는 교합 간섭이 있으면 잠잘 때 이를 해결하기 위해서 치아를 갈거나 꽉 물고 자는 악습관이 생긴다.

이때 이를 방지하기 위해 잠잘 때 끼우는 것이 CBK Splint이다.

기존의 중심위 교합안정장치는 턱관절이 좋지 않은 환자가 일시적으로 사용했다.

하지만 두개골균형 교합안정장치는 두개골이 편하게 되는 중심위, 즉 상하악이 제일 편한 상태에서 동시다발적 맞물림이 일어나도록 교합안정장치를 고안하여 제작하였다

일단 이상적인 교합을 위해서 T-scan이라는 교합분석장치를 이용하여

이상적인 교합을 만들고, 교합만으로 부족한 점을 보완하기 위해 중심교합에서 교두감합위(咬頭嵌合位, intercuspal position)가 일치되도록 만드는 두개골균형 교합안정장치를 제작한 것이다. 이 장치를 착용한 상태에서는 저작근이 12㎏/㎠로 최소의 힘을 받는다.

교합이 조기접촉이 있거나 측방 교합 간섭이 있으면 6~10배 정도의 힘을 받으면서 저작근의 왜곡이 일어나면서 잘 때 치경부마모증, 교모, 시린 이, 치아의 동요, 치아의 균열, 치조골의 파괴, 근육통, 관절통, 관절 잡음 등 교합 질환이 생긴다.

이를 막기 위해 두개골균형 교합안정장치로 1.5㎜ 두께의 metal strip bite를 이용한 일종의 중심위 교합안정장치를 만들었다.

이 장치를 잠잘 때나 운동할 때 끼우게 하여 교합력을 최소로 받게 하고 22개 뼈로 된 두개골을 안정화하여 턱관절도 안정화 되고 치주질환도 개선되며 수면의 질도 좋아지고 비염, 이명, 편두통 등 난치병도 좋아지고, 안모의 개선, 뇌로 들어가는 혈액이 감소하여 생길 수 있는 치매 예방에도 미치는 영향에 대해서도 연구하고 있다.

CBK(cranial balancing key) Splint를 끼고 바른 척추 자세, 복식호흡, 명상 등 mind control, 운동, 섭식을 조절하는 5 components of systemic health를 모든 분들에게 교육해 좋은 결과를 얻고 있다.

03 CBK Splint를 세계에 알리다

ICP(국제보철학회) 16회 학술대회서 발표

2015년 9월 17일부터 20일까지 세계 70여 회원국이 가입돼 있는 국제보철학회(ICP, International College of Prosthodontists) 제16회 학술대회가 서울 COEX에서 열렸다.

이 학술대회는 △CAD / CAM과 △CERAMICS △IMPLANTS △GERIATRICS △MAXILLO-FACIAL △OCCLUSION △PRACTICE 등 10여 개 주제로 나눠 50여 명의 초청 연자가 강연을 진행했다. 특히 Maxillo-Facial 분야의 세계적 권위자인 John Beumer 교수(미국)와 Rhonda Jacob 교수(미국), 보철치료의 임상적 견해를 전한 Nicola Zitzmann 교수(스위스), 임플란트 주제의 Thomas Taylor 교수(미국) 등의 강연이 큰 관심을 끌었다.

여기서 최병기 원장은 로컬 강연자로 선정되어 자신이 연구 개발한 'CBK(Cranial Balancing Key) Splint & Anti-Aging Effect'를 주제로 발표하여 치과보철 진료에 있어 CBK Splint의 중요성을 전 세계 치과계에 알리고 참석자들로부터 큰 호응을 얻었다.

- 다음은 최 원장의 강의 내용을 요약한 것이다. -

(2015. 9. 21. 덴탈투데이에 게재)

'CBK(Cranial Balancing Key) Splint & Anti-aging Effects'

- 두개골균형 교합안전장치와 항노화 효과 -

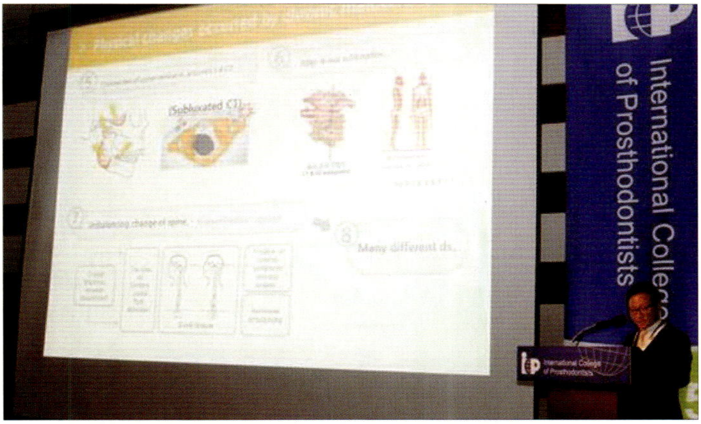

▲ 최병기 원장이 ICP 학술대회에서 CBK 스플린트를 주제로 강연하고 있다.

두개골균형 교합안정장치(cranial balancing key, CBK Splint)는 개인화된 교합안정장치로 교합 조정된 구치부에서 1.5㎜ 두께로 특화된 발명 특허를 낸 metal strip bite로 bite를 채득하여 만든 일종의 C.R. 스플린트이다.

중심위(centric relation)는 치아의 건강은 물론이고 전신 건강에 있어서 가장 중요한 개념이다. 상 · 하악 간의 관계가 치아에 상관없이 편안한 상태이다. 즉, 안정된 턱관절 상태에서 교근, 측두근, 내측익돌근은 수축할 때 외측익돌근(pterygoid muscle)의 하복(inferior belly)의 완전한 이완이 중요하다. 중심위(C.R)에서 최대 교두 감합위(M.I)가 동시에 일어나면 교합력이 이상적으로 작용한다.

이런 상태를 만들기 위해서는 1차적으로 T-scan을 이용하여

Occlusical time 〈 0.3 sec, Disclusion time 〈 0.4 sec로 교합 조정을 시행하고, 조금 부족한 부분을 보완하기 위해 수면 중이나 운동 시 CBK Splint를 착용토록 한다.

따라서 CBK Splint 착용한 상태는 중심위(C.R)=교두감합위(M.I)로 교합력이 12㎏/㎠로 최소로 작용하는 상태로 조절되고, 턱관절도 힘을 적게 받는 이상적인 상태가 된다.

요 소	생리적기능 (orthofunction)	비생리적 기능 parafunction (bruxism clenching)
교합력	12㎏/㎠	74㎏/㎠
치아의 접촉하악위	교두감합위	교두감합위, 편심위
치아의 접촉시간	15~20분/일	2~162분/일
근육의 상태	생리적	비생리적
보호반사의 유무	유	무
정동 변화의 영향	무	유

▲ 생리적 기능과 비생리적 기능의 대비

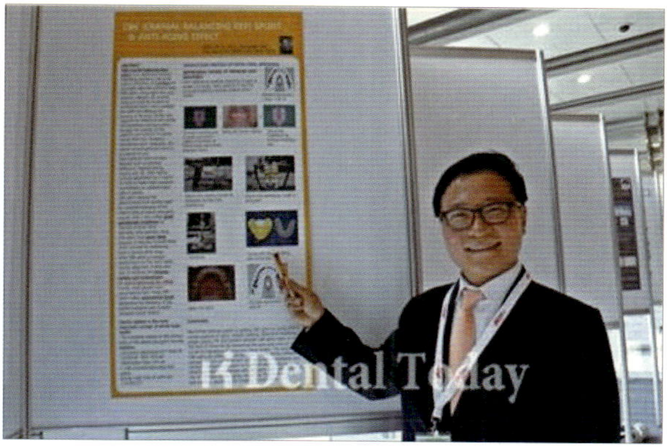

▲ 자신의 연제 포스터 앞에 선 최병기 원장

면역계의 핵심은 CBK 스플린트를 착용하는 것과 더불어 척추의 올바른 자세, 직립 보행, 복식호흡, 적절한 식생활과 긍정적인 마음가짐에 있다. CBK 스플린트는 자율 신경계의 조절에 결정적 역할을 하는 척추와 두개골을 회복시켜 면역력 향상을 가져오도록 도와준다.

CBK 스플린트와 기존의 스플린트와 다른 점은 특화된 1.5㎜ 두께, 교합 조정과 같은 구강 내 치료에 대한 새로운 개념, 그리고 교합의 개념을 CBK 스플린트와 척추 운동을 통해 전신 건강으로 확장시킨다는 점에 있다. CBK 스플린트는 파괴적인 교합력으로 일어나는 척추와 두개골의 왜곡에 의한 노화의 과정을 해결하는 하나의 방법이 될 수 있다.

CBK Splint의 효과는 무궁하며, 간단한 보형물 장치이지만 신체 전반에 미치는 효과는 놀랍다. 이를 살펴보면 다음과 같다.

첫째, 치아 교합력이 파괴적으로 작용하지 않도록 막아줌으로써 치아가 더 이상 나빠지지 않는다.

치주질환은 양치질을 잘못하여 나타나기도 하지만 더욱 더 나쁜 영향을 주는 것은 교합의 맞물림이 잘 맞지 않아서 생긴다. 즉 교합 간섭에 의해 치주병, 치경부마모증, 치아의 균열 등 많은 질환이 생기게 된다. 교합 간섭이 있으면 이것을 메모리하고 있다가 잠잘 때 무의식에서 이를 해결하기 위해 치아를 꽉 물거나 가는 이갈이(bruxism)이 생긴다. 이때 저작근의 비생리적인 저작력은 74kg/㎠로 생리적인 교합력의 6배 이상을 받게 된다. 이로 인해 치아 교모와 치경부가 마모되고, 치아에 균열이 가면서 턱관절에도 이상이 생기고 치주질환도 가속화되는 등 복합적인 문제가 발생한다. 특히 잠잘 때 이갈이나 1분에 한 번씩 침을 삼키는 연하 운동(침이나 음식물을 삼키는 운동) 때문에 치아 마모가 심한 성인들은 7~8배 이상 십 배의 교합력이 치아에 무리한 힘을 주어서 수면 중에 교합력에 의한 파괴가 가장 나쁜 영향을 준다.

교합안정장치를 잠잘 때 착용하면 교합력을 완화시켜 더 이상 치아에 나쁜 영향을 주지 않도록 막아준다.

둘째, 잠을 훨씬 깊게 잘 수 있다.

사람은 잠을 자는 동안에 뇌에 자극을 주어 뇌의 활동을 활발하게 하기위해 침을 삼키는 연하 운동을 한다. 치아 마모가 심한 성인들은 침을 삼킬 때 너무 많은 힘을 받아 깊은 잠을 자지 못하는 가장 큰 원인이 된다. 교합안정장치는 연하 운동 시 힘을 완화시켜 수면을 훨씬 편안하게 유도한다.

셋째. 교합안정장치를 착용하면 경추 1번(atlas 환추)과 경추 2번(axis 축추)의 견인력의 작용으로 척추의 바른 배열을 도와준다.

이로 인해 경추 1번과 2번의 미세한 비틀림으로 인한 뇌 신경과 뇌척수의 이상 증상이 회복된다. 입을 벌렸다 다물었다 하면 중심축이 경추 1번과 2번의 사이에 있다, 치아가 마모되면서 교합의 간섭이 생기면 경추도 틀어지게 된다. 특히 턱관절은 좌우 각각 68개의 근육에 영향을 준다. Guzay에 따르면 치아의 교합 이상이 턱관절과 척추에 직접적인 영향을 준다고 한다.

척추의 바른 자세와 교합안정장치 착용은 척추에서 관장하는 자율신경의 정상화를 도모하여 면역력을 증진시킨다. 척추가 바로 서면 모든 면역세포 즉 T 세포, B 세포, NK 세포 등이 즉각적으로 반응을 할 수 있다.

또한, 척추가 틀어지면 혈압이 상승하고 이명도 생기고 비염 등 많은 난치병의 원인이 될 수도 있다.

척추를 휘게 하는 원인은 나쁜 자세와 치아 교합 이상으로 인한 경추의 비틀림과 골반의 뒤틀림에 있다. 따라서 바른 자세와 치아 교합의 안정화가 척추건강에 필수 조건이다.

넷째. 안면 비대칭이 완화되고 뇌하수체의 안정화로 호르몬의 밸런스를 찾아 얼굴 모양이 예쁘게 된다.

구치부가 교합의 간섭으로 교합근육인 내측익돌근과 외측익돌근의 7~8배의 근육 왜곡, 비틀림으로 22개로 구성된 두개골 중 제일 중심부를 구성하고 있는 접형골(나비뼈,sphenoid bone)을 비틀리게 한다. 접형골(나비뼈)에서는 대부분의 뇌 신경이 나오고 접형골 위의 뇌하수체에서 호르몬을 만든다. 나이가 들면 치아가 마모되어서 접형골에 영향을 주어 안면의 비대칭, 눈,코의 틀어짐이 생긴다. 따라서 교합안정장치를 착용하면 어느 정도 안면 비대칭이 회복되고 호르몬과 뇌척수액의 원활한 이동을 돕는다.

아울러 두개골이 22개로 구성되어 suture로 서로 봉합 연결되어 있음에 따라 호흡하면서 서로 굴곡(flexion)과 팽창(extension)이 반복되면서 움직이게 된다.

이때 치경부가 마모될 정도의 힘을 두개골도 같이 받으면서 봉합 찌그러짐(sutural jamming)이 일어나 측두골이 내 · 외측으로 변형되고, 이로 인해 접형골도 변형돼 신경계의 변화를 유발한다.

또한, 제1 경추(atlas)와 제2 경추(axis) 주위의 근육을 수축시키고, 이것은 환추와 축추의 아탈구(atlas & axis subluxation)을 유발하며, 인체의 축인 축추(axis)와 턱관절이 틀어지면서 전체 척추(entire spine)가 도미노 현상으로 틀어지게 된다. 이는 다시 경뇌막 비틀림(dural torgue)를 일으키고 두개골 율동적 임펄스(C.R.I)가 손상을 받아 cerebrospinal fluid(뇌척수액)의 흐름에 영향을 주어 신경계와 호르몬이 영향을 받아 여러 가지 중추 및 말초신경 질환과 호르몬 질환이 유발된다.

이렇듯 복합적인 문제를 T-scan을 이용한 교합 조정과 CBK Splint 착용으로 해결할 수 있다. CBK Splint는 두개골을 안정시키고 턱관절과 척추를 바르게 잡아줌으로써 자율 신경계 균형과 호르몬의 흐름이 원활하도록 도와주는 기능을 한다.

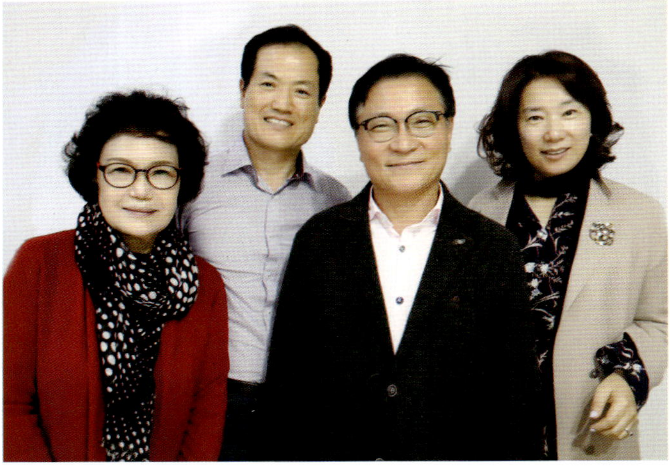

▲ CBK Splint를 착용하여 전신건강이 향상되신 안명덕 님, 박희선 외교관과 부인 김월화 님과 함께

04 FDA 등록과 한국특허로 공인된 CBK Splint

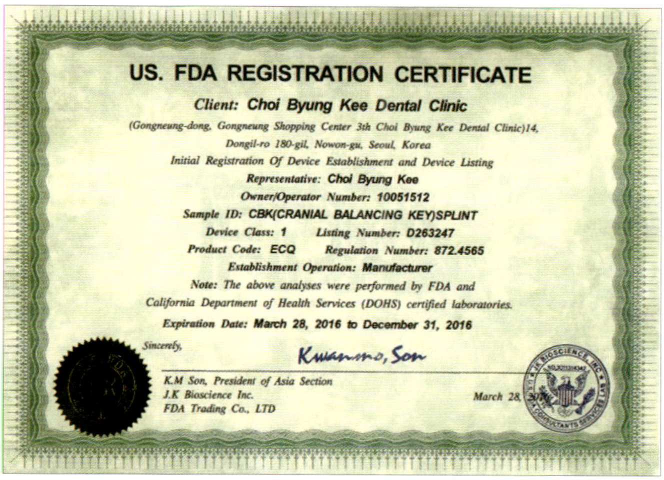

US. FDA REGISTRATION CERTIFICATE

Client: **Choi Byung Kee Dental Clinic**

(Gongneung-dong, Gongneung Shopping Center 3th Choi Byung Kee Dental Clinic)14,
Dongil-ro 180-gil, Nowon-gu, Seoul, Korea

Initial Registration Of Device Establishment and Device Listing

Representative: **Choi Byung Kee**

Owner/Operator Number: **10051512**

Sample ID: **CBK(CRANIAL BALANCING KEY)SPLINT**

Device Class: **1** *Listing Number:* **D263247**

Product Code: **ECQ** *Regulation Number:* **872.4565**

Establishment Operation: **Manufacturer**

Note: The above analyses were performed by FDA and California Department of Health Services (DOHS) certified laboratories.

Expiration Date: **March 28, 2016 to December 31, 2016**

Sincerely,

Kwanmo, Son

K.M Son, President of Asia Section
J.K Bioscience Inc.
FDA Trading Co., LTD

March 28, 2016

▲ 미국 FDA에 등록한 CBK Splint

1 CBK Splint 미국 FDA에 등록

국제치의학회 한국회(ICD Korea) 사무총장인 최병기 원장이 연구 개발한 CBK(Cranial Balancing Key) Splint(두개골균형 교합안정장치)가 미국 식품의약국(FDA, Food and Drug Administration)에 등록되었다.

CBK 스플린트가 국내 특허를 받은 데 이어 2016년 3월 26일자로 미국 FDA와 캘리포니아 위생국(DOHS)에서 Medical Devices Class 1 등급, 리스팅 번호 D263247, 상품코드 ECQ로 등록 인증서를 받음으로써 세계적으로 공인을 받았다.

CBK 스플린트는 잠잘 때와 운동을 할 때 구강 내에 끼우는 장치로, 치아 건강뿐만 아니라 치아 교합과 연결되는 대뇌, 척추 및 신경계와 호르몬의 균형을 유지시켜 전신 건강을 향상시키는 의료 장치로 등록된 것이다.

기존의 스플린트는 주로 턱관절과 치아를 보호하기 위해 끼는 장치로 사용돼왔으나 CBK 스플린트는 한 걸음 더 나아가 전신 건강향상을 위한 중심위 교합 안정장치 이다.

CBK 스플린트의 개발 동기는 이러하다. 과거에는 잇몸질환의 원인, 즉 치아를 빼게 되는 원인이 이를 잘 닦지 않아서 생겼다고 생각하였다. 그러나 최근에는 교합의 이상으로 인한 경우가 많아져서 교합이 맞지 않으면 이가 맞물리면서 힘을 한쪽에서 많이 받게 돼 근육이 왜곡이 일어나서 치아를 발치한다는 이론이 대세를 이룬다.

이것이 치아에 더 많은 맞물림 이상을 가져와 잇몸에 나쁜 영향을 계속 주고, 잇몸질환에도 훨씬 더 많은 영향을 끼치게 된다. 이런 내용을 정리해 교합학 교과서에 게재하게 됐고, 그 후에도 전신 건강에 미치는 영향을 꾸준히 연구해 왔다. 교합이 틀어지면 근육의 왜곡이 일어나면서 두개골이 틀어지고, 뇌와 척수에도 영향을 미치게 된다는 것. 즉 치아가 마모되고 틀어지면서 그 영향을 두개골에서 같이 받고, 이것이 전신 건강과 면역시스템에도 영향을 주게 된다.

이러한 문제점들을 해결하기 위해 CBK 스플린트를 고안하게 되었다. CBK 스플린트는 '두개골의 균형을 잡아주는 중추적인 역할을 하는 안정장치'로서 교합을 먼저 맞춘 뒤 부족한 부분을 CBK 스플린트로 완벽하게 맞춰가면서 상하악간의 관계를 편안하게 만들어 준다.

2 CBK Splint 국내 특허 등록

'CBK 스플린트'는 우리나라 특허청에 발명 특허를 출원하여 2015년 5월 6일자로 등록되었다.

발명 명칭은 '메탈 스트립 바이트(Metal Strip Bite)'이며 창의적인 발명품으로 인정을 받았다.

이 특허권은 2034년 12월 15일까지 존속된다. CBK 스플린트는 미국 FDA에 등록되고 한국에서 특허를 획득함으로써 국제적으로 공인을 받았다. 앞으로 미국, 중국을 비롯하여 세계 여러 나라로 전파할 수 있는 기반을 마련하였다.

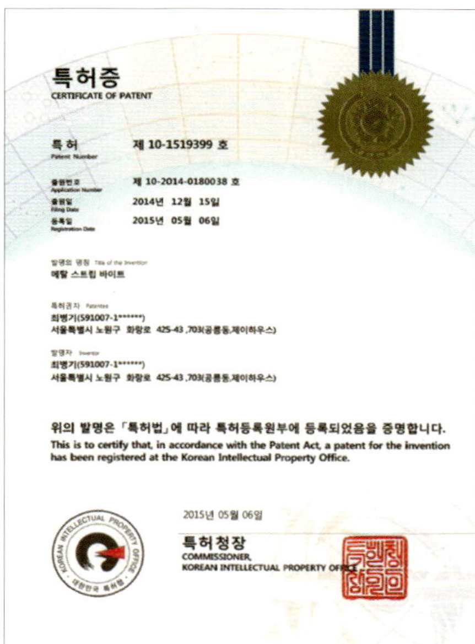

특허증
CERTIFICATE OF PATENT

특 허 Patent Number 제 10-1519399 호

출원번호 Application Number 제 10-2014-0180038 호

출원일 Filing Date 2014년 12월 15일

등록일 Registration Date 2015년 05월 06일

발명의 명칭 Title of the Invention
메탈 스트립 바이트

특허권자 Patentee
최병기(591007-1******)
서울특별시 노원구 화랑로 425-43 ,703(공릉동,제이하우스)

발명자 Inventor
최병기(591007-1******)
서울특별시 노원구 화랑로 425-43 ,703(공릉동,제이하우스)

위의 발명은 「특허법」에 따라 특허등록원부에 등록되었음을 증명합니다.
This is to certify that, in accordance with the Patent Act, a patent for the invention has been registered at the Korean Intellectual Property Office.

2015년 05월 06일

특허청장
COMMISSIONER,
KOREAN INTELLECTUAL PROPERTY OFFICE

▲ CBK Splint 특허증

05 CBK Splint 기술과 제작과정

1 구강 내 장치 제작과정

1) 인상채득: 상악과 하악의 인상 채득(印象採得, impression taking)

– 상악과 하악을 알지네이트(치과용인상재료)로 본을 뜬다.

2) Bite의 채득

Bite 채득자에게 침을 삼키는 연하 운동 훈련을 입천장에 혀를 대고 3~4회 시킨다. 그 후 필자가 특허를 낸 1.5mm의 금속을 입힌 교합체크왁스를 물린다.

■ 일반적 Wax Bite

교두감합위 위치를 파악할 수 있다. 그러나 스플린트 제작에 필요한 공간 부여하기가 힘들며 환자가 무는 힘에 따라 위치가 변하므로 정확한 채득이 어렵다.

스플린트 제작 시 교합기 상의 위치와 구강 내의 고경 차이가 많다.

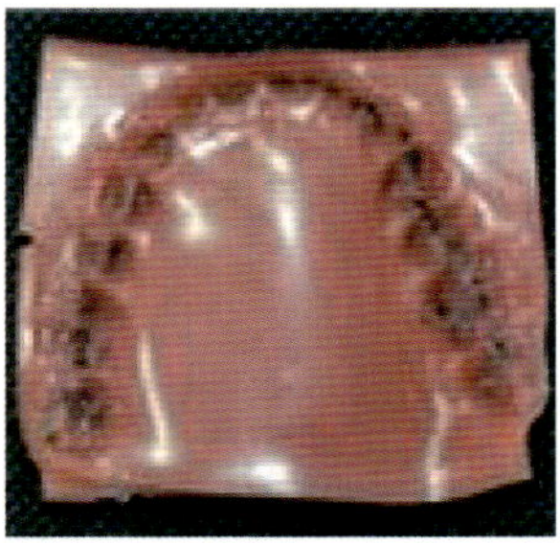

▲ 일반적 Wax Bite

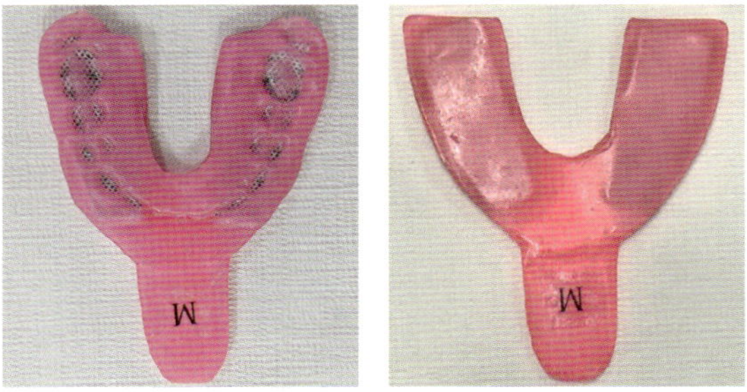

▲ Metal strip이 들어간 Wax Bite

중심위 위치를 파악할 수 있으며 스플린트 제작과정에 필요한 공간을 쉽게 확보 가능하며 정확한 채득이 용이하고 구강 내의 고경 차이를 그대로 교합기 상에 재현할 수 있다.

2 0.7㎜ 알루미늄 메탈 bite의 개발과정

1) 처음에 Paraffin wax bite를 시행하였으나 실패

치과에서 가장 흔하게 쓰는 교합을 채득하는 재료이며 상하악이 자연스럽게 맞물려 교두감합위(centric occlusion)를 확인할 수는 있다. 그러나 변형이 심하여 모델을 교합기에 장착(mounting)하는 과정에서 변형이 많고 우리가 원하는 1.5~2㎜의 두께를 임의로 교합기상에서 올리는데 여기에서도 오차가 유발된다.

또한, 교합안정장치를 2mm 이상, 어떤 경우에는 7㎜로 만드는 경우도 있는데, 이 두께가 연하 운동을 한 다음 상 · 하악이 편한 상태이면 상악과 하악 사이에 자유공극(free way space)이라는, 전치부에서 보았을 때 2~4㎜의 공간이 생긴다. 이보다 두껍게 장치가 들어가면 근육이 너무 많은 인장력을 받아 일시적으로는 괜찮지만 장기적으로는 턱관절에 과도한 긴장을 유도하여 유해 작용을 줄 수 있다. 또한, 두께가 1.5㎜보다 작은 경우에는 턱관절을 늘려주는 인장력이 적게 발휘되어 효과가 적고 장치 파절의 위험도 있다.

따라서 1.5~2㎜ 두께의 장치 제작이 중요한데 wax bite는 여기에 임의로 교합기상에서 bite를 올려야 하므로 오차가 있어 paraffin wax 사용을 중단하였다.

연화 후 바이트 확인과정에서 변형(재질 자체가 물러서 좌우 앞뒤로 꺾임으로 인해)오류가 많고 실제 모델과 bite 접합에서 불일치되는 경우가 많다.

예를 들면 bite와 인상 모형 결합 시 wax bite를 사이에 두고 힘을 주어 눌러서 인상 모형을 고정하게 되는데, 성질 자체가 물러서 잘못된 방향으로 결합이 되더라도 치과 기공상에서는 확인이 불가능하다. 또 그만큼 실제 치과에서 환자 장착 시 오차가 많이 발생하게 된다.

따라서 정확한 중심위를 인지했다 하더라도 Splint 제작과정 중 임상에서 원하는 적정한 두께(1.5~1.6㎜)를 확보할 수 없으며, 임의적으로 교합기 확보를 위해 bite를 올리게 되는데 구치부의 교합면 두께가 2㎜에서 심하게는 7㎜까지 편차가 무척 크며 상하좌우 오차가 크다.

따라서 Paraffin wax bite는 더 이상 시행하지 않았다.

2) 그 후에 1.5 ㎜(타공 구멍) 알루미늄 Metal bite의 시행착오를 거듭함

타공판 두께 0.4~5㎜ 타공 구멍 size가 0.7㎜와 1.5㎜가 있는데 먼저 1.5㎜ 타공 구멍 알루미늄 메탈을 1~3장을 이용하여 시행착오를 했다.

1.5㎜(타공 구멍) 알루미늄 metal bite 한 장을 가운데 두고 wax를 상하로 올려 bite(맞물림)를 채득했을 때 기존 wax bite, aluwax bite보다는 변형이 현저히 감소하였지만 이 역시 원하는 1.5~2㎜의 두께를 얻지 못해 사용을 중지하였다.

1.5㎜(타공 구멍) 알루미늄 metal bite 두 장을 가운데 두고 wax를 상하로 올려 bite(맞물림)를 채득을 하니 한 장을 이용했을 때 보다 틀어짐이 조금 덜하지만 원하는 1.5~2㎜ 두께를 얻기 어려워 이 방법도 중단하였다.

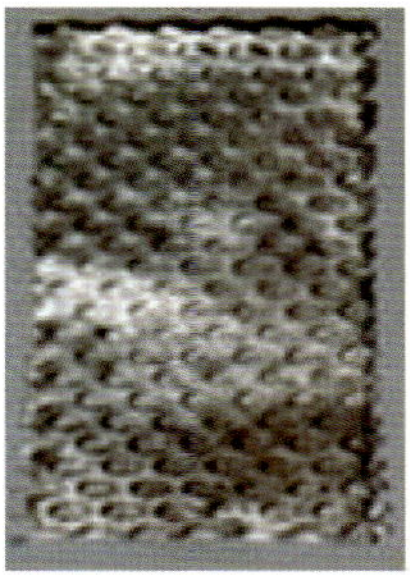

▲ 1.5㎜ 타공구멍 알미늄

1.5㎜(타공구멍) 알루미늄 metal bite 세 장을 가운데 두고 wax를 상하로 올려 bite(맞물림)를 채득해 보니 두께는 원하는 대로 나왔으나 타공 구멍 size가 커서 환자 중 교합력이 큰 사람은 교합 시에 메탈이 많이 찌그러지는 변형 때문에 사용을 중단하였다.

3) 최종적으로 0.7㎜(타공구멍) 알루미늄 Metal Bite를 이용하여 성공

0.7㎜(타공 구멍) 알루미늄 metal bite 두 장에 wax를 입혀 사용하여 보니 환자들의 교합력이 큰 경우에는 변형이 있고 약 1㎜ 정도밖에 되지 않아 적절한 Splint 두께(1.5~2㎜) 부여가 안 되므로 중단하게 되었다.

교합압이 강한 환자에서도 교합압에 의한 변형이 거의 없고 bite가 정확히 인기되어 Splint 적정두께(1.5~2.0㎜)가 확보됨으로써 이상적인 Splint bite의 두께라고 판단하여 **최종적으로 이용하게 되었다.**

또한, 평판 1.5㎜ 알루미늄 bite로 시도해 보았는데 wax가 밀려서 교합인기가 잘 안되며 외면을 감싸고 있는 wax와의 결합이 안 되고 분리됨으로써 bite 변형될 수 있으므로 평판도 사용하면 안 된다.

구치부 1.5~2㎜가 적당한 이유는 환자가 편안한 상태에서는 구치부 1.5~2㎜ 정도의 free way space가 있다 1.5~2㎜ 이상 4~5㎜가 된 경우에는 턱관절에 너무 많은 인장력의 작용으로 많이 불편하고 턱관절 장애를 유발할 수 있다.

이보다 작으면 장치의 파절과 Splint 장치의 효과가 적다. 따라서 1.5~2㎜ 두께의 스플린트가 바람직하다. 또한, bite를 채득할 때 0.7㎜

타공 알루미늄 메탈을 3장 겹치고 wax를 상하에 입혀 bite를 채득하면 자연스럽게 상악과 하악의 위치가 제일 편안하고 이상적인 중심위의 관계로 맞물림(bite)을 채득하게 되므로 이상적인 중심위의 장치 제작에 결정적인 역할을 한다.

4) 0.7㎜(타공구멍) 알루미늄 Metal Bite의 구조

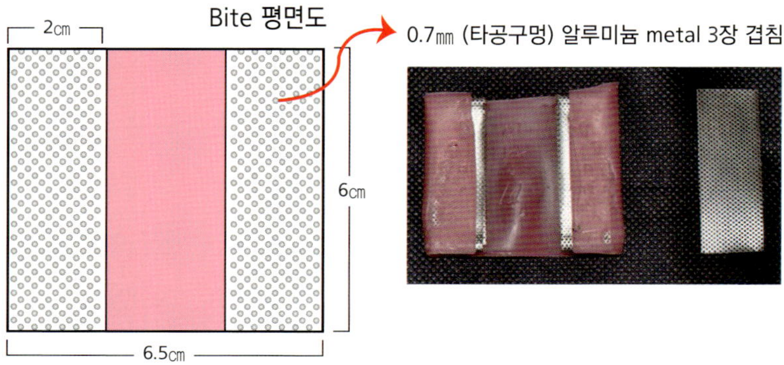

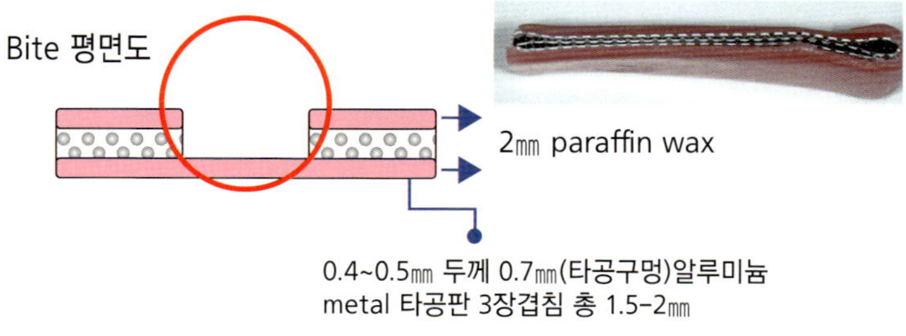

3 치료 과정 및 장치 제작과정

1) Bite의 채득

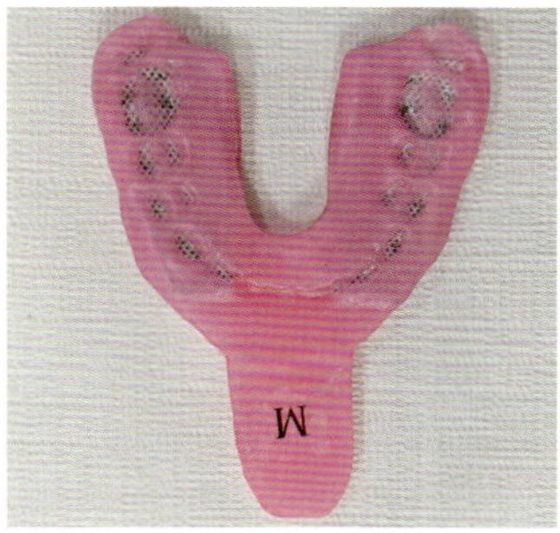

Bite의 채득자에게 침을 삼키는 연하 운동 훈련을 입천장에 혀를 대고 3~4회 시킨다. 그 후 1.5㎜의 금속을 입힌 교합 체크왁스(bite wax)를 물린다.

2) 구강 내 Bite의 채득 과정

Metal strip bite와 bite 속에 들어 있는 0.7㎜ 타공 알루미늄 Metal Strip(두께 0.4~5㎜) 3장으로 두께는 1.5~2㎜. Metal Strip의 역할은 Splint 제작 시 필요한 공간 1.5~2㎜를 부여하고 정확한 악관절 관계를 위치할 수 있도록 stopper 역할을 한다.

3) 중심위 (CR) 채득 훈련 과정

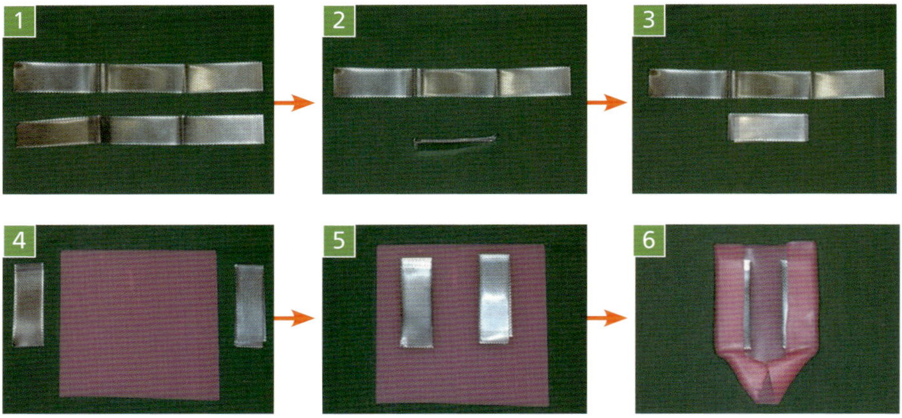

▲ 구강 내 채득을 위한 0.7㎜(타공 구멍) 알루미늄 metal bite 형성

4) 구강 내 0.7㎜(타공 구멍) 알루미늄 Metal Bite 채득

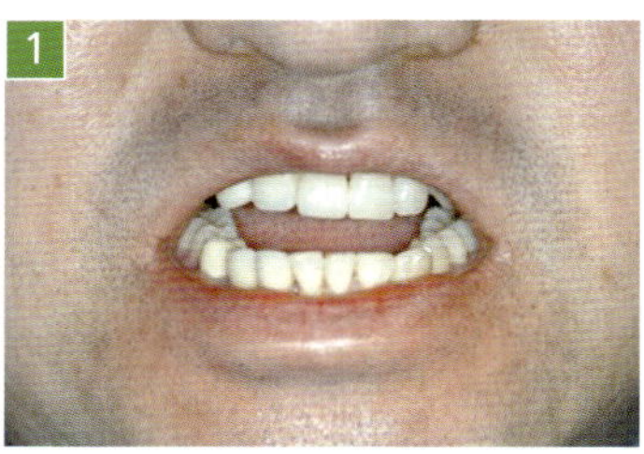

▲ 하악 최전방 위치
아래턱을 최대한 전방으로 내민다.

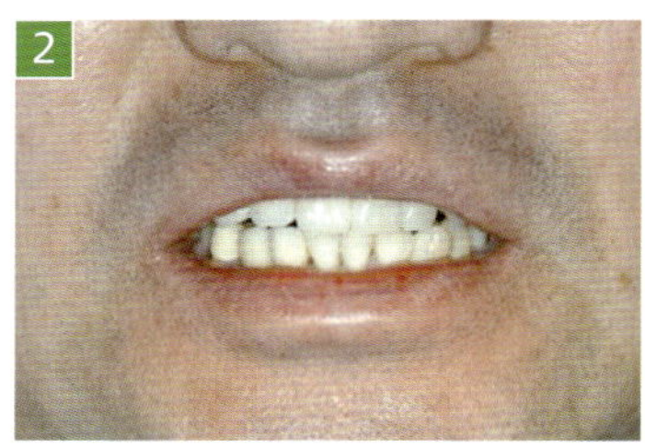

▲ 하악 최후방 위치
아래턱을 최대한 뒤로 집어넣는다.

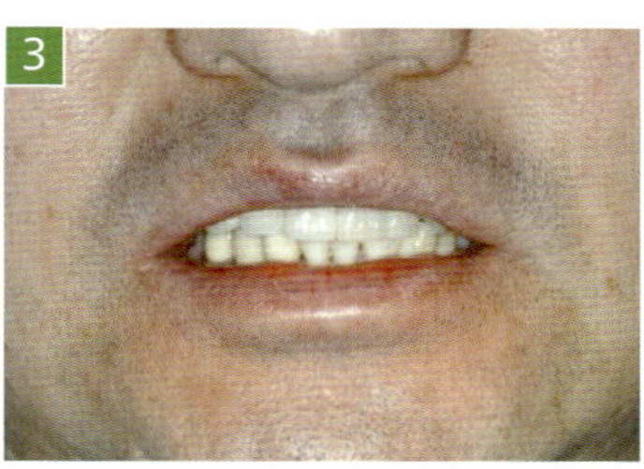

▲ Bite 시킨다
천천히 다물게해서 최초의 치아가 닿으면 멈춘다.

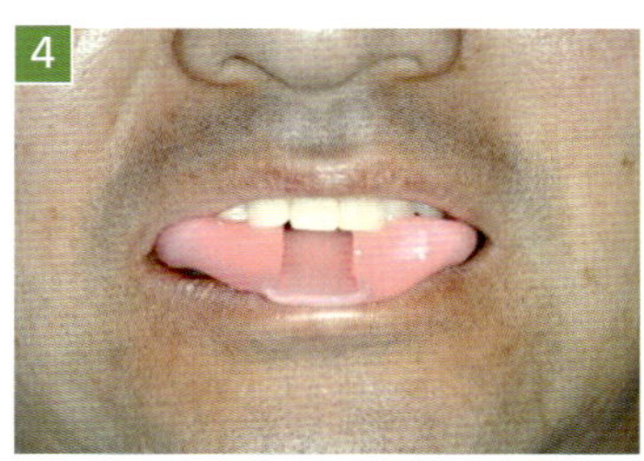

▲ 교합 채득
이 상태에서 Bite를 채득한다.

5) 교합기의 Face Bow(안궁) Transfer를 실행하여 상악 Model을 Mounting

구강 내의 악관절 각도를 face bow를 이용하여 교합기에 transfer 하여 악관절의 각도를 그대로 재현해 보다 정밀한 보철물을 제작한다.

6) Metal Strip Bite 이용, 교합기에 하악모델 Mounting 시행

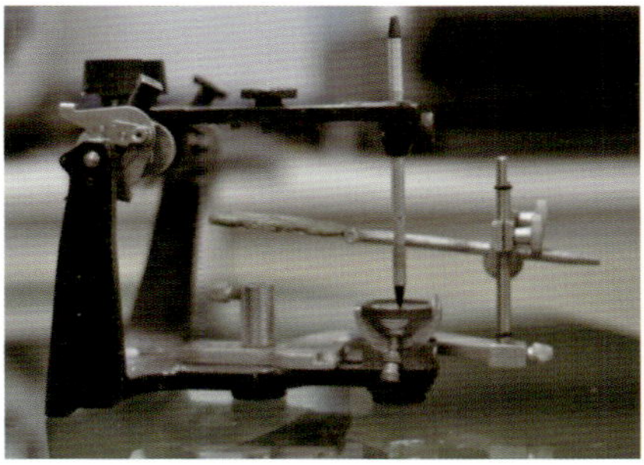

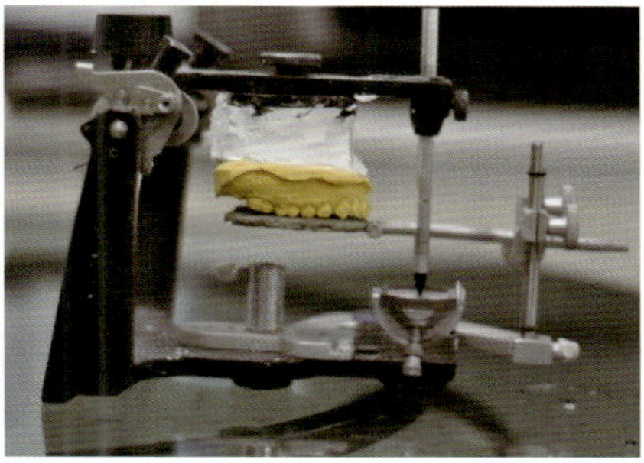

7) Splint를 장착할 환자의 치아 모형에 대한 Surveyor 작업

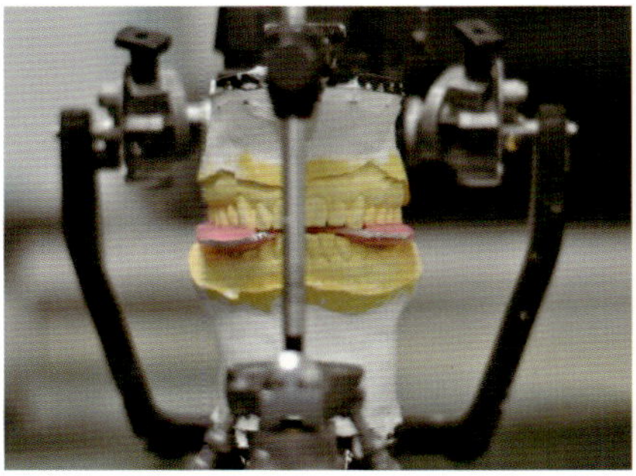

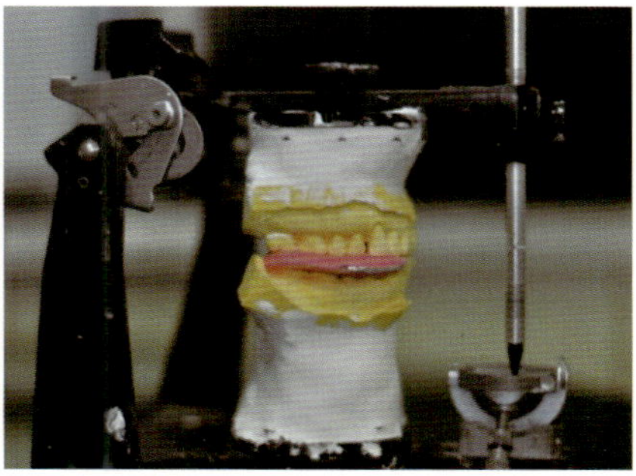

치과기공용 surveyor를 이용하여 스플린트를 장착할 환자의 치아모형과 장치물에 대한 적정한 삽입로(넣고 뺄수 있는)를 결정할 수 있도록 치아모

형을 치과기공용 surveyor table을 두고 위에서 봤을 때 치아 undercut wax로 채워 완성장치가 원활하게 삽입 철거 할 수 있는 방향을 잡아주는 역할을 한다.

■ Splint 장착할 환자의 치아모형에 대한 Surveyor 작업

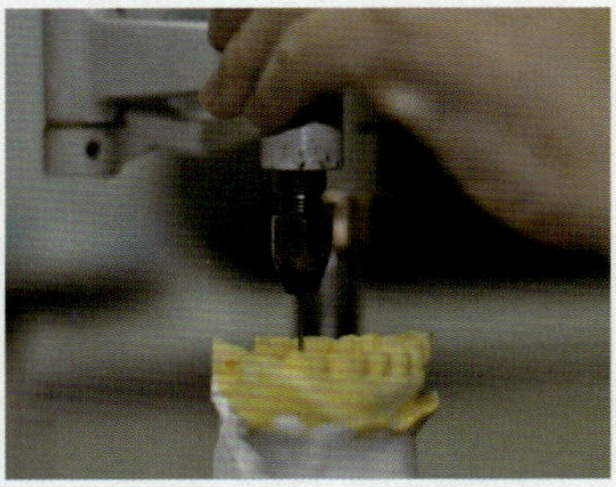

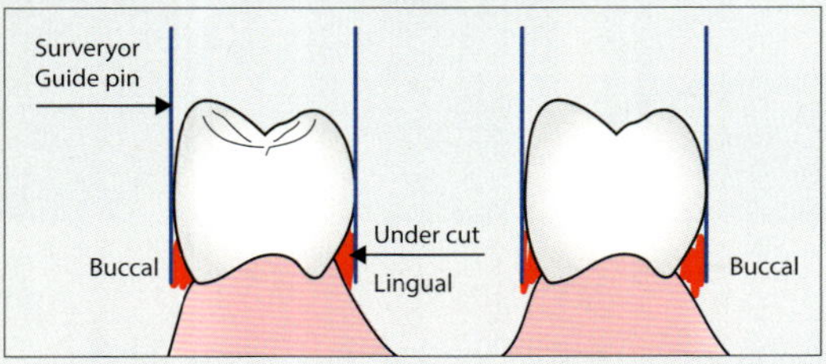

▲ **관찰대상**: 치아의 함몰 부위 즉 치아와 잇몸 사이 under cut 부위를 surveyor guide pin을 이용하여 관찰한다

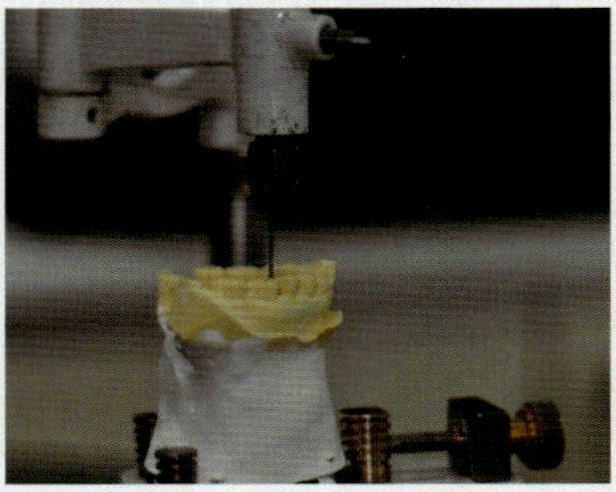

▲ **관찰결과**: Splint의 구강 내 삽입과 철거 및 보철물의 유지력 조절 영향을 준다.

8) Resin Pouring과 중합기를 이용하여 중합

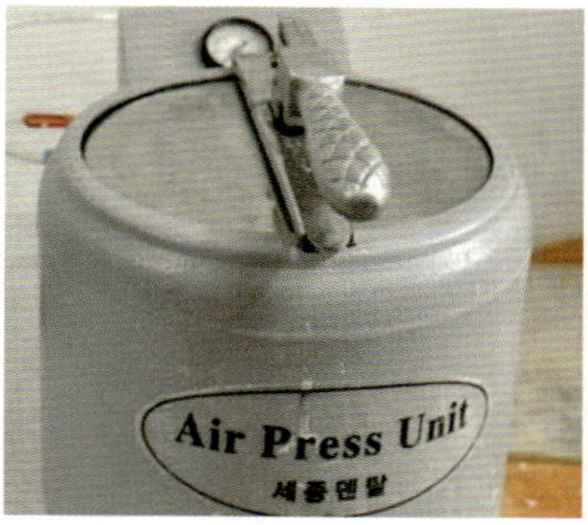

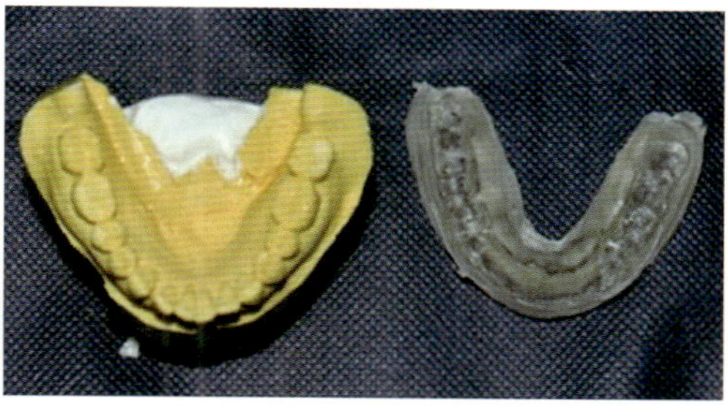

9) 스플린트를 다듬고 Bite Check

Bite Check 시 모든 치아가 한 Point가 닿도록 체크하고 측방운동 시 canine guidance를 확인한다.

교합 확인 시 양측을 한 번에 확인할 수 있는 교합지를 선택한다. 80과 40마이크론 두께의 교합지를 선택하여 확인 작업한다.

편측교합 체크 시 환자가 정확한 CR의 위치를 물지 못하므로 가급적 압축을 한 번에 체크한다.

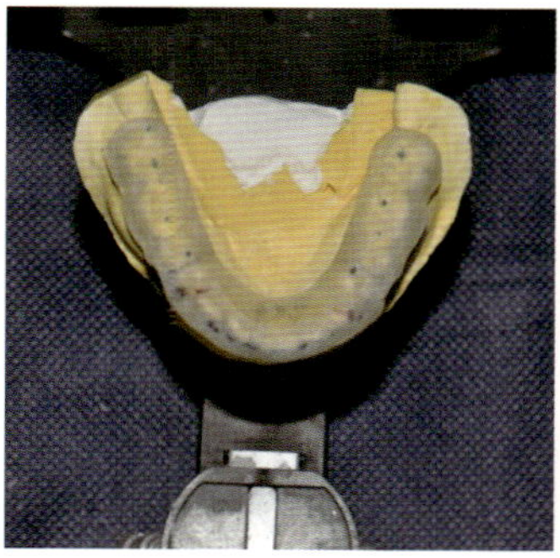

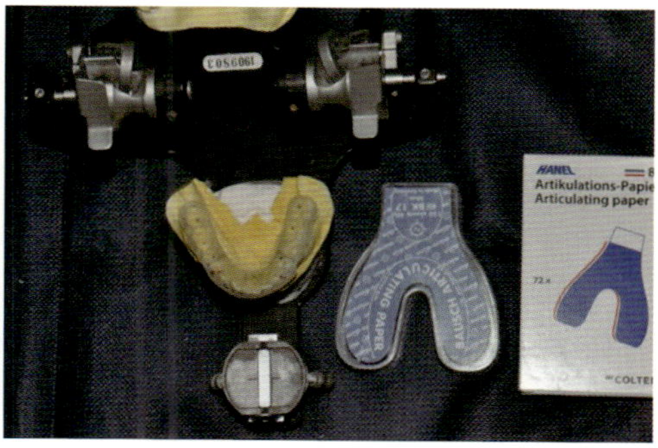

10) 연마제를 이용하여 Splint를 마무리

2, 3회의 조절이 필요하고 3개월마다 교합의 변화를 검사하고 수정한다.

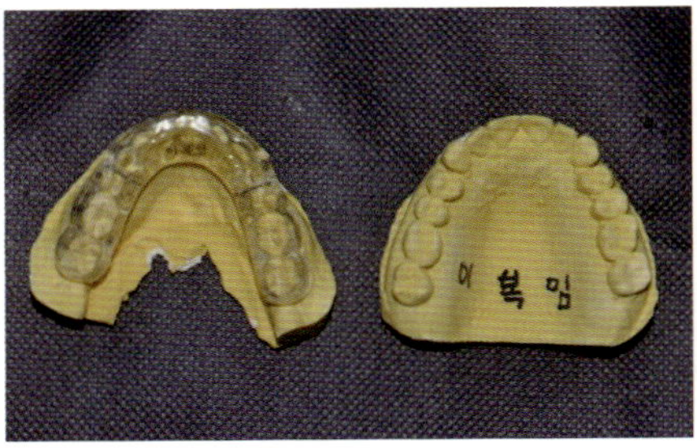

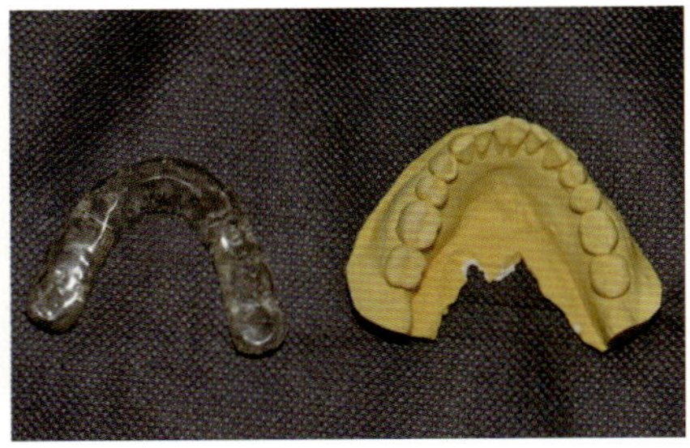

4 옴니백 스플린트와 레진빌드업을 이용한 스플린트 비교

	옴니백 스플린트	레진빌드업 스플린트
장점	• 제작이 간단함. • 비용이 저렴.	• 인상을 정확히 복제 가능. • 유지력 조절이 가능. • 치아변형 시 수정 가능.
단점	• 보철물 유지력이 떨어짐. • 보철물의 유격이 생겨 교합 포인트의 오차 발생 가능. • 치아변형 시 수정이 불가능. • 교합 수정 시 레진을 추가할 경우 시간이 지남에 따라 레진 탈락이나 깨지는 경우가 많음. • 수리가 힘들고, 보철물 유지력이 떨어짐.	• 제작 시간과 제작비용이 옴니백 스플린트보다 많음. • 제작과정이 복잡함.

5 제작과정에서 유의한 점

기존의 스플린트와 형태는 비슷하나 장치의 두께를 0.4~0.5㎜ 두께 0.7㎜ 타공 알루미늄 metal bite 3장을 겹쳐 paraffin wax를 입혀 1.5㎜~2㎜ 두께로 bite를 조정하여 제작하였다. 또한, 장치를 제작하기 전에 교합 조정을 과학적으로 시행하기 위하여 T-scan이라는 좌우교합력 체크 장치를 이용한 교합 조정으로 자연치아를 먼저 이상적인 형태로 어느 정도 교합 조정을 시행하여 교합력을 안정화시킨 후에 bite를 채득하였다. 또한, bite 채득 시에도 바르게 편 척추 상태에서 bite를 채득하여 교합의 변화 즉 교합 간섭으로 야기되는 치주질환, 교모, 치아 파절, 치경부마모증 등 교합 질환의 발현을 감소시켰다. 교합의 변화로 나타나는 좌우 턱관절의 비대칭과 제1, 2경추의 아탈구로 인한 편두통, 이명, 비염, 고혈압, 디스크 등 원인불명의 전신질환에 많은 도움을 주도록 하였다. 교합의 변화 즉 마모와 교합 간섭으로 인하여 외측익돌근과 내측익돌근의 틀어짐으로 인한 22개로 구성된 두개골에 제일 중심부의 접형골의 변형으로 안면 비대칭과 호르몬의 밸런스를 잃게 되는데, 접형골의 비틀림을 CBK Splint로 회복시켜 안면 비대칭이 회복되고 호르몬의 밸런스를 찾게 되어 건강을 회복하게 된다.

이러한 CBK Splint 착용과 더불어 척추의 바른 자세와 바른 걷기, 올바른 복식호흡, 올바른 식생활, 긍정적인 마음가짐이 인체의 면역에 제일 중요하다.

사람은 누구나 하루에도 400개에서 1만 개 정도의 암세포가 생기지만 면역력에 의해 암을 이겨 내게 된다.

면역에 중요한 자율신경의 조절에 결정적인 역할을 하는 척추와 호르몬에 중요한 역할을 하는 두개골을 CBK Splint로 회복시켜 줌으로써 면역력 활성화에 도움을 준다.

따라서 기존의 스플린트와 형태는 비슷하지만 장치의 두께가 다르고 치아의 교합 조정 등 구강 내의 처치 개념이 다르다.

또 장치 장착 후에 척추를 펴기 위한 전신운동을 통해 전신 건강과 연관시킨 점이 특징이다. 전신 건강의 가장 중요한 변화, 즉 노화에 가장 큰 영향을 주는 것은 치아 교합의 감소로 인한 척추와 두개골의 틀어짐이라고 생각되고 이의 해결책이 CBK Splint 이다.

중심위로 관절이 이상적인 관계에서 치아를 이상적인 교합 즉 구치부는 한점씩 균등하게 접촉하게 하고 전치부는 견치유도(Dot in back line in front)를 만든다.

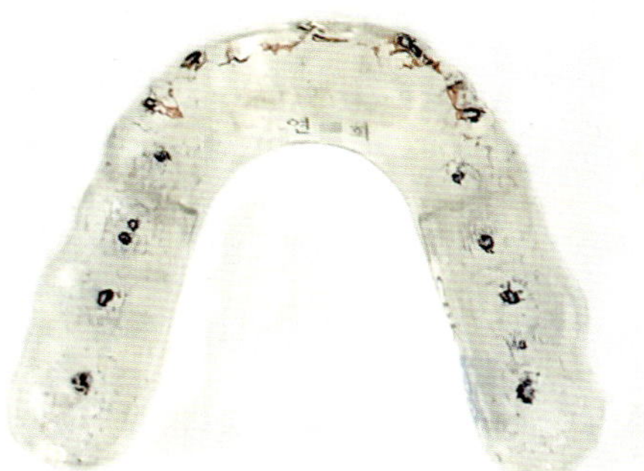

◀ CBK Splint 교합조정

06 CBK Splint로 완벽한 교합을 이룬다

'제42차 9월 패컬티세미나'

다음은 최병기 원장이 2019년 9월 21일 오스템 제1세미나실에서 열린 '제42차 9월 패컬티세미나'에서 **'5 components of system health : T-scan을 이용한 교합 조정과 CBK Splint'**를 주제로 강연한 내용이다.

[2019. 9. 23. 덴탈 이슈에 게재]

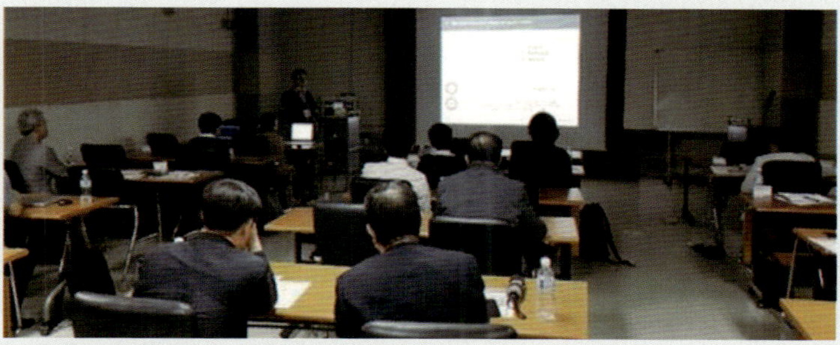

▲ 세미나에서 강의하는 최병기 원장

치아를 빼게 되는 원인은 첫째 교합, 즉 치아 맞물림 이상으로 외상성 교합이나 외상으로 힘에 의한 stress이다. 둘째는 박테리아, 바이러스, 곰팡이균 등이 일으키는 충치나 풍치 때문이다.

1980년대까지는 세균에 의한 충치나 풍치가 원인으로 치아를 더 많이 발치한다고 생각하였다. 90년대 Burgert과 2009년 보스턴 치과의사인 Harrell과 Nunn 등은 치아의 조기접촉 즉 특정 치아가 높거나 계속 많이

닿는 교합 간섭이 있을 때 치아를 잘 안 닿는 사람보다 잇몸에 2~4배 더 나쁜 영향을 준다고 발표하였다

따라서 치아를 빼지 않고 평생 유지하려면 교합력과 세균을 잘 조절해야 한다.

먼저 치아의 맞물림을 잘 조절하기 위해서는 턱관절의 평가와 처치를 고려해 치주 치료를 시행한 뒤 중심위에서 조기접촉을 제거하고, 측방위에서의 교합 간섭을 제거하는 교합 조정을 시행하는 것이 바람직하다. Brian Mills가 발표하였듯이 대부분의 환자는 중심위(C.R)와 교두감압위(M.I.P.)가 이상적으로 일치하지 않으므로 1차적으로 모델이나 T-scan 등을 이용하여 교합 조정을 시행한다.

특히 교합 질환은 치아의 교모와 균열, 지각과민, 치아 동요, 연발음, 치경부마모, 치주염, 관절동통 등 7가지 sign과 symptom이 나타난다. 교합 질환이 있을 때는 치아는 저녁에 잘 때 이가 잘 맞지 않으면 이갈이나 이 악물기 같은 나쁜 습관이 생겨서 잠잘 때 치아가 6~10배 정도의 힘을 받으면서 치아가 마모되거나 금(crack)이 가거나 시린 이, 치아동요, 관절잡음, 치경부마모증, 치조골 파괴, 근육통과 턱관절 통증을 유발한다. 동통이나 증상을 환자가 호소하기 전에 전체적인 교합과 구강악계의 진단을 통해서 적극적으로 원인을 찾아 예방적으로 대처하는 것이 중요하다. 이처럼 치과 치료에서 무엇보다도 교합 조정이 중요하며 교합 조정은 두개골과 뇌척수액 등 전신 건강에도 크게 영향을 미치므로 스케일링하러 온 환자도 놓치지 말고 교합을 봐주어야 한다.

치아에 가해지는 힘을 조절하는 방법으로 필자는 T-scan이라는 교합력을 측정하는 기구로 일차적으로 양측을 균등하게 접촉되게 한다. 일차적인 교합 조정으로 완전 치료가 되지 않으므로 부족한 부분은 중심위 교합안정장

치의 일종인 두개골균형 교합안정장치(CBK, cranial balancing key) 스플린트를 끼우게 한다. 이 장치는 운동선수들이 끼는 마우스피스와 비슷한 장치로서 치아가 받는 압력을 최소화하도록 해 준다.

1.5㎜ 두께의 CBK 스플린트를 잠잘 때와 운동할 때 장착하면 저작근의 안정화 즉 교근, 측두근, 내측익돌근은 폐구근으로 작용하고, 외측익둘근의 하두근은 길항적으로 작용하여 치아와 턱관절과 두개골에 무리한 힘을 주지 않게 되그로 교합에 문제가 있는 치주 수술환자나 교합 질환 환자는 이상적인 교합을 갖는 경우는 제외하고 대부분 스플린트 치료를 고려하는 것이 바람직하다.

Gerald. H. Smith에 따르면 인체는 두개골, 척추, 골반이 유기적으로 영향을 미친다고 한다. Palmer나 Tinbergen에 의하면 바른 척추 자세가 전신 건강에 결정적인 역할을 한다고 주장하였다. 이런 주장에 비춰보면 스플린트를 착용하면 두개골 안전화와 척추 자세를 바르게 해주는 효과가 있음을 알 수 있다.

교합의 부조화가 심한 환자들도 보철이나 교정, 외과적인 처치를 하지 못하는 등 어쩔 수 없는 경우에도 CBK 스플린트 치료가 차선책으로 유용하게 사용될 수 있다.

또한, 3~4개월 한 번씩 보톡스 주사를 교근과 측두근에 주사하면 교합력이 60%가 줄어든다는 보고가 있어 지금은 많이 시행하고 있다.

다음에 세균의 조절은 식후 1분 이내에 철저한 양치를 하고 잠자기 전에는 치실이나 치간 칫솔을 이용하여 치아 사이사이를 잘 관리해야 한다. 1년에 2회 이상 잇몸 상태에 따라서 정기적으로 스케일링을 하는 것이 중요하다. 교합력과 세균만 잘 조절하면 평생 자기 치아를 유지하며 건강하게 지낼 수 있다.

07 CBK Splint로 임플란트 실패 최소화

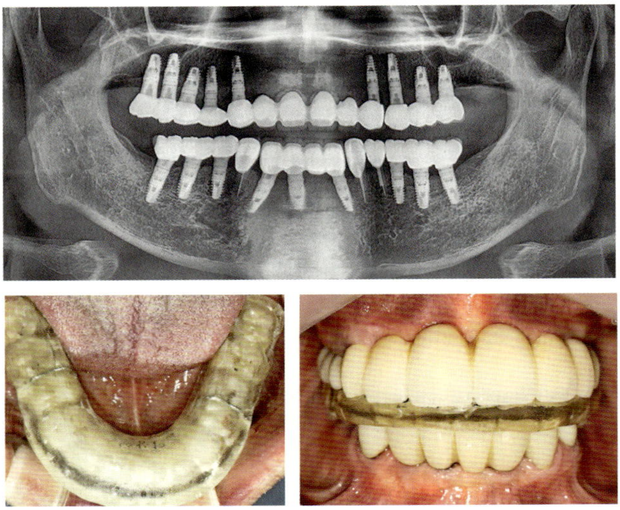

▲ 상악8개 하악9개 임플란트 식립환자로 주기적인 교합조정과 CBK 스플린트 착용으로 교합력을 최소로 유지하며 관리하고 있다.

최근 치아를 발치한 후 치료 방법으로 임플란트가 가장 각광을 받고 있다. 모양이나 기능에 있어서 자연치아와 유사한 점이 많고 한번 심으면 상당 기간 사용할 수 있다는 장점이 있다. 하지만 임플란트도 환자의 상태나 식재 방법에 따라 개인 차이가 크고 계속 관리하지 않으면 여러 가지 문제가 발생한다.

자연치아와 임플란트의 가장 큰 차이는 치근막의 존재 유무이다. 자연치는 치근막이 있으므로 교합 시 56~108㎛로 움직이면서 충격을 흡수한다. 이에 비해 치근막이 없는 임플란트는 동요가 10~50㎛ 정도로 거의 없으면서 병적으로 골의 파괴가 일어난다.

또 임플란트가 골보다 탄성계수가 5~10배로 커서 교합 외상 시 뒤틀림이 커지면서 골 결합의 파괴가 일어난다.

임플란트는 수직압력의 위해작용은 적고 수평력과 뒤틀림의 위해작용이 4~5배나 크다. 따라서 임플란트를 한 후 교합 간섭의 조절에 더 유의해야 한다.

또 임플란트는 자연치아 교합력의 60%에서 병적인 흡수가 일어나고 자연치아는 심스탁 두께인 20㎛에서 반응하지만 임플란트에서는 12㎛로 훨씬 더 세밀한 교합 조정이 필요하다.

임플란트에서도 조기접촉(premature contact)이 중요하지만 더 중요한 것은 biomechanical force, 즉 조기접촉(premature contact)와 교합의 간섭으로 인한 외상성 교합(occlusal overload)와 이를 유발하는 이갈이(bruxism), 이악물기(clenching) 등의 악습관(parafunction)이 있는 경우에는 근육통(muscles tenderness), 시린 이, 치아 동요, 하악 편위, 치경부마모증, 교모, 혀에 scalloped border, stress line 등이 나타난다.

이런 경우에는 교합력의 조절을 위해 추가적인 임플란트 식립(additional implants), 두꺼운 임플란트(wider diameter) 사용, 교합면 폭 줄임(narrow occlusal table), 임플란트 끼리 연결(splinter design)을 고려해야 한다.

또 자연치아의 교합 조건과 유사하게 첫째, 중심위에서 구치부 동시 다발적 접촉(multiple simulations contact)를 유도하고 둘째, 한계 운동과 조화를 이루는 전방유도(anterior guidance)의 부여, 셋째는 어떠한 측방운동에서도 교합 간섭이 없어야 한다. 넷째, 입술은 다물고, 치아는 떨어져 있는 편안한 상태 (lip together, teeth apart)로 유도하고, 다섯째는 교합 질환이 있는 경우에는 CBK 스플린트를 사용한다.

필자는 교합 질환이 있는 모든 환자는 C.O.(중심교합)=M.I.(교두감합위)를 만들어 이상적인 12㎏/㎠를 만들기 위해 1단계로는 T-scan을 이용하여 occlusal time을 0.3초 이내로, discussion time을 0.4초 이내로 줄여 occlusal forces를 줄이는 세밀한 교합 조정을 시행한다.

교합 조정으로도 부족한 점은 2단계로 night guard, 즉 C.R. Splint의 일종인 CBK(cranial balancing key) Splint를 night time과 운동 시 착용하게 하여 parafuction habits의 위해작용을 최소로, 즉 C.O.=M.1.로 만들어 준다.

이와 함께 허리 펴기와 복식호흡, mind control, environment(운동, 섭식)를 교육한다. 필자는 이러한 방법으로 4,000건 이상의 증례에서 치주질환의 개선, 수면의 질 향상, 면역시스템의 개선 등 많은 환자에서 치아뿐만 아니라 전신적인 건강의 개선에 좋은 결과를 보고 있다.

또 저작근의 왜곡이 너무 심한 bruxer style이 된 사각턱 환자들은 스플린트 외에 추가적으로 3~4개월마다 3회 보톡스 주사를 하여 근육의 힘을 60%로 줄이는 방법도 이용하고 있다.

적응증을 잘 지킨 교합 조정과 CBK Splint로 평생 본인의 치아와 임플란트를 유지하는 기적을 우리 모두 경험해서 스마트폰같이 세계를 선도해 가길 소망한다.

08 두개골도 편안한 CBK Splint

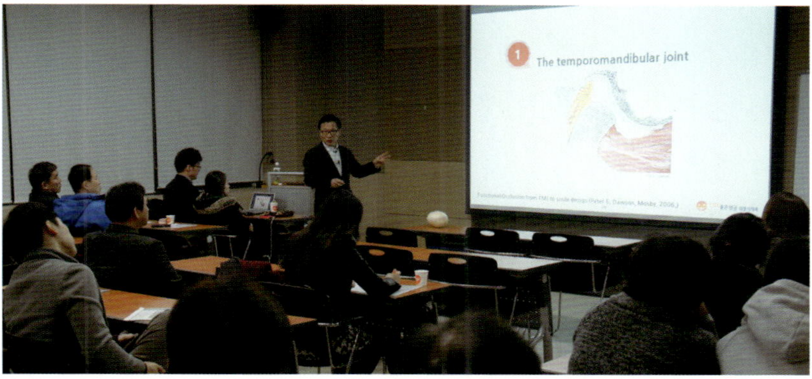

▲ 오스템 서울 동부 AIC연수센터에서 CBK 스플린트 유용성 강의

치아의 교합이 한쪽이 높은 조기접촉이 있거나 한쪽으로 저작할 때 접촉이 되지 않아야 할 반대편 치아가 닿는 교합 간섭이 있으면 치아를 닦지 않는 사람보다 치아에 2~4배 정도의 더 나쁜 영향을 준다.

그러면 비정상적인 교합력이 잠잘 때 무의식 상태에서 맞지 않는 교합을 해결하기 위해 1분에 한 번씩 연하 운동을 할 때 정상적인 경우의 6~10배 정도의 교합력(74~120kg/㎠)으로 이 악물기나 이갈이를 하게 된다. 이 때문에 치아가 망가지는 교합병도 생기고, 또한, 전신에도 나쁜 영향을 미치게 된다.

이상적인 교합의 3대 조건을 알아보자. 앞으로 말하는 것들이 필자가 추구하는 치과 치료의 최종적인 목표이다.

첫째, 건강하고 안정적인 턱관절이다. 턱관절에 있는 관절 원판이 정상적인 위치에 있고 턱관절이 중심위 상태로 변위가 없어야 한다. 중심위는 ①하악을 앞으로 빼고 ②하악을 뒤로 뺐다가 ③살짝 다물 때 치아가 맨 처음 닿는 상태를 말한다. 이때는 교근, 측두근, 내측익돌근은 수축하고, 오직 하나의 외측익돌근의 하부가 길항적으로 이완되는 상태를 말한다.

중심위를 알고 건강한 턱관절을 파악하는 것이 치과 치료는 물론, 중심위 상태가 되어 있을 때 두개골도 가장 편안한 상태가 되는 것이므로 전신 건강에서도 제일 중요하다.

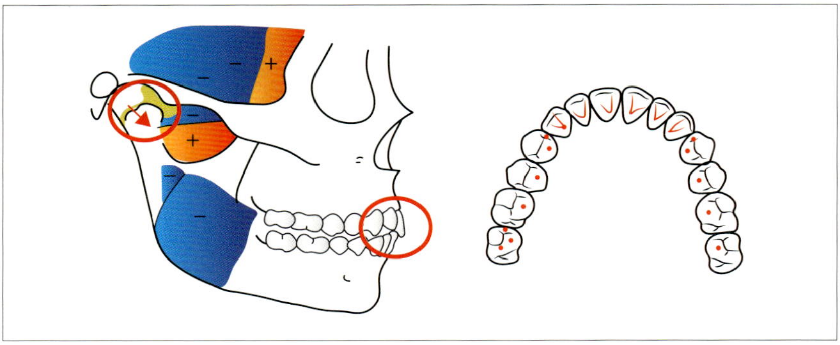

▲ 안정된 교합을 만들기 위해서는 전방유도가 중요한 역활을 담당한다. 전치부 치아는 구치부 치아보다 스트레스에 저항을 더 잘 한다. 그 이유는 전치부치아는 악관절과 저작근육과 좀 더 떨어져 있어서 힘을 더 적게 받는다. 교합지로 폐구 시에 모든 방향으로 가는 운동을 할 때 '전치부는 선, 구치부는 점'으로 나타나게 교합조정이 되어야 이상적인 교합이라고 할 수 있다.

둘째, 구치부에 조기접촉이나 교합 간섭이 없고 중심위 상태에서 최대감합위(동시 다발적 맞물림, 중심교합위)에 있어야 한다.

즉, 중심위는 턱관절의 인대로 인해 위치되는 상태이고 최대감합위는 치아에 의해서 최대로 꽉 물리는 상태이므로 치아가 교묘가 되었거나 마모가 심한 사람은 최대감합위가 중심위와는 차이가 있다. 이때 해결하는 방법은 전악보철로 치아를 수복하든지 교정, 구강외과적인 수술을 통해 중심위와 최대감합위를 일치시켜서 이상적으로 해결하는 것이 원칙이나 현실적으로 불가능한 경우가 많다.

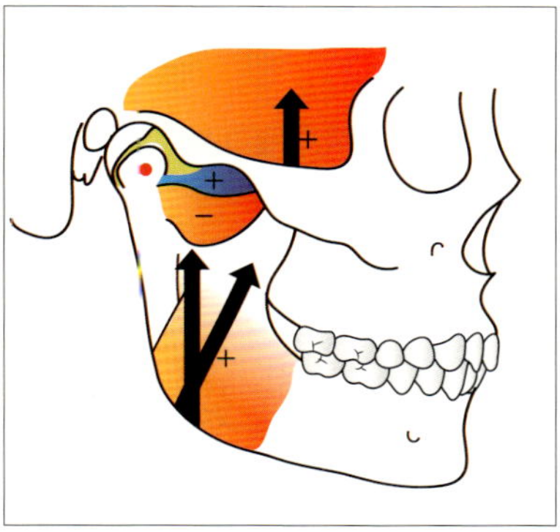

◀ 과두가 중심위 위치에 있을 때 모든 치아에 안정된 정지점이 있어야 한다. 따라서 필자는 세계 보철학회에서 발표한 교합 조정과 CBK (cranial balancing key) Splint(두개골균형 교합안정장치)를 잠잘 때와 운동할 때 끼우게 한다.

따라서 CBK 스플린트를 끼운 상태에서 중심위와 중심교합위를 일치시켜서 이상적으로 안면근육에 힘을 최소로 12kg/㎠로 해결 한다. 안면 근육의 힘을 조절하는 것이 항노화(anti-aging)에도 중요하다.

셋째, 하악을 최대감합위 상태에서 앞으로 운동할 때 앞니(전치부)가 접촉되는 전치부 유도접촉이 있어야 한다.

만약 전치부 유도접촉이 되지 않은 개방교합이나 반대교합의 환자는 전치부에 의해서 구치부가 보호되는 역할이 부족하다. 특히 이것은 잠잘 때 안 맞는 치아를 맞추려는 무의식적인 보상작용으로 저작 근육이 6~10배 정도의 힘을 비정상적으로 받아 치아교묘, 균열, 시린 이, 치아동요, 연발음, 치경부마모증, 치주질환, 근육통증과 턱관절통증 등 교합병이 생길 수 있다.

따라서 이러한 경우에도 보철, 교정, 구강외과적인 광범위한 치과 치료를 고려하고, 차선책으로 교합 조정과 CBK Splint가 필요하다.

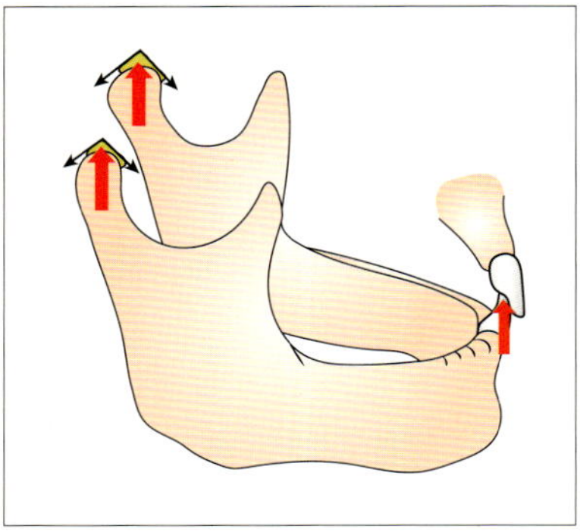

◀ 하악은 3점을 중심으로 나타낸다. 후방결정점(하악과두)은 힘의 뒤쪽 첨부 위치이고 중심 위에서 안정한 최상위 정지 점을 나타낸다. 이 위치에서 하악과두-관절 원판 조합은 관절와에 의해 정지되기 때문에 거상근육이 강하게 수축한다 하더라도 더 이상 위로 움직일 수 없다. 전방 결정점(전치) 역시 중심 교합에서 접촉점이 확실하게 폐구운동을 정지시키도록 적절하게 형성되었다면 안정된 정지점이다.

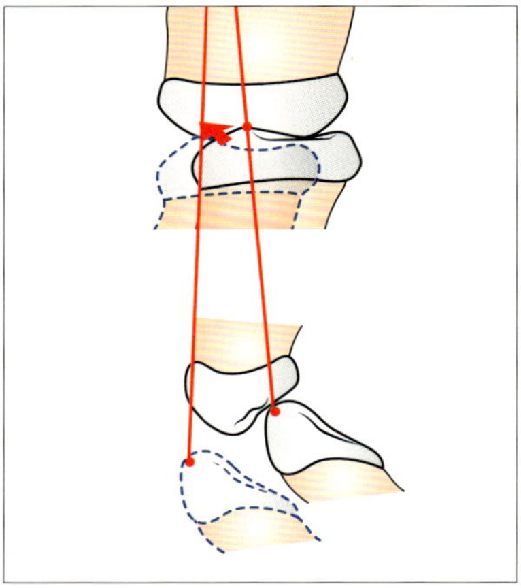

▶ 구치의 접촉이 모든 경사 내내 유지된다면 전방 유도에 의한 보호 기능이 상실된다. 과두에서 가깝게 비트는 효과 때문에 대구치에 작용되는 응력은 매우 크다.

결론적으로 턱관절이 편안한 중심위 상태에서 최대감합위(동시 다발적 맞물림, 중심교합위)가 동시에 일어나고, 앞으로 하악을 내밀었을 때 전치부 유도접촉이 일어나면 평생 본인의 치아를 간직하면서 두개골도 편안한 CBK Splint 효과를 얻을 수 있다.

치아균형으로 두개골 평형을 유지하여 필자의 환자들이 좋은 결과가 있듯이, 모든 인류가 건강했으면 하는 서원을 품어 본다.

09 전신 건강에 미치는 CBK Splint 효과

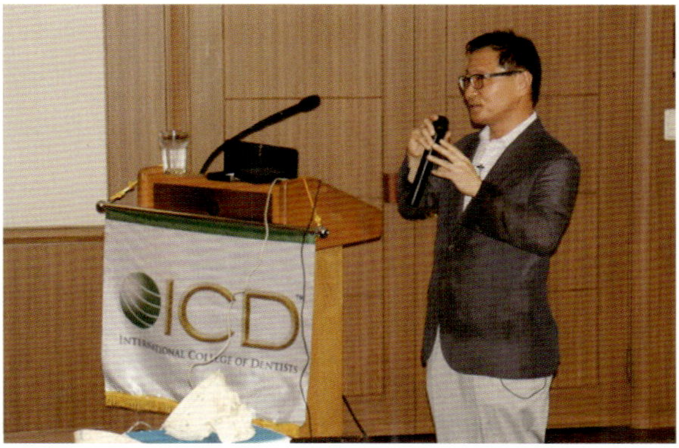

▲ 국제치의학회 한국회(ICD Korea)에서 강의하는 최병기 원장

2015년 18회 세계보철학회에서 필자가 발표한 전신 건강의 5가지 조건에 대해 알아본다.

인체는 두개골, 척추, 골반 등이 하나로 유기적으로 연결돼 있어 자세, 교합(상, 하 치아의 맞물림), 호흡 등이 전신 건강에 결정적인 역할을 한다.

첫째, 바른 척추 자세가 가장 중요하다.

인체는 Gerald. H. Smith가 발표하였듯이 두개골, 악관절, 골반, 영양, 근육, 장기, 정신적인 문제가 상호 유기적으로 영향을 미치면서 질병이 유발된다.

모든 장기는 24개의 척추에 각각 연결돼 있고 자세가 바르지 못하면 모든 기능이 20~30% 저하된다. 1973년 Tinbergen이 건강치 못한 사람들을 허리를 펴게 해서 건강을 회복시킨다는 논문을 발표해 노벨상을 수상했다.

뼈는 근육을 이길 수 없다. '허세가펴', 허리는 세우고 가슴을 펴자. 또 바르게 걷는 것이 허리를 바르게 하는 데 중요하다.

둘째, 치아의 교합이다.

치아 교합이 맞지 않고 틀어지면 4개의 저작근(씹는 근육)이 이상적일 때보다 6~10배 정도 왜곡이 일어나면서 인체에서 가장 중요한 측두골과 두 번째 경추(축추)의 틀어짐에 영향을 준다. 하루에도 2,400번, 특히 저녁에 수면 중 무의식 상태에서 연하 운동을 할 때 결정적인 영향을 줄 수 있다. 이때 치경부마모, 교묘, 치아균열, 치아동요 등 교합 질환이 유발된다.

교합 질환이 있는 경우 T-scan을 이용하여 확인하고 병든 치아를 젊은이와 같은 이상적 교합으로 조정해 준다. 이렇게 해도 부족한 점은 1.5㎜의 메탈 스트립 바이트로 제작한 CBK (cranial balancing key) Splint를 수면 중과 운동 시에 반드시 끼우게 한다. 이렇게 하여 내측익돌근의 하연을 완전하게 이완시켜 궁극적으로는 상하악 간의 올바른 좌우상하 균형을 맞추어 근육의 왜곡에 의한 두개골의 영향을 최소화한다.

셋째, 복식호흡이다.

필자는 20년 전에 '기천문'이라는 전통 무술을 배웠는데, 그동안 선택한 운동 중 가장 좋은 운동이라고 생각한다. 필자는 모든 환자에게 일상적 습관이 된 흉식호흡을 복식호흡으로 바꾸도록 교육하고 있다.

코로 숨을 들이마시는 복식호흡은 인간만이 자율신경을 조절할 수 있도록 신이 주신 선물이다.

넷째, 명상(Mind Control)이다.

사람은 생각하는 대로 된다. 과거와 미래의 생각은 줄이고 오직 현재에 있는 것이다. 요즘 사람들은 '멍때리기' 등 많은 시도를 하고 있다. 필자는 복식 호흡을 하면서 '숨' 호흡에만 집중하며 '덕분입니다', '감사합니다'라는 '법화경'에서의 방법을 사용하고 있다.

다섯째, Environment(섭식, 운동)의 중요성이다.

자기 자신을 사랑하는 현대인들은 운동과 섭식은 기본적으로 잘하려고 노력한다. 과거에는 영양 부족이 문제였지만 지금은 영양 과잉이 많은 질병의 원인이 되고 있다. 오염되지 않은 깨끗한 식품을 섭식하여 몸에 필요한 영양소를 균형 있게 섭취하고 적당한 운동을 통해 우리 몸의 각 부분의 기능이 원활히 작용하게 하는 것이 중요하다.

이 5가지 조건은 본인의 노력이 제일 중요하다. 다만 두 번째로 말한 교합의 고경이 낮아지면서 호르몬과 신경계의 밸런스가 깨지는 것만은 오직 치과의사가 교정이나 보철로 교합을 높여 완벽하게 맞추던지, 아니면 CBK Splint를 장착함으로써 교합이 이상적이지 못 할 때 나타나는 근육의 왜곡을 수면 중에는 풀어 주어야 치아 건강과 전신 건강을 지킬 수 있다. 나는 이에 대한 임상 결과를 계속 연구 중에 있다.

최근에는 TM Joint 문제로 진료 영역 다툼이 있었는데 그 논란은 치아 교합에 있다고 본다. 치아 교합 문제는 이비인후과나 정형외과, 한의사가 아닌 치과의사만이 해결할 수 있다. CBK Splint를 적용하면 TMJ 디스크 공간이 정상화되면서 신경계 등 모든 밸런스가 정상화될 수 있다.

또 얼마 전에 대법원 공개 변론에서 치과의사가 보톡스 · 필러를 미용 목적으로 안면 부위에 시술하는 치료에 대한 합법성의 문제를 놓고 서로 다른 과의사들이 논쟁을 벌였다. 각 과마다 자기의 영역을 지키고 확대하고 싶어 하는 것은 당연하다고 생각된다.

이런 사건들을 계기로 의사들은 각자 고정관념을 뛰어넘어 의사로서 인체의 각 부분을 세분화하여 전문적으로 연구하면서도 인체의 모든 부분은 상호 유기적으로 연결되어 전신 건강에 영향을 주고받는다는 점을 인정해야 한다고 생각한다.

또한, 치과 분야의 전문의로서 치과의사만이 할 수 있고 알아야 할 것들을 생각해 보는 계기가 되었으면 한다. 이 점을 환자에게 교육해 모든 인류가 건강하게 살 수 있도록 우리 모두 최선을 다해야 할 것이다.

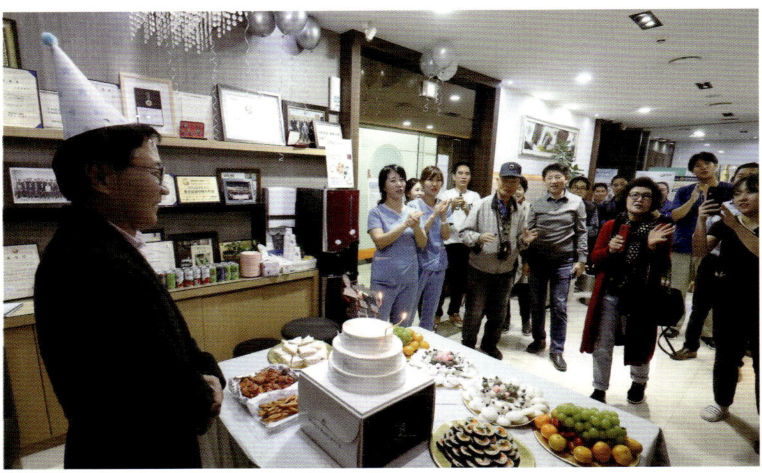

▲ 최병기 원장이 생일 축하를 받고 있다.

10 치과 진료 경쟁력 '키워드는 교합'

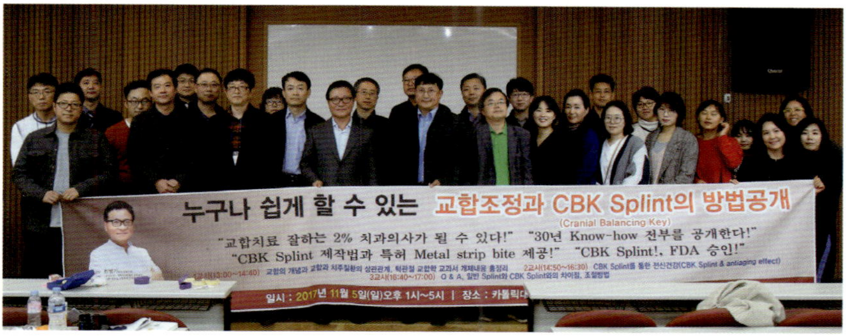
누구나 쉽게 할 수 있는 교합조정과 CBK Splint의 방법공개
(Cranial Balancing Key)
"교합치료 잘하는 2% 치과의사가 될 수 있다!" "30년 Know-how 전부를 공개한다!"
"CBK Splint 제작법과 특허 Metal strip bite 제공!" "CBK Splint!, FDA 승인!"
일시 : 2017년 11월 5일(일)오후 1시~5시 | 장소 : 카톨릭대

▲ 치협 경영정책이사를 지낸 최병기 원장(좋은얼굴 최병기치과의원)이 교합조정 및 최신 스플린트 관련 세미나를 2017년 11월 5일 오후 1시부터 가톨릭대학 서울성모병원 의과학연구원에서 진행했다.

'누구나 쉽게 할 수 있는 교합조정과 CBK Splint의 방법공개'라는 주제로 열린 이번 세미나에서는 최병기 원장이 연자로 직접 나서 교합 치료를 비롯한 본인의 30년 진료 노하우를 공개해 눈길을 끌었다. 이날 강연에서 그는 '교합의 개념, 교합과 치주질환의 상관관계'(1교시)와 'CBK Splint를 통한 전신 건강'(2교시)에 대해 각각 설명한 이후 'Q&A, 일반 Splint와 CBK Splint와의 차이점, 조절방법'(3교시)을 공유하는 시간을 가졌다. 특히 이번 세미나에서는 지난 2014년 자신이 개발한 두개골 균형교합 안전장치인 'Cranial Balancing Key Splint(CBK 스플린트)'의 핵심 개념도 소개했다. CBK 스플린트는 상하악의 교합을 이상적으로 조절해 두개골의 균형을 바로 잡아주고 코골이 치료효과, 부교감 신경 활성화, 타액분비 촉진, TMJ 개선효과 등 다양한 증상의 치과환자 치료에 도움을 주기 위한 장치다. 기존 스플린트와 형태는 비슷하지만 장치의 두께를 1.5㎜의 metal strip bite

를 이용해 제작함으로써 특화시켰다. 치아의 교합조정 등 구강내의 처치 개념이 다르며, 장치 장착 후에 척추 펴기, 복식 호흡 등 전신적인 운동을 통해 전신 건강과 연관시킨 점이 특징이다. 최병기 원장은 "전국 각지에서 교합에 관심이 많은 다양한 계층의 치과의사들이 등록해 강연을 함께 했다는 점에서 이번 오픈 세미나의 의미가 크다"며 "특히 본인 임상에서의 '답'을 얻어가는 시간이 됐다는 피드백이 많이 있었던 만큼 향후 이론을 다루는 오픈 세미나와 함께 실습을 중심으로 한 소수 정예 핸즈온 세미나를 내년 상반기 중으로 각각 진행할 예정"이라고 설명했다.

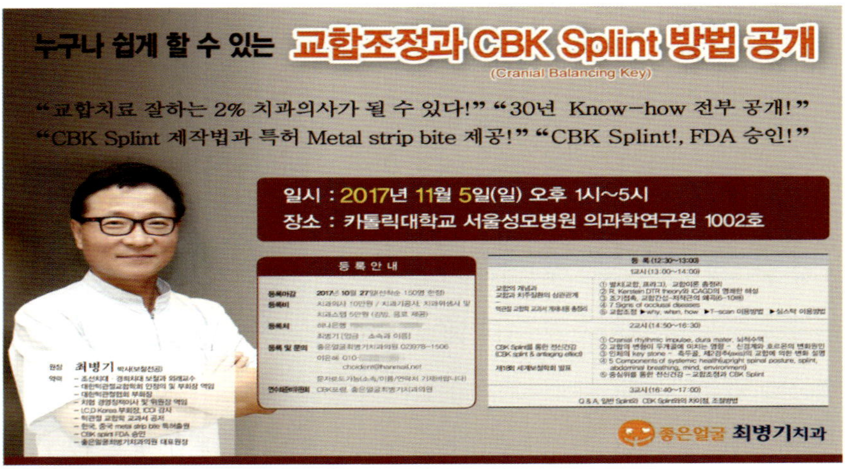

▲ 2017 11월 최병기원장 30년 진료 노하우 공개 자체 세미나 개최

11 CBK Splint 착용 효과

첫째, 치아의 교합력이 파괴적으로 작용하지 않아 더 나빠지지 않는다.

치주질환은 양치질을 잘못하여 나타나기도 하지만 더욱 크게 나쁜 영향을 주는 것은 교합이 잘 맞지 않아서 생긴다. 즉 교합 간섭에 의해 치주병, 치경부마모증, 치아 균열 등 많은 질환이 생기게 된다. 이는 특히 잠잘 때 이갈이나 이 악물기로 1분에 한 번씩 침을 삼키는 연하 운동 때문에 생기며, 심한 경우 일반 성인보다 6~10배의 교합력이 치아에 무리한 힘을 준다. 치아는 저녁에 잠잘 때 무의식에서 교합력에 의한 파괴가 제일 나쁜 영향을 준다.

두개골교합안정장치(CBK Splint)를 잠잘 때 착용하게 되면 교합력을 완화해 치주질환이나 교합 질환의 완화에 가장 중요한 역할을 한다. 따라서 치주질환이 있는 경우에는 반드시 CBK Splint를 끼워야 한다.

둘째로 잠을 훨씬 깊게 잘 수 있다.

수면 시에는 뇌에 자극을 주어 뇌를 활성화하는 연하 운동을 1분에 1회씩 한다. 이 때 치아의 마모가 심한 교합 질환이 있는 성인들은 6~10배의 교합력을 받아 30대 후반 이후에 깊은 잠을 자지 못하는 가장 큰 원인이 된다. 두개골교합안정장치는 연하 운동 시에도 힘을 완화해 수면을 훨씬 편안하게 유도한다.

셋째로 호르몬과 신경계에 균형을 유도하여 전신 건강이 회복된다.

비염, 이명, 편두통 등 전신질환이 회복되는 CBK(cranial balancing

key 두개골 균형) 효과가 나타난다.

교합안정장치를 착용하면 경추 1번(atlas, 환추)과 경추 2번(axis, 축추)을 늘려주는 견인력의 작용으로 척추의 바른 배열을 도와준다. 이에 따라 경추 1번과 2번의 미세한 비틀림으로 인한 뇌 신경과 뇌척수의 이상 증상이 회복된다.

교합이 잘 맞지 않으면 치아가 마모되면서 경추도 틀어지게 된다. 특히 턱관절은 각각 136개의 근육에 영향을 준다. 따라서 치아의 교합 이상이 턱관절과 척추에 직접적인 영향을 준다. 척추가 틀어지면 혈압도 상승하고 이명도 생기고 비염 등 많은 난치병의 원인이 된다.

바른 자세와 두개골교합안정장치 착용은 호르몬과 신경계의 정상화를 도모하여 면역력을 증가시킨다. 척추가 바로 서면 모든 면역세포, 즉 T cell, B cell, NK cell이 즉각적으로 반응을 할 수 있다. 척추를 휘게 하는 것은 나쁜 자세와 함께 치아 교합 이상으로 인한 경추의 비틀림과 골반의 뒤틀림에 있다. 따라서 바른 자세와 치아의 교합의 안정화가 전신 건강에 필수 조건이다.

넷째로 안면 비대칭이 완화되고, 뇌하수체의 안정화로 호르몬의 밸런스를 찾아 얼굴이 예쁘게 된다.

구치부가 교합의 간섭으로 교합 근육인 내측익돌근과 외측익돌근이 7~8배에서 근육의 왜곡, 비틀림이 일어난다. 이로 인해 22개로 구성된 두개골 중 제일 중심부를 구성하고 있는 접형골(sphenoid bone)과 측두골(temporal bone)을 뒤틀리게 한다.

대부분의 뇌 신경이 접형골에서 나오고, 접형골 위의 뇌하수체에서 호르몬을 만든다. 나이가 들면 치아가 마모되어서 접형골에 영향을 주어 안면의 비대칭, 즉 눈 코의 틀어짐이 생긴다. 따라서 교합안정장치를 착용하면 안면 비대칭이 어느 정도 교정되어 얼굴 모양을 바르게 회복시켜준다. 또한, 호르몬과 뇌척수액의 원활한 이동을 도와 전신 건강을 향상시킨다.

다섯째, 뇌의 혈류량을 증가시켜 치매 예방에 긍정적인 영향을 줄 수 있다.

이에 대해서는 우리 병원에서 직접 수집한 4,000여 증례의 설문조사와 함께 다른 과 선생님들과 공동 연구로 과학적인 근거를 마련하고 있다.

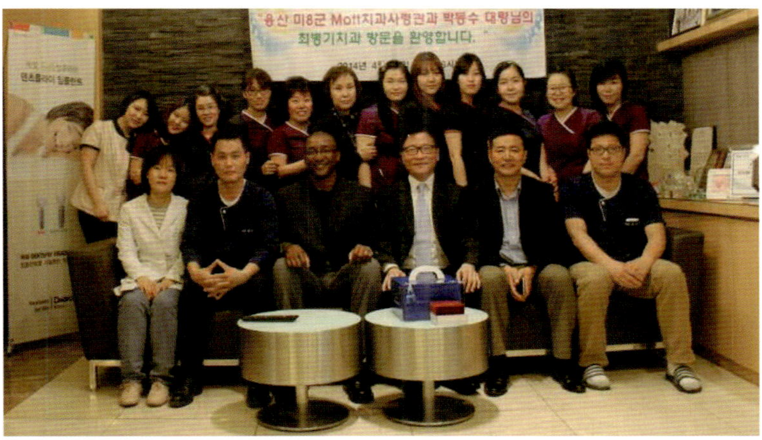
용산 미8군 Mott치과사령관과 박동수 대령님의
최병기치과 방문을 환영합니다.

▲ 용산 미8군 Mott 치과사령관 · 박동수대령 · 최병기치과 단체 사진

12 CBK Splint 향후 발전 방향

CBK 스플린트를 개발하여 환자들에게 장착을 시작한 후 지금까지 우리 치과 병원에서만 4,000케이스 이상의 임상 케이스를 확보했다. 필자는 내원하는 환자들에게 CBK 스플린트 착용과 더불어 척추의 바른 자세와 복식호흡, 올바른 식생활, 긍정적인 마음가짐, 운동 등이 인체 면역에 중요하다고 강조한다. 나는 CBK 스플린트를 사용한 뒤 전신 건강이 회복되는 환자들을 보면서 이러한 개념들을 정리해 세계치과보철학회를 비롯하여 치과의사들을 대상으로 한 치과 전문 세미나에서 'CBK 스플린트의 항노화 효과'를 주제로 발표해서 치과계의 주목을 받아왔다.

앞으로 내과, 이비인후과, 신경과, 정형외과, 한의과 등 많은 다른 과 선생님과의 공동연구를 통해 CBK Splint를 전 세계 많은 인류가 스마트폰처럼 일상적으로 사용하여 모두 전신 건강이 향상되길 바란다. 아울러 3D프린트를 이용한 제작 방법을 연구하여 보다 저렴한 대량 생산 방안을 기대한다.

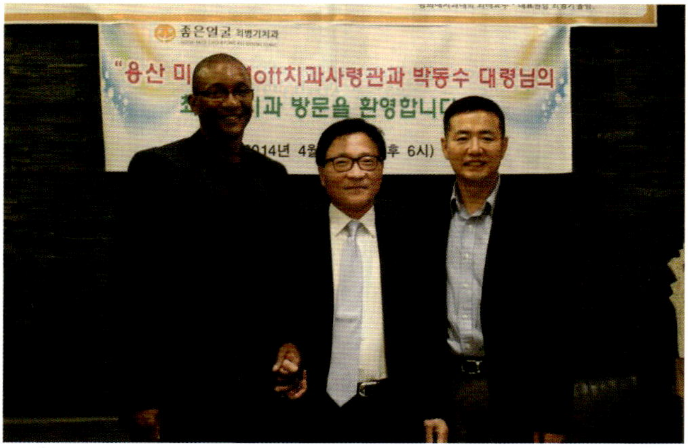

▲ 용산 미8군 Mott 치과사령관 · 박동수대령과 함께

13 CBK Splint Q. and A.

1 기존의 Splint와 CBK Splint의 차이점은 무엇인가?

첫째는 T-scan을 이용하여 이상적인 교합을 형성한다.

즉 occlusal time 은 0.3초 이내로 disclusion time 은 0.4초 이내로 조정한다. 가능하면 중심위와 교두감합위를 일치하도록 노력한다. 그리하여 외측익돌근의 하부가 이완이 되어 두개골봉합의 찌그러짐이 풀어짐으로 호르몬과 신경계에 균형에 영향을 준다.

둘째는 중심위를 채득하는 데 필자가 발명 특허를 취득한 1.5 ㎜의 metal strip bite 를 이용하는 것이다.

셋째는 전선건강을 향상 시키는 목적으로 제작한 것이다.

과거에는 턱관절의 치료를 위해 Splint를 장착하였으나 CBK Splint는 바른 자세와 운동, 복식호흡,명상, 섭식을 함께 교육하여 전신 건강을 향상 시키는 데 도움을 준다.

2 CBK Splint의 부작용은 있는가?

처음이는 장착하면 조금 불편한데 2회 정도 교정을 통해 중심위와 교두감합위를 일치하도록 하면 거의 불편함이 없다.기성품의 소프트한 스플린트는 일시적으로는 좋은 면이 있지만 장기적으로 사용하면 턱관절이 틀어지고 치열이 변형되는 큰 단점이 있어서 사용하면 안된다.

3 CBK Splint의 건강증진 기전을 간단하게 설명하면?

CBK Splint를 장착하면 환추와 축추가 이완되어 척추가 바르게 서고 저작근이 중심위로 되어 외측익돌근의 하부가 이완 되면서 두개골이 안정되고 호르몬과 신경계에 영향을 주고 뇌척수액의 흐름을 원활하게 한다.

필자는 임상경험과 설문조사 등 과학적인 방법을 통해 CBK 스플린트와 전신 건강과의 상관관계를 계속 연구하고 있다.

4 꼭 야간에 잠잘 때만 끼워야 하나?

잠잘때 끼우는 것이 제일 중요하다.

CBK Splint가 중심위에서 교두감합위로 일치 되어 이상적으로 조절이 된 경우에는 운동할 때나 낮에도 끼우고 바른 자세와 운동, 복식호흡, 명상, 섭식으로 전신 건강의 향상을 기대한다.

5 착용할 때 가장 불편한 점은?

처음 착용하여 3주 동안은 조금 불편할 수 있으나 장착 후 2회 정도의 교정을 하고나면 불편함이 없어진다.

다만 잠자리에 들어갈 때 끼우려고 하지 말고 저녁 식사 후 양치를 하고부터 바로 CBK Splint를 끼우고 있다가 잠이 드는 것이 좋다.

6 특허낸 metal strip bite의 장점은?

기존의 파라핀왁스로 bite를 채득할 때 보다 중심위를 채득하기 유용하다.

필자는 약간의 교합조정을 시행하고 metal strip bite 로 교합을 채득하여 제작 후에는 조정을 최소화 하고 있다.

7 CBK Splint는 어떻게 조정하나?

맨 처음에 80 마이크론의 말발굽 형태의 교합지를 이용하여 구치부에는 한 점씩, 전치부에는 선이 형성되도록 조절한다.그 후 3일, 1주일 후에 좀 더 세밀한 교합지로 다시 조절하고 3개월 마다 체크한다.

8 CBK Splint는 언제까지 끼워야 하나?

기존의 Splint는 턱관절 통증이 있을 때 만 사용한다.

반면에 CBK Splint는 전신 건강의 향상을 위해서 끼우므로 평생 장착한다.

CBK Splint 장착후에 치주질환의 감소, 잠을 잘 자고, 비염, 이명 등이 감소하고 팔자주름의 개선 등 좋은 결과를 보고 있다. 다만 일주일에 2회 정도 틀니 세정제로 잘 소독해야 한다.

9 부분틀니를 끼우시는 분이나 임플란트를 한 환자도 시행하는가?

치주질환이 있거나 임플란트를 한 환자는 대부분의 경우에 아무리 양치를 잘 하여도 교합이 좋지 않아서 잠 잘 때 이악물기나 이갈이로 인해 치경부마모증, 교모,치아 균열, 치주질환 등 많은 영향력을 준다.

따라서 치주질환이 있거나 임플란트를 시행한 환자도 교합조정과 CBK

Splint가 필수적이다.

또한 부분 틀니를 장착한 환자 분들도 잠잘 때는 틀니를 빼고 CBK Splint를 끼워서 잠잘 때 교합력을 최소화 하는 것이 중요하다.

10 척추를 펴고 복식호흡하고 스플린트를 장착하면 전신 건강이 향상된다는 증거가 있는가?

Palmer나 Tinbergen이 바른 자세가 전신 건강에 영향을 준다는 것은 발표하였다.

1980년대 까지 Smith나 Fonder 등 많은 선학들도 척추와 교합, 턱관절의 틀어짐에 호르몬과 신경계에 관한 전신 연구가 있었다.

그 후에 Kirstein이 교합의 조기접촉이나 교합 간섭으로 저작근의 6~10배의 왜곡이 있다는 것을 발표했다.

필자는 선학들의 이론을 바탕으로 CBK Splint를 발표하여 4,000여 증례에서 좋은 결과를 보고있다.

앞으로도 내과, 이비인후과, 신경과,정형외과, 한의과 등 많은 다른 과 선생님과도 공동 연구를 통해 CBK Splint가 전인류의 건강 향상에 기여하기를 기대한다.

14 CBK Splint 관리법

1. 끼고 주무신 후 아침에 스플린트를 닦으실 때에는 흐르는 찬물에 칫솔로 안쪽까지 닦아 준다.

2. 스플린트 장착후 적응 될 때 까지 2~3주의 적응기간이 필요하며 끼우고 나면 턱관절 디스크의 변화로 치아와 장치의 미세한 조정이 필요하다.

3. 장착후 1 주에 2번 정도는 틀니 세정제로 소독이 필요하다.
틀니용 세정제는 물에 넣은 후 5분 정도 넣어 두었다가 깨끗한 물에 헹구어 사용하면 된다.

4. 사용하지 않을 때는 깨끗이 닦아서 물이 있는 보관함에 넣어 보관해야 한다.

5. 3개월에 1회씩 치과에 내원하여 치열의 변화와 장치를 검사하고 건강한 구강 상태를 유지하여야 한다.

6. 긍정적인 마음을 가지려고 노력하고 스플린트 장치는 잠잘 때 깨물고 있는것이 아니고 끼우고 만 있는 것이다.

7. 자고 난후 불편한 경우에는 치과에 가서 조금만 조절하면 편하게 된다.

8. 늘 허리는 펴고 바른 자세를 유지하고 올바른 자세로 걷기를 한다.

■ CBK Splint 착용 체험 후기

○○○ (남, 67세)

스플린트를 착용하고 이명이 없어졌어요.

저는 2013년 10월부터 갑자기 귀에 이명이 오기 시작했고, 또한 오른쪽 귀에서 불규칙적으로 뚝뚝 소리가 심하게 들려서 (근육성 이명) 잠도 제대로 잘 수 없었을 뿐 아니라 정신적으로 많은 고통을 받았습니다.

병원 이비인후과만 네 곳, 종합병원 한 곳, 한의원 두 곳 등에서 진료를 받아왔지만, 별다른 차도를 보이지 않았습니다.

그때 최병기 치과 원장님께서 스플린트 착용을 권유하기에 착용하게 되었습니다. 반신반의 하면서 착용하게 되었는데, 착용 1개월 정도 지나면서 많이 좋아졌고, 3개월경에는 이명 자체가 없어졌습니다.

뿐만 아니라, 잠도 잘 잘 수 있게 되었고, 의학적으로 말할 수 없지만 정신적, 육체적으로도 많이 안정이 되고 좋아졌습니다.

지금도 저녁 잠들기 전에 반드시 착용하고 있으며, 스플린트에 대해 관심을 갖고 사용하고 있습니다.

"최병기 박사님, 고맙고 감사합니다!"

○○○ (여, 52세)

허리가 펴지고 온 몸이 좋아졌다

처음 치아 교정 장치를 해보라 권유받았을때는 정말 그럴까 반신반의 했지만 처음에는 입안에 가득한 느낌이 거북했습니다.

하루가 가고 며칠이 지나면서 자연스럽게 느껴졌습니다. 그리고 허리에 힘이 생겼고 걷는 걸음도 바른 자세로 걷게 되는 것을 보았습니다. 근육마다 자연스럽게 펴지는 것이 느껴졌고, 실제로도 몸이 많이 좋아졌습니다.

최병기 치과 원장님을 만남으로 저의 인생도 제 2의 인생을 되찾은 기분으로 하루하루를 살아가고 있습니다.

많은 사람들에게 홍보역할을 해서 올바른 치료를 받는 사람들이 많아졌으면 좋겠습니다.

"원장님! 감사하고 고맙습니다."

○○○ (여, 67세)

스플린트를 착용한 뒤의 효력 (2014. 9. 26.)

2014년까지 최병기 원장님을 접한 지 28년이 되었습니다. 충치가 많이 생기고 잇몸이 약한 탓으로 자주 접하였습니다. 그렇게 "이"가 아파 고통스럽다가도 다녀오기만 하면 편안했던 기억은 예전이나 지금이나 똑 같습니다.

항시 고마웠지요. 원장님의 실력은 대단하시다고 누누이 말하고 있습니다.

혼자 스스로 원장님을 "치의학의 신" 이라 생각합니다.

"치아" 때문에 고통을 받고 있는 주변사람들에게 최병기 치과에 가보라고 권하곤 하니까요.

본인은 심령학을 접한지 만 38년 되는 비구니 승려입니다. 심령요법으로 과학, 의학으로는 치료가 안 되는 영적치료를 지금도 수없이 하고 있습니다.

반면 과학과 의학 분야도 소중하게 생각하고 있습니다.

2013년 턱이 아파 치과를 찾았을 때도 원장님의 "이"교합 치료로 말끔하게 고통이 사라졌을 때 너무 놀라웠지요.

2014년 7월4일 "마우스피스(스플린트)" 사용과 함께 운동법을 배웠습니다. 지금으로부터 10년전에도 "스플린트"를 끼우고 자면 코를 안 골았지요. 이번에도 원장님의 말씀을 듣고 긍정적으로 받아들이며 노력을 하고 있습니다.

치과에 가기 수일전부터 왠지 머리가 멍하니 무겁고 아프고 어깨가 많이 아팠으며 기운이 없고 걸을 때나 서있을 때나 양쪽 엉치가 무척 아프고 괴로웠었지요.

치과에 다녀온 뒤로 운동을 하기 시작했고 잠잘 때 "마우스피스"를 소중히 끼웠습니다. 책을 볼때나 오래 앉아있으면 힘들고 허리가 아팠는데 다음날 종일 앉아 책을 보았는데도 아주 편했습니다. 주로 앉아서 생활하는 편이라 운동도 겸하면서 생활하니 뱃살도 빠졌습니다. 걷는것도 아주 편히졌습니다.

모든 것이 하루아침에 말끔히 변화되었으며 고맙고 기분이 아주 상쾌합니다.

원장님의 끊임없는 연구노력으로 부분적으로 고통 받고 있는 사람들을 고통에서 벗어날 수 있도록 하여 주심에 진심으로 고맙게 생각합니다.

아낌없는 찬사를 원장님께 드립니다.

○○○ (남, 72세)

스플린트 착용후 이갈이와 잇몸 염증이 없어졌어요.

저는 어려서부터 잇몸이 약하고 단 것을 너무 즐겨했던 나머지"이 "의 상태가 나빠져 치과를 다니게 되었습니다.

여러 치과를 전전하다가 최병기 치과를 접하게 된 것이 어언 30 여년이 되었습니다. 예전이나 지금이나 치과에 갈 때마다 원장님의 따뜻하고 다정한 말 한마디는 치통도 잊게 합니다. 저한테 만이 아니고 치과에 오는 모든 분에게 형님, 어머님, 이모님, 등등 호칭을 붙여 가며 인사하고 따뜻하게 맞아주는 모습이보기 좋고 한결 같습니다.

"이"가 건강해야 무엇이나 잘 먹을 수 있으니까요. 그런데 "이 "가 건강하지 않고 잇몸도 건강하지 않으면. 다른 방법이 있어야 되겠지요?! 그런데 그것을 무난히 잘 해결해주는 분이 최병기 원장 이십니다. 저는 이를 여러 개 제거하고 임플란트를 원장님으로부터 시술 받았습니다. 그때에도 가능한 본래의 "이"를 살리고 저에게 가장 적절한 방법으로 시술을 해 주셔서 '이"를 사용하는데 아무런 지장이 없습니다. 그리고 정기적으로 치과를 방문하여 정기 검진 및 스케일링을 받고 있습니다.

그러던 중 원장님으로부터 스플린트에 대해 설명을 듣게 되었습니다. 처음 스플린트에 대해 들을 때에는 무엇인지도 잘 몰랐을 뿐더러 효능에 대해 의구심이 있었습니다. 과연 얼마나 효능이 있을까 하구요.

그런데 저는 언제부터인가 잘 때 약하게 이갈이도 가끔 하고, 오래 서 있을 때 약간 통증도 있었지요. 그리고 어깨도 완전하지 않고 잠을 잘 때도, 잔 뒤에도 개운치가 않는 등 증세가 있었습니다. 그래서 원장님의 설명을 듣고, 원장님을 믿었던 저는 결국 착용하게 되었습니다. 처음 착용했을 때에는 별다른 느낌이 없었고 거북하고 불편하기만 했습니다. 그러나 하루 이틀 계속 착용하다 보니 차츰 정신적으로, 또 신체에 조금씩 변화가 오는 걸 느끼게 되었어요.

우선 저녁을 먹고, "이"를 닦은 후 스플린트를 바로 착용하면 군것질을 안 하게 되더라고요. 그리고 계속 착용하다 보니 안정감이 오고 잠을 잘 때 이갈이는 없어지고 숙면을 취하게 되었습니다. 숙면을 취하니, 잠이 깬 후에도 기분이 상쾌 하구요.

지금은 오래 서있어도 예전에 있었던 통증의 강도가 약간씩 이나마 차츰 낮아지는 듯합니다. 또 잇몸에 염증이 가끔 생겼었는데 스플린트를 착용 후에는 염증이 현저히 줄어든 듯합니다.

지금은 "이"를 사용하는데 별 어려움 없이 사용하는데 이것은 모두 원장님으로부터 꾸준히 진료를 받는 덕분이라고 생각하며, 항상 고맙게 생각하고 있습니다. 그래서 "이"를 잘 관리하고 잘 치료 받기 위해서는 친절하고 정확하고 정밀한 진단과 시술이 가능한 믿을 수 있는 최병기 치과를 추천해 드리고 싶습니다.

최 원장님, 감사합니다.

정OO / 1955년생(F)

장치를 끼고 난 후부터 잠을 잘 자고, 머리도 안 아프고 목도 안 아픕니다. 그전에는 일어나면 가만히 앉아있어도 목이 아프고 머리 아프고 어깨도 아팠는데 지금은 괜찮아져서 살 것 같습니다. 잇몸도 많이 좋아진 것 같아요.

노OO / 1950년생(F)

장치를 끼우고나서 입안이 안정감이 있고 편하다. 허리 불편함도 조금은 덜 한 것 같다. 한마디로, 참 잘했다 생각합니다.

이OO / 1946년생(F)

허리가 무지 아파서 똑바로 눕지를 못하고, 양옆으로 밖에 못 누웠는데 지금 장치를 끼고 난 후 부터는 똑바로 누워서 잘 수있습니다.

김OO / 1953년생(M)

1. 숙면을 취함 2. 허리통증이 없어졌음 3.건강이 전반적으로 좋아졌음

박OO / 1973년생(M)

잠을 푹잔다. 아침에 몸이 가볍다. 입가에 살짝 주름이 감춰지는 느낌인지 젊어보인다.

이OO / 1992년생(M)

기존에 이갈이가 몹시 심해서 수면이후 턱이 불편하고 경련이 있었으나, 스플린트 착용후 개선되었음. 새벽마다 자주 수면에서 깨서 일어났으나, 장치사용 이후 개선 허리 아픈증상 개선

최OO / 1955년생(M)

착용 1년이 지났는데, 착용전엔 늘 아내가 내 코골이 때문에 자다가 옆으로 누워 자곤 하였는데 착용하고 부터는 신기하게도 코골이가 없어졌으며, 숨쉬기가 편해져서 몸 전체의 컨디션이 좋아졌다고 생각된다. CBK 스플린트가 나의 건강에 정말 많은 도움을 주었다. 지금은 하루도 빼놓지 않고 잠자기 전 착용하는 것이 생활화가 되었다.

정말 최병기 원장님께 감사를 드린다.

강OO / 1958년생(F)

아침에 일어날 때 목이 결리고, 어깨가 아팠는데 좋아졌고, 등짝이 아프고 다리가 아픈 것도 완화 되었습니다. 전체적으로 몸이 가벼워진 느낌입니다.

홍OO / 1955년생(M)

만성피로 좋아짐, 비염이 호전되었고, 수면장애가 없어짐.

이OO / 1953년생(M)

아침에 일어날 때 목이 결리고, 어깨가 아팠는데 좋아졌고, 등짝이 아프고 다리가 아픈 것도 완화 되었습니다. 전체적으로 몸이 가벼워진 느낌입니다

김OO / 1966년생(M)

이가 전체적으로 편안하고 깊은 잠을 잘 수 있었고 아침식사시에 이가 아팠는데 이런 현상이 깨끗이 좋아졌습니다. 머리아픈 것도 없어졌습니다.

이OO / 1962년생(F)

코골이가 없어짐, 피곤한게 줄어듦

민OO / 1992년생(F)

자면서 턱을 앙무는 습관 때문에 아침에 일어나면 목, 턱통증이 있었는데, CBK 스플린트 장착 후 그런 통증이 사라지고 상쾌하게 일어납니다. 자면서 항상 이를 갈아서 소리도 너무 크고 자세도 안좋았는데, 소리도 안나고 자세교정에도 큰 도움이 되었습니다. 개인적으로 아침에 상쾌하게 일어나고, 조금만 자도 개운합니다.

어OO / 1953년생(F)

목 뒤에가 편안해 졌어요.

김OO / 1966년생(M)

처음 치아가 아파서 권유 받았을 때는 그런가, 의심했는데, 허리가 매우 좋아졌습니다. 평상시에 허리가 많이 안좋았는데 많이 좋아졌습니다. 감사합니다.

박OO / 1972년생(M)

착용하고 자면 다음날 아침 머리가 편한 느낌과 개운한 느낌이 있습니다.

chapter 04

치과의사로서 봉사하는 삶

01 CBK Splint 전파를 위한 미국 방문기

미국을 방문하며 쓴 여행기

밀워키에 있는 T-scan 제조회사로 유명한 Bio Research사 등을 방문하며 치과 장비에 대한 최신 정보를 탐색하였다. 또 2015년 9월 COEX에서 열린 세계보철학회에서 발표한 CBK(Cranial Balancing Key) Splint에 대해 강의하면서 우리 치과 기술을 홍보하기도 했다.

이번 여행을 통해 다른 나라의 새로운 치과 기술 발전에 대해 놀라움과 함께 우리도 노력하면 결코 뒤지지 않고 경쟁에서 이겨나갈 수 있겠다는 자신감을 얻는 계기가 되었다.

1 Bio Research 회사 방문

대학 때부터 꿈에 그리던 미국 땅을 밟을 것을 생각하니 감회가 새롭고 치열했던 삶을 되돌아보게 된다. 10여 년에 걸쳐 20여 회의 해외 진료 봉사를 하면서 따로 시간을 낼 수 없어 가보지 못했던 미국을 이번에 방문하게 된 것이다.

11시간의 긴 비행시간 동안 보고 싶었던 명화 '장수상회', '빠삐용', '로마의 휴일', '쥬라기 공원' 등을 감상하니 벌써 시카고 오웨어(O'Hare International Airport) 공항에 도착하였다.

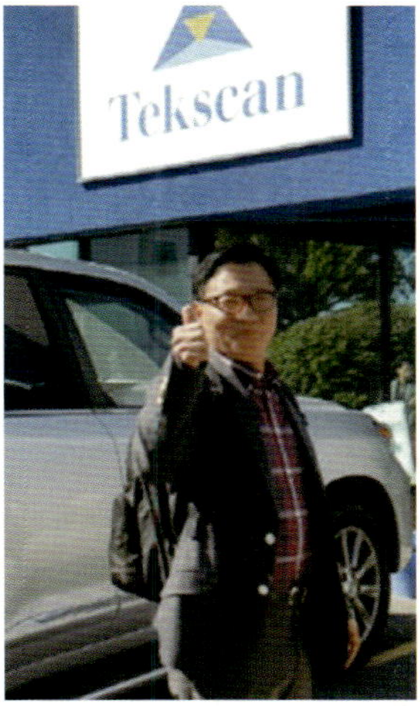

▲ Tecscan 사 앞에서 최병기 원장

과거에는 세계 유수의 공항 가운데서도 1등을 한 공항이라 하여 인천공항이 이 공항을 벤치마킹하여 건설했다고 한다.

그럼에도 입국 수속이 인천공항과는 비교할 수 없을 만큼 느려서 2시간 이상 걸렸다. 이제는 세계 1등이 된 인천공항과 다시 비교평가할 수 있었다.

그 후 맥도날드 제1호점이라는 '맥도날드'에서 식사를 한 후, Trolley Bus라는 2층으로 된 관광버스를 타고 시카고 시내 투어를 나섰다. 맨 처음 찾아간 곳은 Willis Tower였다. 타워에 올라가려고 기다리는 사람이 너무 많았다. 2시간을 기다려야 하는데 인솔 사장님의 배려로 2배의 값을 지불하니 fast access가 가능하여 20분 정도로 단축하여 111층 전망대에 오를 수 있었다. 줄을 서서 기다리는 사람들은 돈을 2배 많이 내고 먼저 가는 사람들을 '이유가 있겠지'하는 마음으로 자기 줄을 지키면서 여유 있고 즐겁게 기다리고 있었다.

우리나라에서 이런 일이 있으면 난리가 나고 폭동이 날 만한 일인데 이 미국 사람들은 잘 받아들이고 있는 것이 신기했다.

전망대 유리 바닥(Glass deck)에서 밑을 내려다보니 너무나 무섭고 생사의 기로에 서 있는 것 같은 순간을 잠시나마 느낄 수 있었다. 그 후 Millennium park에서 우리는 사진을 찍고, 바로 옆에 있는 미시간 호수로 가는데 바람이 많은 시카고(windy Chicago)가 실감이 됐다. 강한 바람이 부는 미시간 호수에 많은 요트가 정박해 있다. 앞으로 우리나라도 GDP 5만 달러가 넘어서면 되면 요트의 시대가 올 것이라고 한다.

이곳의 경치는 시카고 제1경인 것 같다. 저녁때는 'Ono Pizza'라는 시카고의 대표적인 피자집에서 우리와는 좀 다른 담백한 피자 맛을 보았다. 다음에는 시카고의 downtown 명품 거리를 구경했다. 미국의 독립을 상징하는 의미 있는 건물 등 건축의 도시라는 것을 실감할 수 있었다.

시카고에서 버스를 타고 1시간 40분을 달려 저녁 9시경에 밀워키에 도착했다. 다음 날 밀워키의 시골에 있는 'Bio Research 회사'를 찾아갔다. 이곳은 9명의 엔지니어가 운영하는 조그마한 회사이다.

하악골과 근육의 움직임 등을 연구하여 JVA(jaw vibration analysis), JT(jaw tracker), Bio EMG(electromyography) 등을 개발했다. 또한, 이것을 T-scan Ⅲ와 연결하여 치아의 교합과 muscle force의 상관관계를 나타내는 장비를 개발하고 연구하고 있다. 이 장비들이 내가 연구하는 CBK(cranial balancing Key) Splint와 밀접한 관련이 있어서 설레는 마음으로 회사에 도착하였다.

이 회사에서 아침 9시부터 Michael Smith 선생님의 강의가 시작되었다. JVA라는 장비에 대한 설명을 들었는데, 이것은 좌 · 우 턱관절의 진동을 기록 · 평가하여 턱관절의 상태를 과학적으로 진단하는 장비이다.

치료 후에도 턱관절의 상태를 평가하는 데 많은 도움이 될 것 같다는 생각이 들었다. 또한, Jaw Tracker라는 장비는 하악의 움직임을 3차원적으로 보여주는 것인데, 이에 대한 강의가 오후 5시까지 진행되었다. 우리 시골 고향 같은 조그마한 마을에서 9명의 인력으로 전 세계의 치과에 값비싼 장비 2,000여 대를 보급했다는 것을 보면서, 선진국의 기술위력을 다시 느낄 수 있었다. 회장인 John은 해군 출신의 엔지니어이고 지금은 Greg 사장이 운영하고 있다. 치과의사가 아닌 공학도들이 치과의사 못지않은 지식을 갖고 치과의사의 자문을 받아 세계를 움직이는 치과 장비를 만든 것이다.

이틀 동안 계속해서 빵만 먹어왔는데 모처럼 회사 근처의 식당에서 맛있는 식사와 맥주를 먹는 시간을 가졌다. 시골이라고 해도 시설은 도시 못지않게 잘해 놓고 있었다.

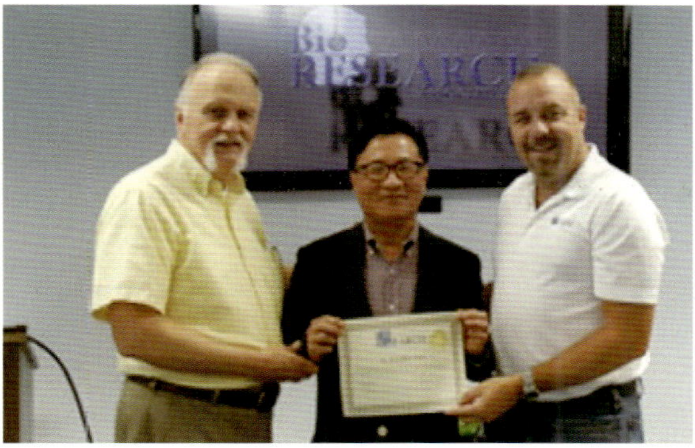

◀ 최병기 원장이 Bio Research사에서 감사장을 받고 있다.

2 CBK Splint와 Bio EMG 연결해 연구 결과 내고 싶어

셋째 날에는 Albert Kerstein의 강의가 있었다. 이분은 한 달 전에 한국에 오셔서 연세대에서 만난 적이 있는데 여기서 다시 만나게 되어 무척 반가웠다. 나와는 이론적으로 공감하는 DTR(disclusion time reduction) 이론과 ICAGD(immediate complete anterior guidance development)를 T-scanⅢ와 Bio EMG와 연결한 강의가 감명 깊었다. 나도 CBK Splint와 Bio EMG를 연결하여 연구 결과를 내고 싶다는 욕구가 강렬하게 고개를 내밀었다.

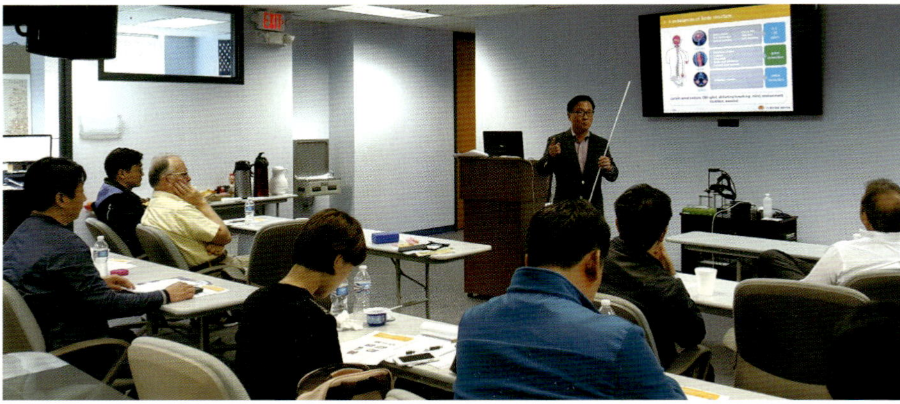

▲ 최병기 원장이 CBK 스플린트 이론 강연을 진행하고 있다

3 CBK Splint 소개

넷째 날 아침 9시에 한국 분들과 Bio Research 회사 분들을 위해 영어와 한국어 동시통역으로 CBK Splint와 Anti-aging Effects를 강의하였다. 개인적으로 T-scanⅢ를 이용한 교합 조정과 부족한 부분은 Night time에 Splint로 마무리한다는 것으로 전신의 건강을 좋게 하는 개념을 전파하려고 노력하였다.

그 후 JVA와 Bio EMG에 대한 실습을 하고, 밀워키에 있는 Miller 맥주 공장 마을을 견학한 뒤 보스턴으로 출발하였다.

4 보스톤 Tekscan 회사 방문

다섯째 날에는 보스턴에 도착하여 T-scanⅢ를 제조하는 Tekscan에 가서 Jay Cohen이라는 분을 만나 새로 업그레이드된 부분을 공부하였다. 많은 부분을 개선 보완한 것을 보니 대단하다는 생각이 들었다.

다행히 필자가 한국에서 쓰다가 고장이 나서 보낸 T-scanⅢ 장비를 여기에서 찾아왔다.

보스턴 항에서는 Duck tour를 하였는데 버스가 바다에서 오리가 헤엄치듯이 떠다니던 석양 무렵의 보스턴 항구의 아름다운 장관은 평생 간직하고 싶을 정도의 멋진 풍광이었다.

저녁에는 보스턴에서 병원을 개업하는 A. Kerstein을 만나 서로가 주장하는 DTR과 CBK Effect에 대하여 서로 믿음을 확인하는 좋은 자리가 되었다. 또한, 교합의 중요한 개념을 전파하는 데는 한국도 어려웠지만 미국 또한 어렵다는 사실을 알게 되어 동병상련의 마음을 가지면서 조금 위안도 되고 힘도 생겼다. 내년 한국에서 만나 골프 대결을 하기로 하였다.

이렇듯 뜻깊은 기회를 준 좋은 보코 직원들과 이원우, 윤순기 사장, Don Delgado 한국 지사장에게 감사드린다.

02 치과계보다 국민을 먼저 생각하자

요즘같이 변화가 심한 사회에 잘 적응하고 사는 것이 나이가 든 기성세대에게는 어렵더라도 꼭 필요한 일이다.

치과계를 되돌아보면 필자가 대학을 다니던 때와는 너무나 많이 달라졌다. 치료 방법을 예로 들면 resin에 의한 bonding dentistry, implant의 진보, engine deriven endo, MTA, T-scan, JVA, bio EMG, CT 등 많은 변화와 발전이 있다.

과거에 손으로 파일링할 때 endo 환자가 오면 너무나 힘들었던 기억이 난다. 그러나 30년 가까이 진료를 하다 보니 이제는 변화를 두려워하지 않고 받아들이게 됐다. 처음에는 시행착오도 있었지만 이제 익숙해져서 예전보다 훨씬 쉽고 좋은 결과를 많이 보고 있다.

요즘 화두가 되는 소통, 통합, 융합, 통섭 등 인접 학문 간에도 새로운 접목을 많이 시도하고 있다. 기술과 인문학의 교차로에서 스티브 잡스가 스마트 폰을 개발하였듯이 폭넓게 생각하는 것이 무엇보다 중요하다고 여겨진다.

우리 치과계도 80년대 초반까지는 인체를 하나로 보고 연구하는 M. Smith나 Fonder 같은 선생님들이 계셨다. 그렇지만 그 후로 학문이 지나치게 분화되면서 각각의 전문분야에서는 획기적인 발전이 있었지만 치과계가 나누어 놓은 학문 간의 통합이나 통섭에 있어서는 좀 부족하지 않았나 생각된다.

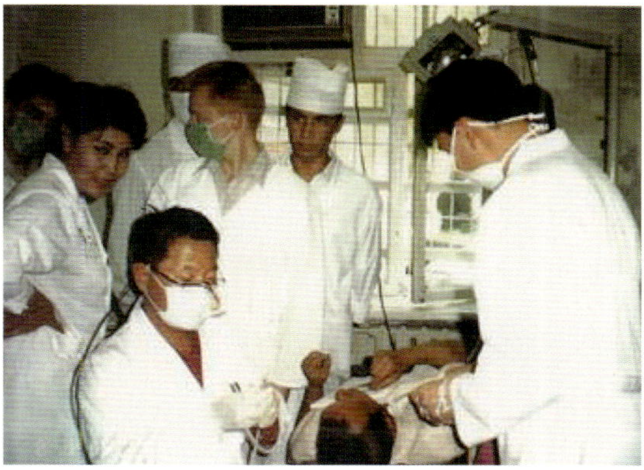

◀ 우즈베키스탄의 수도 타슈켄트에서 의료봉사중인 최병기 원장

옛말에 "우물을 깊게 파려면 넓게 파라"는 말이 있다. 21세기는 하나의 학문으로는 한계가 있고 통섭의 시대, 혁신(innovation)의 시대이다. 진리는 우리가 정한 학문 내에만 있지 않고 경계가 뚜렷하지 않은, 우리가 알지 못하는 어딘 가에도 있다. 항상 학문의 경계선 위에서 과거의 개념이나 이념, 관념 등 과거의 지식에만 너무 사로잡혀 있지 말아야 한다.

호기심과 상상력, 학문 사이를 넘나드는 통찰력을 가지고 나의 정체성을 가지고 허심탄회하게 마음을 비우면 우리나라도 혁신으로 우리보다 앞선 나라들을 따라잡을 수 있을 것이다. 과거의 개념만을 좇아가서는 늘 앞선 나라 뒤만 따라갈 수밖에 없다.

그러려면 한 가지라도 깊이 있고 전문적인 부분에서 관심 있는 분야를 정하고, 치의학뿐만 아니라 모든 분야, 말하자면 의학이나 인문학까지도 마음을 열고 받아들여야 혁신적인 생각이 나온다고 믿는다.

다행스럽게도 우리 치과 분야에서는 세계를 선도하는 선후배님들의 술식이나 발명품들이 매우 많다. 동료들이 개발한 제품들을 항상 기분 좋게, 감사하는 마음으로 너무나 뿌듯하게 매일매일 사용하고 있다.

또한, 어려운 치과계를 발전시키면서 생동감 있게 만들기 위해서는 우리 치과계 문제에만 치중하기보다는 의학 전체 분야에서 우리의 위상을 높이도록 경쟁하고 또 협력함으로써 더불어 같이 발전하는 노력이 필요하다. 나와 동료 모두가 발전하려면 한마음으로 치과계의 파이를 넓히는 데 집중해야 한다. 아무런 사심 없이 공동의 이익을 위해 모두 합심해서 노력해야 한다.

의료 분야마다 자기 소수의 이익보다는 전체적인 치과계의 이익, 나아가서는 국민이 건강하고 행복하게 살아가도록 하는데 목표를 두어야 한다. 의료인의 직분을 다하기 위해 모든 분야를 아우르는 치과인의 여유 있는 마음을 기대해 본다.

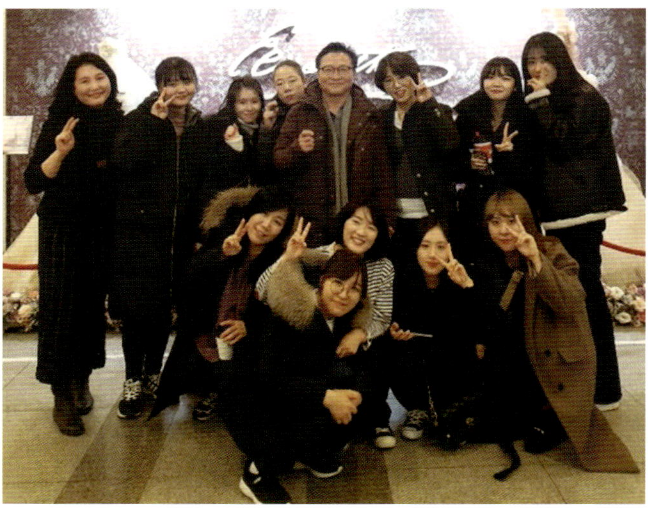

▲ 2019 최병기치과 송년 뮤지컬 관람

03 북한에 대한 의료봉사는 통일의 지름길

1 의료 봉사활동으로 통일의 길을 뚫자

최근 남북문제가 통일을 향해 좋은 방향으로 흘러가고 있다.

올 초만 해도 미사일 발사, 핵무기 완성 등 일촉즉발의 전쟁 위기 상황이었다.

평창동계올림픽 개회식에서 남북 선수단이 동시 입장, 문재인 대통령과 김정은 위원장과 만남, 북 · 미 대화, 남북철도 건설 착수, 체육 교류 등 짧은 기간에 너무 많은 변화가 있었다.

특히 남북의 철도가 연결되어 한반도종단철도(TKR)가 되고, 중국횡단철도(TCR)–몽골횡단철도(TMGR)–만주횡단철도(TMR)–시베리아횡단철도(TSR)와 연결된다면 우리나라는 유라시아 대륙을 관통하여 유럽과 직접 연결될 수 있다니 정말 희망의 길이 될 수 있다고 기대된다.

필자는 10여 년 전부터 민주평화통일자문회의 위원으로 일하고 있으며 현재는 노원지회 제1 지회장을 맡으면서 통일을 염원하고 대비하며 노력하고 있다. 치과의사협회에서도 남북구강보건의료특별위원회를 만들어서 평양 적십자병원 현대화사업, 개성공단 구강 보건 의료사업 등을 2016년까지 열심히 하였고 지금도 계속 노력하고 있다.

사단법인 열린의사회의 해외 봉사활동 경험으로 비추어 보아 남북문제의 민간 부문에서 협력의 물꼬가 트였으면 하는 바람이다(2018. 7. 9.).

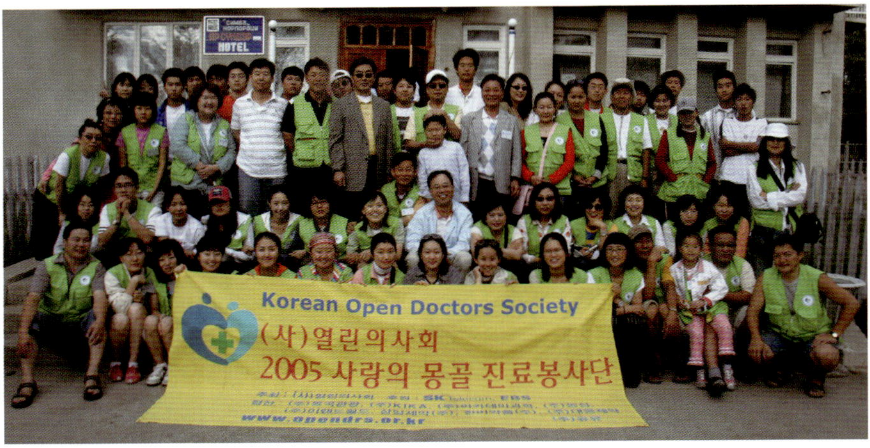

▲ 2005년 몽골 진료봉사활동

2 해마다 해외 의료 봉사활동

몽골에도 열다섯 차례에 걸쳐 의료 봉사활동을 다녀왔다. 맨 처음 몽고에 갔을 때 울란바토르 항울병원, 아르항가이 밤하늘에서 쏟아지는 별들과 함께 한 아름다운 추억, 흡수굴에서의 진료와 당시 몽골의 보건복지부 장관 별장에서 몽골 사람들과의 모닥불 파티를 잊을 수 없다. 하지만 몽골 드루노고비에 갔을 때 경험이 가장 감동적이었다. 지금은 치과의사가 되어 환자를 직접 돌보는 아들이 중학교 1학년 때 필자와 함께 몽골 드루노고비에 갔었다. 이틀을 말을 타고 달려서 늦게 드루노고비에 도착했다.

새벽에 지친 몸을 일으키고 밖을 내다보니 이른 아침 6시부터 1,000여 명의 몽골 사람들이 진료를 받기 위해 땡볕에 줄을 서서 진료를 기다리는 모습을 보았다. 그 광경은 당시 중학교 1학년인 아들은 물론 필자에게도 큰 충격이었고 진료 후에 가장 큰 보람이 되었다. 아들은 그때부터 치과의사가 되겠다는 꿈을 키웠다고 한다.

또한, 우즈베키스탄의 타쉬켄트에서의 진료 봉사에는 파란 눈을 가진 치과대학생들의 관심이 기억에 남는다. 우즈베키스탄 고려인 마을에서 딸 같은 중학생에게 전치부 레진치료를 해주었는데, 치료가 끝나고 예쁜 치아를 본 그 소녀는 울음을 터뜨리며 감사해하던 동포에 대한 추억도 있다.

태국으로 봉사 갔을 때의 처음 맛보는 맛있는 과일과 진료 후에 순박한 태국사람들과의 좋은 추억들이 생각난다.

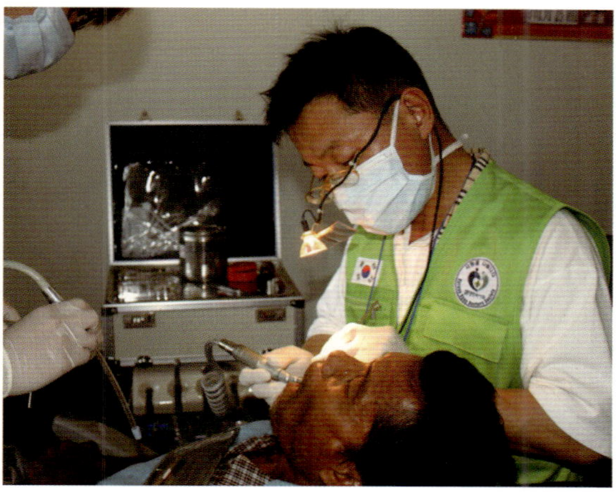

◀ 태국에서 진료봉사활동

최근 몽고, 베트남, 필리핀, 캄보디아, 라오스 등에서 많은 의료봉사단체가 활동하는 것으로 안다. 의료봉사만큼 민간교류에 좋은 방법은 없다고 생각한다. 지금 생각하면 치료 위주의 의료봉사보다는 구강 보건 교육, 의료진에 대한 교육이 더욱 중요하다고 생각된다.

남북 화합을 위해서도 봉사단체들과 치협, 의협과 정부가 공동으로 노력하여 북한에 의료봉사를 시행하는 것이야말로 남북 민간교류로 가장 효율적으로 성과를 기대할 수 있는 분야라고 생각한다. 구강 검진, 환자 교육, 치과의사에 대한 교육 등 실질적이고 세부적으로 대비하여 우리와는 다른 러시아식 치과 교육에도 대비하는 것이 필요하다고 본다.

개성공단의 의료봉사와 금강산에서의 의료봉사를 시작으로 해외에서의 의료봉사에서 좋은 이미지로 국위 선양을 한 만큼, 앞으로는 북한에 대한 의료봉사 활동을 통해서 서로의 다름을 인정하고 이해하려고 노력하는 진심이 통하는 관계의 변화로 우리의 소원인 통일이 이루어지는 바탕을 우리 치과계가 만들었으면 하는 바람이다.

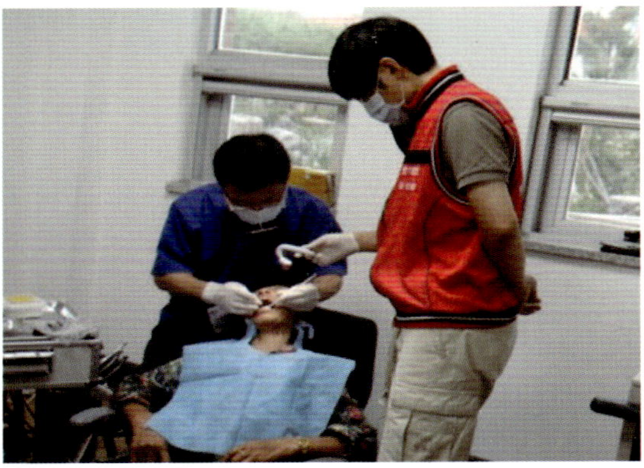

◀ 치과의사가 된 아들과 함께

3 봉사활동에서 배우 염정아 씨와 함께

모 잡지사 기자가 배우 염정아 씨와 함께 필자의 치과에 왔다. 기자는 "공릉동 최병기 치과가 태릉 지하철역에서 가깝다고 했는데, 조금 멀다. 골목 안쪽에 있어 한 번에 찾기도 힘들다."면서 "찾기가 쉽지 않은데 환자가 많네요. 홍보를 잘하셨나 봐요.~"라고 말했다.

옆에서 듣던 염정아 씨가 대뜸 질문이 가당치 않다는 듯 미간을 살짝 찌푸리며 말한다.

"소문이죠! 소문 듣고 오는 거예요."

고개를 끄덕이며 필자가 덧붙였다.

"대부분 다른 지역에서 찾아와요. 정아 씨 말대로 소문 듣고 찾아오시더군요."

멀리서 오는 사람은 그날 대화를 나누던 사람들 바로 옆에도 있었다. 염정아 씨의 매니저는 지하철 스무 정거장을 거쳐 치료를 받으러 온다.

염정아 씨와 필자는 열린의사회 의료봉사를 하며 만난 사이다.

염정아 씨는 양재동 구룡마을에서 봉사활동을 처음 시작했는데, 그것도 자원봉사자가 하기에는 가장 힘들다는 치과의사 어시스트를 맡았다. 그 염정아 어시스트를 필자가 받았다.

"처음엔 어시스트가 염정아 씨인 줄도 몰랐으니, 막 시켰죠. 근데 나중에 알고 보니 염정아 씨라고 하잖아요. 얼마나 미안하던지. '왕건' 팬이었거든요. 치과에서 아이들 붙잡는 게 가장 힘든데 아이들을 달래면서 어시스트를 잘하더군요." 필자가 기자에게 들려준 얘기다.

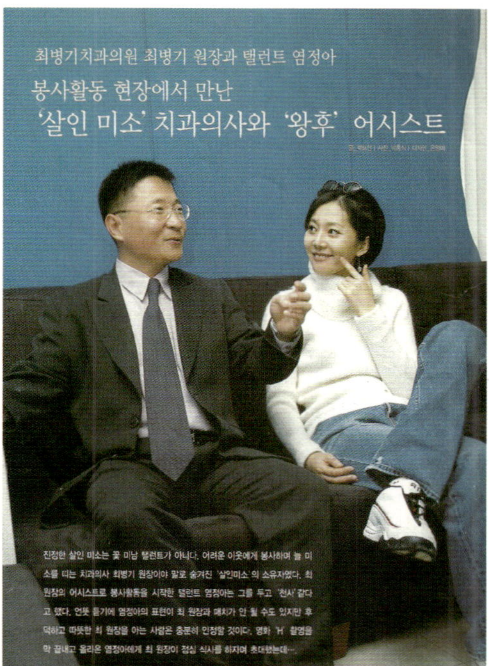
최병기치과의원 최병기 원장과 탤런트 염정아

봉사활동 현장에서 만난

'살인 미소' 치과의사와 '왕후' 어시스트

진정한 살인 미소는 꽃 미남 탤런트가 아니다. 어려운 이웃에게 봉사하며 늘 미소를 띠는 치과의사 최병기 원장이야 말로 숨겨진 '살인미소'의 소유자였다. 최 원장의 어시스트로 봉사활동을 시작한 탤런트 염정아는 그를 두고 '천사' 같다고 했다. 언뜻 듣기에 염정아의 표현이 최 원장과 매치가 안 될 수도 있지만 후덕하고 따뜻한 최 원장을 아는 사람은 충분히 인정할 것이다. 영화 'H' 촬영을 막 끝내고 올라온 염정아에게 최 원장이 점심 식사를 하자며 초대했는데…

그날 약속했던 오후 1시보다 5분 이른 시간, 힙합 청바지에 운동화 차림으로 염정아 씨와 매니저들이 등장했다. 먼저 사진 촬영을 했다.

염정아 씨와 촬영이 끝나자마자 필자는 직원들을 불러 모았다.

"직원들이 정아 씨와 사진 찍고 싶어 해요."

흔쾌히, 찰칵!

4 대통령 표창장 수상

필자는 민주평화통일자문회의(의장 대통령) 서울 노원구협의회 부회장을 거쳐 현재 노원지구 제1 지구장 직을 맡고 있다.

2012년 12월 26일 '서울 지역 활동 평가회의 및 의장 표창 수여식'이 서울 교육 문화 회관 거문고 홀에서 개최됐다. 이 자리에서 필자는 지역 사회 내에서 평화 통일 기반을 조성한 공로로 당시 이명박 대통령으로부터 대통령 표창을 받았다.

평소 지역 주민의 통일 의지 결집에 앞장서 왔으며, 협의회 활동을 통해 상생과 공영의 평화 통일 기반 조성에 기여한 공로를 인정받았다고 생각한다.

치과의사는 이른바 '사회적 존재'로 늘 사회 구성원들과 함께 호흡해야 한다는 지론을 가지고 있다. 항상 치과의사들이 사회적 활동과 역할에 관심을 가져야 할 필요가 있다.

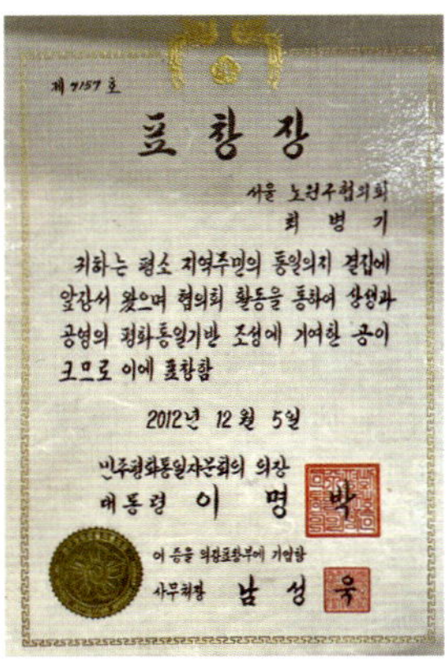
제 7157 호

표창장

서울 노원구협의회
최 병 기

귀하는 평소 지역주민의 통일의지 결집에 앞장서 왔으며 협의회 활동을 통하여 상생과 공영의 평화통일기반 조성에 기여한 공이 크므로 이에 표창함

2012년 12월 5일

민주평화통일자문회의 의장
대통령 이 명 박

이 증을 의장표창부에 기입함
사무처장 남 성 욱

▲ 대통령 표창장

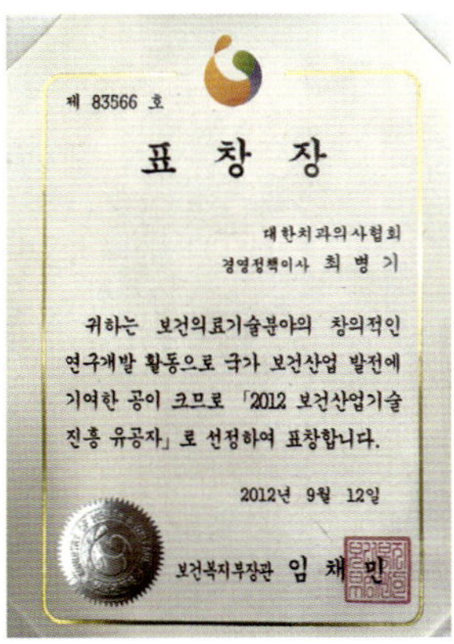
제 83566 호

표창장

대한치과의사협회
경영정책이사 최 병 기

귀하는 보건의료기술분야의 창의적인 연구개발 활동으로 국가 보건산업 발전에 기여한 공이 크므로 「2012 보건산업기술 진흥 유공자」로 선정하여 표창합니다.

2012년 9월 12일

보건복지부장관 임 채 민

▲ 보건복지부 장관 표창장

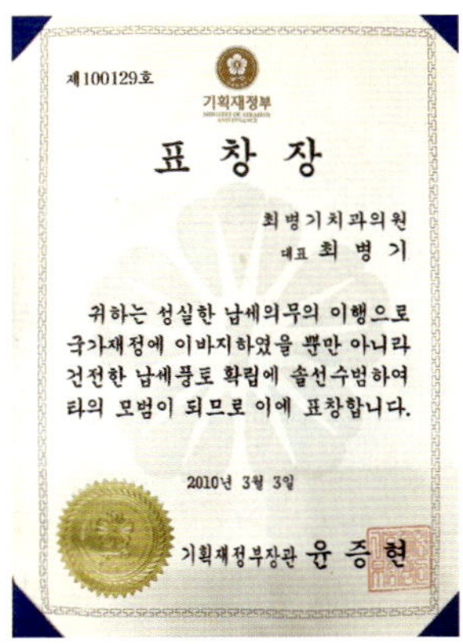
제100129호

기획재정부

표창장

최병기치과의원
대표 최 병 기

귀하는 성실한 납세의무의 이행으로 국가재정에 이바지하였을 뿐만 아니라 건전한 납세풍토 확립에 솔선수범하여 타의 모범이 되므로 이에 표창합니다.

2010년 3월 3일

기획재정부장관 윤 증 현

▲ 기획재정부 장관 표창장

04 세월이 빠르다
- 치과계 봉사 30년을 돌아 보며 -

1 치과의사로서 지난 일을 되돌아보니

30여 년의 추억이 파노라마처럼 펼쳐진다. 지금은 치과의사가 된, 필자와 똑 닮은 아들이 태어나서 인생 최고의 순간으로 환자를 볼 때나 TV를 보면서도 아들이 눈에 선했다. 그 해 지금의 장소에 18평으로 개업을 하였다. 처음엔 찾아오는 환자가 없어서 하루에 딱 2명의 환자를 받은 적도 있었다.

그때는 소아 환자도 마다하지 않고 열심히 돌보았더니 조금씩 소문이 돌아서 6개월 뒤에는 상당히 바빠졌다. 당시에는 치과병원을 개업해도 치과 외에 다른 과에 대한 전문지식도 필요하여 매주 공부를 열심히 하였다.

그 후 대학원을 다니면서 지금은 미국에 계시는 고석훈 교수님의 보철 강의를 2년에 걸쳐 공부하고 소혜일 선생님과 함께 임플란트 세미나를 찾아다니며 열심히 공부한 것이 훗날 많은 도움이 되었다.

그 시기에는 거의 매주 세미나에 참여하여 열심히 배우는 것이 소중한 일과였다.

90년 초반 34세의 어린 나이에 아버님이 참여하셨던 라이온스클럽에 들어가고 싶어 공덕라이온스에 자발적으로 전화를 하고 들어간 것이 지금도 사회생활의 시작으로 제일 잘한 일이었다고 생각된다. 그 당시부터 지금까지 가족같이 지내는 한상현 회장님의 도움으로 경찰 자문위원, 세정 자문위원을 시작으로 검찰, 법원, 구청 등에서 자문위원으로 재미있고 보람있게 활동하고 있다.

1995년 보철과 외래교수를 하면서 조선대 강동완 총장님의 추천으로 턱관절교합학회 이사로 들어가게 되어 계속 교합을 연구하게 되어 너무 감사드린다. 그때부터 치과 진료를 하면서 치아에서 제일 중요한 것이 교합과 치주라는 것을 깨닫게 되었다.

1998년 '산호수중'이라는 스쿠버 팀에 들어가서 의료봉사도 하고 스쿠버 다이빙을 하여 KBS '6시 내 고향' 등 여러 방송에 출연했다. 스쿠버 다이빙 활동을 하면서 체험한 바다속의 환상적이면서도 아찔한 소중한 추억들이 많다.

또한, 그 당시부터 전통 무술인 '기천문'을 10년 동안 수련하여 허리 펴기와 복식 호흡의 중요성을 깨달은 것도 치과의사로서 가장 소중한 소득이었다.

1999년 사단법인 '열린의사회'라는 의료봉사 단체에 들어가서 15회의 몽골 봉사 등 해외 봉사와 매월 국내 봉사를 열심히 하였다. 이 덕분에 중학생이었던 아들과 몽고 드루노고비에 의료봉사를 하러 갔을 때 너무나 많은 환자가 새벽 6시부터 뙤약볕에서 줄을 서서 진료를 기다리는 모습을 보고 감동을 받았다. 내 아들은 이때 받은 감동을 잊지 못해 꼭 치과의사가 되겠다는 다짐을 했고, 그 결심을 성취하여 지금 치과의사가 되었으니 정말 감사할 일이었다.

열린의사회 회장으로서 KBS '한국 한국인', SBS '나이트라인'에 출연하여 봉사의 필요성과 사회를 밝게 하는 노력을 발표한 경험이 있다.

또한, 노원구치과의사회에서도 열심히 활동했다. 지금의 구 회관을 만들 때 한 달 동안 매일 점심시간마다 쫓아다니면서 공사를 지휘 감독했던 추억도 있다.

당시 중, 고생이었던 아들과 한 팀이 되어 4개 구 체육대회 축구 시합에 매년 출전했던 소중한 추억도 있다.

2008년 무렵에는 노원구치과의사회장, 재경조선치대동창회장, 열린의사회장을 한꺼번에 맡게 되어서 매주 한 단체에 이틀씩만 집중해서 신경을 써서 각각의 모임을 성공적으로 이끌 수 있게 도와주신 김종태 원장님들을 비롯한 후배들께 감사를 드린다.

그 당시 매월 구 회관에서 세미나를 개최하여 모 신문의 치과 비교 평가발표에서 노원구가 1등을 한 소중한 추억도 있다.

2010년 대한치과의사협회 경영정책이사로 참여하여 개업의에 도움을 주려고 여러 정책 중 특히 신·구세대 교체 은퇴 준비프로그램을 책자로 발간하였다.

또 3대 경영과제를 선정하였는데,

1. M.T.A. 신경 치료

2. 스플린트 치료

3. 근육조절을 위한 보톡스 치료

이를 3회에 걸쳐서 치과계를 이끌 3대 과제로 선정하여 세미나를 한 것이 지금도 의미가 있었던 일이라고 생각된다.

또, 교합을 연구한 이후로 2009년 아들이 치대 1학년 때 교합과 치주와의 상관관계를 발표하여 교합 조정의 중요성을 턱관절교합학 교과서에 실리게 된 것은 20년 동안 교합을 연구한 큰 보람이었다.

그 후 한의사들이 기성의 스플린트로 많은 병을 치료한다는 얘기를 듣고, 신종현 대학 선배님의 추천으로 한의사들의 턱관절 치료를 접하게 되었다. 교합을 연구한 필자로서는 전신적인 지식을 공부하는 너무나 소중한 기회였다.

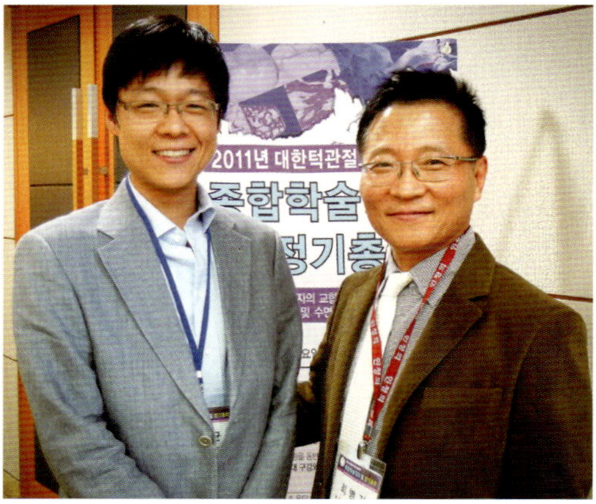

◀ 치과의사가 된 아들과 함께

항상 고정관념을 뛰어넘어 새로운 생각을 받아 들이기 위해 주말마다 3개월 동안 전신에 대해 공부한 것이 좋은 경험으로 남는다.

다만 교합과 중심위(centric relation)를 완벽하게 이해하는 치과의사가 턱관절 치료도 해야 한다는 나름의 결론을 내리고 CBK(cranial balancing key) Splint를 연구하게 되었다.

어찌 됐든 같이 공부한 한의사, 의과 선생님과 소중한 정보교류였으며 정말 감사드리고 있다. 그 후에 교합과 전신 건강의 상관관계를 계속 연구하여 1995년 9월 17일 제18회 세계보철학회에서 CBK Splint(두개골균형 교합안정장치) & Anti-aging Effects를 발표하였다.

그 당시에는 1,000 증례였으나 4년 반이 지난 지금은 4,000 cases 정도의 임상례로 확대되어 한 번 더 치과의 중요성을 발표할 준비를 하고 있다.

또 5 Components of Systemic Health, 즉 허리 펴기, 교합 질환 시 CBK Splint 장착, 복식 호흡, Mind Control, Environment(섭식과 운동)를 환자에 적용하게 하여 면역력을 향상하고, 잇몸질환의 개선, 수면의 질 향상, 비염, 이명, 편두통 등 전신질환의 개선, 안모의 개선 등 많은 성과를 얻고 있다.

앞으로도 우리 환자들의 좋은 결과를 발표하여 스마트 폰의 사용처럼 전 세계로 CBK Splint가 확산되어 모든 인류가 좀 더 건강하게 살아가기를 서원한다. 또한, 새로운 개념을 항상 받아들이고 연구하여 전 세계에 우뚝 서는 대한민국 치과계로 발전하였으면 좋겠다.

2 치과회 봉사를 맡으면서

20여 년 동안 치과의사로 살면서 치과계에서 활동하였던 소중한 추억들을 더듬어 즐거웠던 일, 보람 있었던 순간, 아쉬웠던 기억을 밝혀 우리 후배 선생들께 도움이 되었으면 한다.

처음 개업을 했을 때 우리 동네 치과의사 선배님들이 신고식을 해 주는 술자리를 마련해주셨는데 필자가 그날 술을 너무 많이 마셨다.

그 당시에는 대리운전이 없었던 때라서 다 쓰러져가면서도 운전대를 잡고 집에 왔던 일, 지금 생각하면 너무나 아찔한 추억이다. 그 시절에는 선배님들이 개업한 후배들을 진심으로 축하해 주셨고 당부의 말씀을 통해 치과의사로서 무리하게 행동하지 않도록 경각심을 주셨다.

그 후 바로 우리 동네 반장을 맡게 되었는데, 노원구 개업의가 총 25명 정도여서 선생님 대부분이 매월 구 이사회에서 만나 회의를 하고, 저녁도 먹으면서 우의를 다지는 소중한 시간을 가졌다.

그 후로는 일은 쉽지만 시간이 필요한 보건이사, 후생이사 등을 맡아 구강보건 검사나 야유회 등을 기획하여 가족 동반하여 재미있게 놀러 갔던 추억이 있다. 그런 행사에서 여러 선후배를 만나는 좋은 계기가 되었다.

또 문제가 있을 때는 구회 윤리위원회를 개최하여 과대광고나 전단지 문제 등을 조금 보수적으로 함께 논의했던 때도 있었다.

무엇보다 노원구 부회장 때 지금의 마들역에 있는 노원구치과의사회 사무실을 25평 정도 마련했다. 지인에게 인테리어 공사를 맡기고 매일 점심때에 가서 식사도 하고 감독도 하던 열정의 시기가 생각난다. 지금까지도 잘 활용되고 있는 구회 사무실을 보면 항상 마음이 뿌듯하다.

이어서 이수구 서울시치과의사회장님의 부름으로 서울시치과의사회 후생이사를 맡게 되었는데, 처음으로 협회 회관에서 매월 만나 뜻있고 재미있게 회의를 하면서 많은 것들을 배울 수 있었다.

무엇보다 후생일 외에 6.9제 행사 때 한국워킹협회와 공동으로 '남산걷기대회'를 만들었던 기억이 새롭다. 장충단공원 야외무대에 '동방신기'를 초청하여 공연할 때 팬들이 몰려와 공연 전날부터 공원에서 잠을 자기까지 했는데, 우리 치과계가 사회와 같이 하는 만남의 장을 열었다는 점에서 많은 보람을 느꼈다.

매년 동경도치과의사회와 만남을 서울과 동경을 번갈아 오고 가면서 상호우의와 정보를 교환하였다. 동경장애인치과병원에 갔을 때 소독실에서 소독만 전담하시는 분들을 보고 귀국하여 우리병원에서도 소독만 하시는 선생님을 모셔다가 병원 소독을 맡기고 있다.

그 후로 노원구치과의사회 회장을 할 때는 후배들의 도움으로 학술 세미나 외에 매월 업체들의 도움을 받아 자재 세미나를 개최하여 새로운 재료 술식 등을 구 회원들과 함께 공부했다. 너무나 많은 업체가 강의 기회를 얻기를 원했고, 지금도 자재 세미나가 계속 이어져서 정말 큰 보람을 느낀다. 이러한 활동으로 모 신문 치과 평가회에서 노원구가 1등을 한 아름다운 추억도 있다.

개인적으론 구회 회장을 할 때 사단법인 열린의사회 회장과 조선치대 재경동창회장을 겹쳐서 하게 되어서 1주일에 딱 이틀씩을 할애해서 두 단체에 신경을 썼던 적도 있다. 너무 복잡하였지만 모든 단체가 다 같이 발전을 이룰 수 있어서 우리 후배 총무님들께 지금도 늘 감사의 마음을 가지고 있다.

또 의약분업 반대 시위를 하러 과천에 갔을 때 구 치과의사회 가운데 제일 많은 인원이 동원되었고, 성북 · 도봉 · 강북 · 노원 4개 구 체육대회를 하계 중학교에서 개최할 때 많은 외빈이 축하해 주러 왔던 즐거운 추억이 있다.

이 체육대회에서는 중학생이었던 아들과 함께 축구에 출전하여 골을 넣고 환호했던 추억이 있다. 필자는 아들과 함께 10년 동안 축구 연습도 하고 대회에 참여하면서 골도 넣었던 너무나 소중한 추억이 있다.

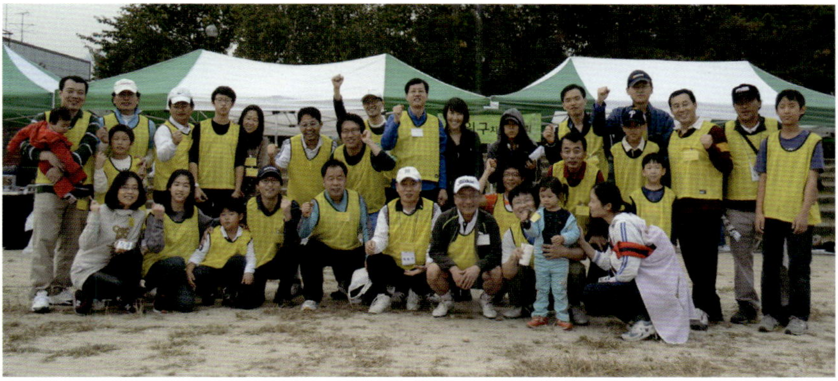

▲ 성북 · 도봉 · 강북 · 노원 4개 구 체육대회

그 후로 대한치과의사협회의 부름을 받아 꼭 하고 싶었던 경영정책이사를 맡아 개원 치과의사에게 도움이 되도록 치과계의 파이를 넓히는 세미나도 개최하였다. 신구회원 은퇴정책과 새내기 후배에게 도움이 되는 정책, 감염관리 등 일주일에 3번씩 협회 일에 참여했다. 힘도 많이 들었지만, 맡은 분야에 책임감을 갖고 최선을 다했던 소중한 추억이 있다. 당시 모든 임원이 모두 각자 최선을 다해 같은 목표를 가지고 일을 했었던 것 같다. 다른 어떤 모임이나 회의보다 어떻게 하면 우리 치과계가 발전할까 하는 염원으로 매일매일 노력을 하면서 치협 임원으로서 자부심과 보람을 느꼈다.

3 21세기 최고의 인재가 되려면

- 돈 버는 기술도 중요하지만, 돈 쓰는 기술이 더 중요 -

2008년도 1학기에 들어간 고려대 정보통신대학원 최고위 과정에서 심리학자이면서 서울과학종합대학원 총장인 윤은기 박사의 강의 내용을 정리한다.

21세기에 누가 최고의 인재인가? 이는 회사의 운을 좋게 만드는 사람이다. 과거에도 전쟁에서 운명을 결정하는 중요한 일은 용장 지장 덕장이 아닌 가장 운이 좋은 장수가 결정하였다고 한다.

그러나 이러한 운은 마음이 관리한다. 과거에는 손발을 열심히 일하는 경제에서 두뇌로 일하는 경제로 발달하였다가 지금은 마음으로 하는 경제가 되었다. 부자와 거부들은 공통적으로 지속 가능한 행운을 갖는 사람이다.

최근에 Martin Seliman의 Positive Psychology와 Secret라는 책에 나오는 '강하게 기원하는 일은 꼭 이루어진다'는 긍정의 힘이 어느 때보다 강조되고 있다. 이러한 긍정의 기운은 생기, 정기, 활기, 온기가 있고 부정적인 기운은 오기, 독기, 살기, 광기가 있다. 따라서 항시 긍정적인 마음으로 세상을 보자. 요즘 21세기에는 뉴 엘리트들이 YAWN (Young And Wealthy But Normal) 족으로 바뀌고 있다. 과거에는 귀족들이 사치, 신분, 지위, 명성, 명예를 중시하였으나 요즘 젊은 엘리트들은 도덕, 나눔, 봉사, 공헌, 행복을 추구한다.

이와 더불어 사업가 정신도 달라지고 있다. 과거에는 부귀영화만을 추구하였으나 현재에는 봉사하고 베풀고 사회 공헌하는 능력을 더 중요하게 생각한다. 아울러 돈을 버는 기술도 중요하지만 더 중요한 것은 돈을 쓰는 기술이다. 우리 모두 예술가처럼 벌어서 천사처럼 쓰도록 노력해야 한다.

지속 가능한 성공의 비밀은 과연 무엇일까? 가수 김장훈 씨가 10년간 사회에 30억 원을 아무 조건 없이 기증하고 지속적으로 사랑받는 것이 아닐까 생각한다. 사회에 기부하면서도 미국에서는 돈 많은 모교에는 기부하지 않고 작은 대학에 기부하면서 더욱 보람을 느끼는, 명예보다는 영성을 더 중요시하는 사람들이 많아지고 있다.

과거에는 약탈과 착취하여 기반을 발전시키는 천민 자본주의가 무한 경쟁과 경쟁 전략을 중시하는 지식 자본주의로 변화하였다가 현재에는 사회 공헌과 나눔 봉사를 중요시하는 영성 자본주의로 변화하였다. 영성 자본주의의 가치관은 '하늘은 남을 돕는 자를 돕는다.'는 것이다. 마치 빌게이츠 재단에서 빈곤층을 위해 봉사하는 것과 같다. 따라서 과거에는 물질을 중시하는 '손발 경제'에서 정쟁 전략, 지식 경영, 기술 경영을 중시하는 '두뇌 경제'로 변화하였다가 요즘에는 예술 경영, 윤리 경영, 상생 경영, 환경 경영, 사회 공헌 경영을 중시하는 '마음 경제' 즉, 영성 경영을 최고의 기업가 정신으로 추구한다.

우리 모두 성공하기 위해서는 '나'에게도 좋고 '우리'에게도 좋고 '국가, 사회'에도 좋고 '인류'에게도 좋다는 사회적인 평가를 받아야 한다. 즉, '착한 기업'이 뜨는 시대이다. 치과의사 모두 이성과 감성, 깊은 humanity를 지닌 영성의 지도자가 되기를 바란다.

4 병원 확장 기념으로 아이티 지진과 케야 지원 성금

몸이 불편하면 얼굴부터 찡그리기 마련인데 특히 치통은 견디기 어려운 통증이다. 우리 치과의사들은 그런 환자의 고통을 함께 아파하며 따뜻한 위로와 최선의 의료를 제공한다.

SS인증 네트워크에서 2007년에 전국의 2,500여 개 치과병원의 서비스 수준을 다양한 지표로 조사했다. 그 결과를 지역별 평균 점수로 산출했는데 서울에서는 강남, 서초구를 제치고 노원구가 1등을 차지해 센세이션을 불러일으켰다.

노원구치과의사회는 매월 1회씩 세미나를 4년째 계속 열고 있다. 그만큼 의사들이 부지런히 공부하고 노력한 결과 시설과 실력이 업그레이드되면서 외부 지역의 환자들도 노원으로 찾아오고 있다.

그 기반은 필자가 노원구치과의사회장을 맡으면서부터 만들기 시작하여 이제는 정착되어 그 성과를 보인 것이다.

필자가 운영하는 공릉 쇼핑센터의 '최병기 치과' 시설을 2010년 1월에 확장하고 기념식을 열었다. 수술실을 별도로 마련하는 한편, 환자의 프라이드를 지킬 수 있도록 공간을 확보해 편하게 치료를 받을 수 있도록 시설을 개선했다. 체어가 늘어나 환자 대기 시간도 줄어들게 되었다.

10여 년을 한 곳에서 꾸준히 환자를 내 몸같이 보살펴 온 결과인지 지역의 많은 분이 확장을 축하해 주었다.

필자는 도와주신 분들과 좋은 뜻을 나누고자 이날 모인 성금과 병원 식구들의 마음도 모아 1,120만 원을 아이티 지진 복구에 사용하도록 성금으로 보냈다. 또 이날 축하의 의미로 보낸 준 난 화분 150여 개를 환자들에게 건강을 기원하며 나눠 주었다. 또 환자들도 치료를 마치고 완쾌를 기뻐하며 마음의 성금을 마련해줘 이를 모아 케냐 해외 봉사에 쓰도록 전달했다.

필자는 1999년부터 열린 의사회 소속으로 몽골, 우즈벡스탄, 태국 등 의료 시설이 부족한 지역으로 해외 의료봉사 활동을 다닌 경험이 많아 해외 성금을 마련한 것이다. 나무도 자랄 수 없는 척박한 땅에서 생명을 유지하기조차 힘든 곳들이 많다. 사람은 모두 소중한 것, 배려의 마음이 필요하다. 우리나라도 이젠 원조를 받는 국가에서 벗어나 받은 것을 돌려줄 수 있는 단계로 발전했다.

우리는 환자들에게 미소와 건강이 깃든 좋은 얼굴을 만들어주고, 사회를 밝게 하는 치과의사로서 사명이 있다. 통증으로 고통스러운 환자들에게 항상 웃음으로 편하게 대해드리자는 것이 필자의 소신이다.

2010년 3월 3일 '성실 납세자'로 기획 재정부 장관상을 받았다. 지난 연말에는 후배 양성을 위해 1억 2천만 원을 조선 대학교 치과 대학에 기부하기도 했다. 열심히 연구하고, 성심으로 환자를 대하고, 그리고 봉사하는 삶! 그것이 나의 '좋은 얼굴'의 원천이다.

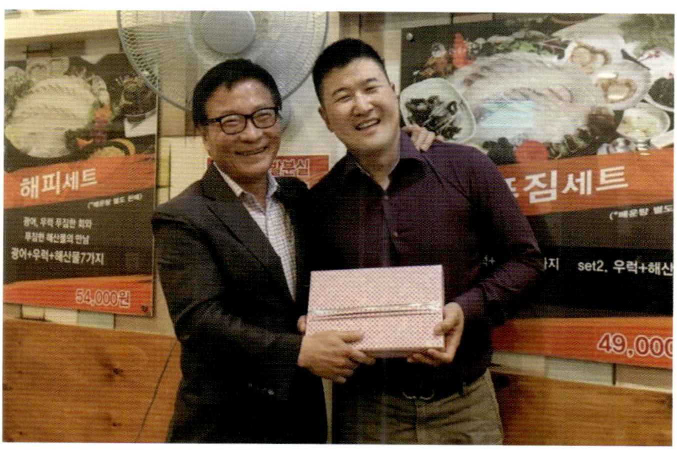

▲ 용산케리어스 치과병원장 지우정 중령과 함께(2017)

05 인류의 건강을 서원(誓願)하며
(2017. 1. 23.)

최순실 사태, 대통령 직무대행, 아메리카 우선주의, 사드 문제, 소녀상 문제 등 너무 복잡하고 앞이 보이지 않는 상황에서 교합과 전신 건강의 상관관계를 연구하면서 필자의 힘든 마음에 결정적인 도움을 준 것은 플라톤 아카데미와 건명원 등의 인문학과 철학 강의였다. 여기서 보고 들은 내용을 중심으로 공감이 갈 만한 주제를 정리해 함께 나눠보고자 한다.

최진석 철학과 교수의 이론부터 살펴보면 선진국들은 앞서 끌고 나가는 힘, 즉 선도력을 가지고 새로운 장르나 콘셉트를 만들고 후진국은 이것들을 채운다는 것이다. 최근 10여 년 동안 선진국의 문턱에 있는 우리나라에 시사하는 바가 크다.

인간 욕망의 변화, 다시 말해 시대의 흐름을 파악하는 힘이 철학이다. 철학적인 시선으로 새로운 장르를 만드는 것이 창의이다. 그렇게 하려면 자기만의 힘으로 책임감을 갖고 도도하게 우뚝 설 수 있는 실력과 용기가 필요하다. 또한, 독립적인 사람은 고독하다. 독립적인 사람은 호기심과 궁금증을 가지고 스스로 질문하는 사람이다.

아울러 과거의 고정관념을 뛰어넘어 경이로움을 찾아내고 은유하는 능력이 필요하다.

필자도 이런 호기심을 바탕으로 CBK(cranial balancing key) Splint를 세계에 발표했다. 처음에는 새로운 이론에 대한 비난도 많았지만 20여 년 동안 저를 믿어주고 따라 주신 환자분들의 너무나 좋은 임상 결과와 격려가 필자에게 큰 용기와 힘을 주었다. 우리나라도 새로운 장르를 많이 만들어서 세계를 선도해 가야겠다.

최재천 교수께서 제시한 지식의 통섭(consilience), 즉 요즘같이 복잡한 세상에서는 한 분야의 이론으로는 해결되는 것이 없고 모든 다양한 분야가 합쳐져야 된다는 주장도 적극적으로 받아들일 만하다. 이 이론을 바탕으로 필자도 의과, 한의과 분야의 지식을 유튜브 강의와 인터넷을 통해서 깊지는 못해도 많이 습득했고, 우리 치과 분야에 연관시키면서 같이 연구했다.

생존경쟁에서 살아남기 위한 가장 위대한 방법은 협력적 경쟁(coopetition=cooperation 협력+competition 경쟁)이다. 경쟁할 때는 최선의 경쟁을 하면서도 서로 도와서 같이 발전하는 것이다.

인간관계의 기본은 선인낙과(善因樂果)이다. 나도 좋고 상대방도 좋은 일을 하는 것이다. 나는 좋고 상대방은 좋지 않은 악인고과(惡因苦果)가 되어서는 안 되겠다.

이를 위해서는 참나(양심)를 늘려 무지와 아집(에고)을 줄이도록 사단(四端), 즉 인의예지(仁義禮智)를 실천하는 힘인 덕(德)을 늘리도록 윤리적인 훈련을 하여야겠다.

또 태연자약한 마음으로 온전하게 자신으로 돌아오는 명상 등 마음 챙김(mindfulness)이 필요하고, 이를 위해서는 아리스토텔레스가 말한 'Unexamined life is not worth living', 즉 숙고하는 삶이 필요하다. 패트릭은 "고통은 사람으로 하여금 생각하게 만들고, 생각은 사람을 지혜롭게 만들며, 지혜가 생기면 인생은 견딜 만하다."고 했다.

필자도 마음고생을 한 다음에는 꼭 좋은 일이 온다는 전화위복(轉禍爲福)을 우리 집의 가훈으로 믿고 있다. 박완서 작가의 말처럼 "고통은 이겨내려고 하지 말고 그냥 견디는 것"이다.

톨스토이의 '성장하는 삶'도 중요하다. 이를 위해서는 소통과 죽음의 기억이 필요하다. 도스토예프스키의 말처럼 "죽음을 의식하고 하루하루를 사는 것이야말로 인생을 축복으로 바꾸는 것"이다.

필자는 치과의사로서 세상에서 소중한 나를 제일 존중하고, 우리 가족과 환자들도 내 몸같이 존중하여 최선의 진료를 다 하고 있다. 더불어 필요한 경우 CBK Splint와 바른 자세, 복식 호흡으로 스스로의 면역 시스템이 개선되어 너무나 좋아지는 우리 환자들을 보면서 "인류가 국경을 넘어 모두 모두 건강해지면 얼마나 좋을까"하는 큰 서원(誓願)을 품어본다.

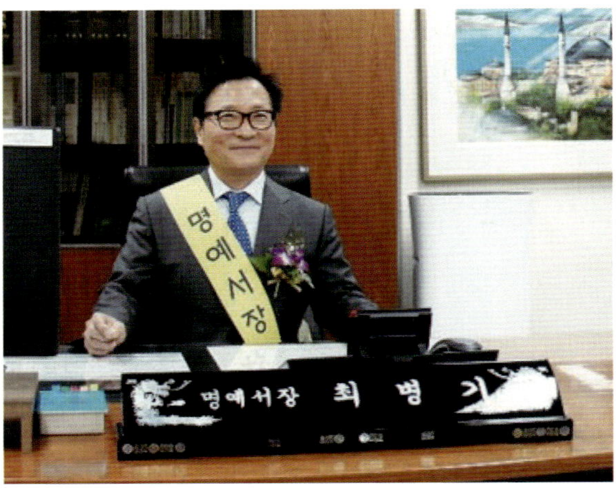

▲ 노원세무서 명예서장 위촉(2018)

06 사회를 밝히는 봉사의 기쁨

1 남을 위한 봉사가 자신을 행복하게 한다

20여 년 동안 치과의사로 살면서 제일 보람 있고 의미가 있었던 봉사활동을 하면서의 느꼈던 점과 함께 주마등처럼 스치는 추억들을 더듬어본다.

처음 개업하고 3년쯤 뒤인 3월 한가한 달에 환자들이 많지 않아 병원에서 놀고 있다 보니 무척 따분했다. 그래서 교회 목사님께 전화를 걸어 우리 교회에서 도움을 주고 있는 장애우 27명에게 무료 진료를 해 주겠다고 하여 석 달에 걸쳐서 보철치료까지 모든 치료를 다 해준 적이 있었다. 거동도 불편해서 일주일에 2번, 2명씩 오기로 하였는데 5명 이상 같이 와서 병원이 휠체어로 꽉 차 일반 환자들이 불편하게 생각하고 치료를 받지 않고 가신 분도 있었다. 그렇지만 치료를 받고 좋아하던 장애우들의 모습이 지금도 눈에 선하고 너무나 보람이 있었다.

그 후에 산호수중이라는 스쿠버 다이빙 동호회에서 의사 몇 분과 소매물도, 백두산 연변 등지에서 구강 검진과 발치 등 진료 봉사 후에 스쿠버 다이빙을 했던 추억들이 생생하게 기억난다. 연변 의료봉사 후에 백두산 천지까지 장비를 메고 1시간을 내려갔다. 하루에도 12번 변한다는 천지의 장관을 스쿠버 다이빙으로 즐기면서 보았던 추억은 지금도 잊을 수가 없다.

그 후에 지금은 모 제약 회사의 회장인 지인의 추천으로 사단법인 열린의 사회에 들어가게 되었다. 매달 국내 봉사와 1년에 2회의 해외 봉사를 시행하는 단체였는데, 몽고에는 12회 정도 가서 많은 추억이 있다.

지금도 아르항가이 밤하늘의 쏟아지는 너무 또렷한 별들, 한쪽은 비가 오고 다른 쪽은 무지개가 뜨고, 앞은 너무 맑고 뒤는 구름으로 꽉 찬, 우리보다 좀 낮은 고도의 몽골 하늘이 생각나고 그립다. 무엇보다 우리는 위생사 한 분을 모시고 가서 예전에는 주로 발치만 하던 봉사를 전치부 레진을 재료상으로부터 샘플을 지원받아 레진치료를 주로 해 주었다.

우즈베키스탄에 갔을 때는 고려인 마을에서 우리 조카 같은 중학생 여자아이의 앞니에 충치가 있었다. 그 검정색 앞니가 레진치료를 통해 예쁘게 바뀌니 눈물을 흘리는 것을 보고 치과의사가 되기를 너무 잘했다고 생각했다. 이런 기분은 봉사할 때 외에는 느낄 수 없다.

그 후로 대부분 비싼 전치부 레진치료를 주로 시술해 주었다. 당시 하루에 소형차 한 대 값의 치료를 즐겁게 했었다. 열악한 환경에서 진료하다 보니 몸은 많이 힘이 들었지만 너무나 좋아하는 환자들을 보니 봉사하는 나는 환자 보는 숫자만큼 봉사 받는 사람보다 훨씬 많은 몇 배의 엔돌핀이 나와서 이것이 이기적인 세상을 밝히는 사회의 등불이 된다고 생각한다.

돌이켜 생각하면 개인적으로 여행을 가지 못하고 휴가 때마다 봉사활동에 참여했던 때가 힘도 들었지만, 많이 그립다.

지금은 치과의사로서 사랑하는 우리 환자들을 위해 어떻게 하면 발치하지 않고 전신 건강도 좋게 할 수 있는지 총체적인 공부를 하고 있다. 그러다 보니 인체는 하나로 모두 유기적으로 연결되어 있으면서도 치과가 모든 건강의 중심에 있다고 생각하여 환자 교육과 함께 우리 치과의사 동료에게도 바른 자세와 복식 호흡 등 꼭 알아야 할 것들을 알리면서 보람을 많이 느끼고 있다. 상당히 어려움도 있으나 필자도 옛날에는 이런 개념들을 알지도, 이해하려 하지도 않았으므로 천천히 시간을 갖고 더욱 노력하고 있다.

올해에는 휴가를 맞춰서 가족들이 같이 봉사활동에 참가해 세상도 밝게 하고 나도 좋은 기운을 다시 받고 싶다.

07 치과의사 제1 덕목, 선인락과(善因樂果)

치과의사로 산다는 것이 때론 힘도 들지만 다시 태어나도 치과의사이고 싶은 생각은 대개 비슷할 것이다. 30년 가까이 치과의사로 살아오면서 느꼈던 보람과 희비가 새삼 주마등처럼 스쳐가는 것을 개인적인 감상 때문이라고 치부하기엔 우리의 삶이 너무나 치열했다.

치과병원을 처음 개업했을 때, 오후 5시까지 단 2명의 환자를 보고 답답한 마음으로 '환자님'을 기다리던 기억, 경험이 부족해 우는 꼬마 환자를 아빠와 엄마까지 모두가 붙잡고 진료했던 기억은 지금 돌이켜봐도 아찔하기만 하다.

그러면서도 일요일마다 부족한 부분을 채우기 위해 세미나에 열심히 참여했던 시절과 10여 년 동안 휴가 모두를 의료봉사에 바쳤던 날들, 구 치과의사회와 서울시치과의사회, 대한치과의사협회에서 봉사했던 기억들이 새롭다.

요즘에는 나름대로 새로운 개념들을 정리하는 데 매진하고 있는데, 이 모든 것들이 의미가 있다고 생각한다. 치과는 새로운 재료와 치료 방법들이 계속 개발되므로 배우려면 힘도 많이 들지만 과거에 어려웠던 술식들이 수월하게 되어서 좋을 때도 많다. 특히 여러 가지 새로운 술식을 필자와 같은 모임에서 활동하는 우리나라의 치과 선후배가 부지런히 연구를 해서 쉽게 적용할 수 있게 해 줌으로 늘 감사드린다.

이렇듯 치과의사로서 사회와 동료에게 도움을 주고받으면서 우리 치과의사가 존경을 받기 위해 실행해야 할 덕목을 나름대로 정리하고 그대로 실천하려고 애를 쓰면서 여기에 그것을 소개하고자 한다.

첫째, 사회 속에 존재하는 치과의사가 되었으면 한다는 것이다.

여러 분야에서 같이 어울려 활동하고 생활하면서도 메르스나 코로나 19 사태에서 보았듯이 의료인으로서의 어려운 점 등을 서로 공유하면서 사회에서도 인정받고 병원에도 도움이 되었으면 한다.

둘째, 의사와 법조인들은 사회를 지탱하는 최후의 보루이면서 어떠한 상황에서도 소명감(calling)을 갖는 제일 윤리적인 집단이어야 한다.

나도 좋고 상대방도 좋게 하는 선인락과(善因樂果)를 행하도록 하고, 나는 좋고 상대방은 좋지 않게 만드는 악인고과(惡因苦果)는 피하는 것이 좋겠다.

셋째, 항상 경계선상에 마음을 두어 새로운 개념을 받아들이고 창조할 수 있는 열린 마음을 가지고 있어야 한다.

선진국은 새로운 개념을 창조하는 나라이고 후진국은 이를 쫓아가는 나라이다. 다행히 치과계는 우리 한국의 선생님들이 세계를 선도해 간다고 생각한다.

넷째, 무엇보다 중요한 것은 동료 치과의사에게 인정을 받는 것이다. 서로 페어플레이 정신을 바탕으로 상식이 통하는 윤리의식을 갖는 것이 중요하다, 이러려면 치과의사로서 흔들리지 않는 자존감을 가져야 하고, 그렇게 되려면 치과 의료를 이 세상 무엇보다 사랑해야 한다. 진심으로 환자를 내 몸 같이 생각해야 한다. 나를 무한하게 믿고 나를 세상에서 제일 사랑하면서 타인도 나와 똑같이 소중히 생각해야 하는 것이다.

다섯째, 정신 건강의 폭을 넓혀서 나, 가족, 치과병원을 넘어 모든 사람에게 관심을 갖고 사회 모두가 밝게 되도록 기원하면서 봉사활동 등 다양한 분야에서 협력을 통해 더불어 발전하도록 해야 한다.

요즘 코로나 19 바이러스가 전 세계를 강타하여 이것이 경기 침체로 이어져 모두가 어려운 시간이 되고 있다. 그렇지만 치과의사로서의 자존감을 지키면서 우리보다 어려운 분들에게 역지사지의 마음을 갖고, 오늘도 열심히 우리 환자들을 내 몸같이 생각하고 최선을 다해야 하겠다.

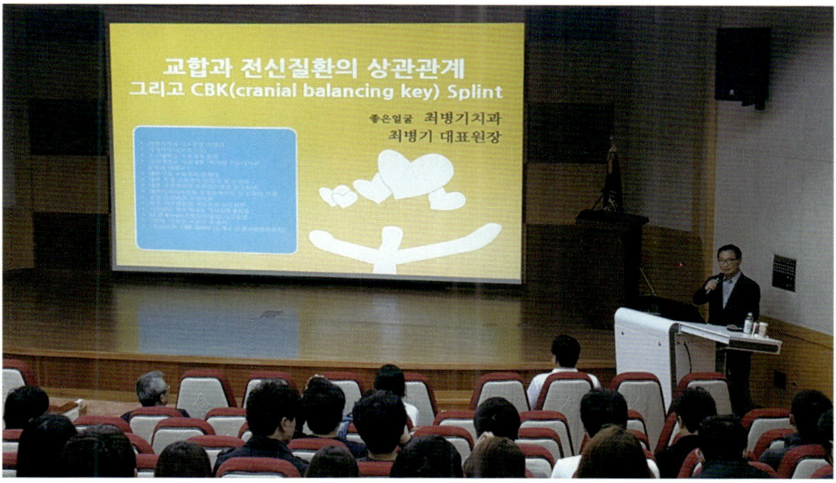

▲ 경희대 치과대학 외래교수로 '교합과 치주질환과의 상관관계 및 CBK Splint를 통한 전신 건강'을 주제로 강의하고 있다.

08 노블리스 오블리제 솔직·담백 인터뷰

2019. 12. 09자.

'치의신보'에 특집 기획으로 인터뷰한 내용

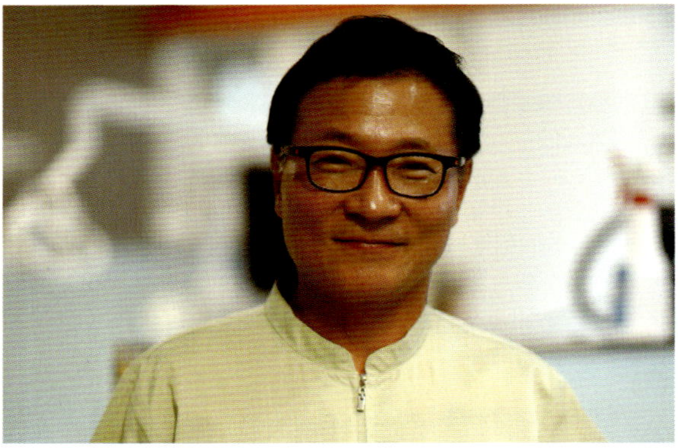

▲ 최병기 서울 좋은얼굴 최병기 치과 원장과 인터뷰

서울 노원구 공릉동 도깨비시장 내 위치한 이 치과에는 전국에서 환자들이 찾아온다. 서울과 경기권은 물론이고 대구, 대전, 전남 함평, 제주도까지 멀리서 방문하는 환자들도 적지 않다. 환자 중에는 3대가 함께 오는 경우도 흔하다.

32년째 한 자리에서 진료해온 최병기 원장(좋은얼굴최병기 치과의원)은 "치과에 온 환자 한분 한분을 대할 때마다 내 가족이고, 내 몸이라고 여기고 진료에 늘 임한다."며 "내 부모님이고 형제자매고 자식이라고 생각하면 진료를 절대 대충할 수가 없다."고 했다.

30년 이상을 한 자리에서 진료하다 보니 부모님 따라오던 초·중·고 학생 환자들이 어느새 아빠, 엄마가 되어서 부모님과 함께 자식들까지 데리고 오는 게 신기할 때도 있다.

미국을 비롯해 스페인, 남미, 아랍에미리트 등 해외에서 찾아오는 환자들도 다양하다. 이 중에는 국내에 거주하는 환자들의 가까운 친인척이 상당수다. 최 원장은 "외국에서 오신 환자분들은 국내 거주 기간이 대부분 길지 않아 치료에 어려움도 있지만, 할 수 있는 진료에 최선을 다하다 보니 해외 환자들도 꾸준히 방문하고 있다"고 전했다.

최 원장 치과는 타 치과와 달리 환자들을 예약제로 진료하지 않고, 오는 순서대로 진료한다. 그 이유를 묻자 "개원 초기에는 예약제로 해도 별 문제가 없었는데 시간이 지날수록 환자가 늘어나다 보니 촘촘히 잡힌 예약 시간이 오히려 부메랑으로 돌아왔다."고 밝혔다.

진료를 하다 보면 생각보다 더 걸리는 경우도 있는데 실제 진료실 밖에서 기다리는 대기 환자들은 이를 견디기 힘들다는 것이다. 한 명의 환자만 좀 밀려도 그날 예약된 시간들은 줄줄이 뒤틀리고 불만들이 쌓이게 된다. 그래서 과감히 예약제를 없앴다.

때론 한꺼번에 환자들이 몰리는 경우도 있지만, 애초에 진료 시간을 예약한 게 아니어서 그런지 과거보다 불만이 크지는 않았다. 예약제를 하지 않는 또 다른 이유는 거리가 먼 환자들의 내원 횟수를 줄이는 데도 한몫하고 있기 때문이다. 충분한 진료 시간을 확보해 보다 세심히 치료할 수 있어서다. 몇 년 전부터는 환자들에 대한 진료 시간을 좀 더 확보하기 위해 페이닥터도 고용했다.

■ 직원 중엔 30년 장기근속자도 있어

현재 치과에는 페이닥터와 스태프, 기공사, 청소 및 소독 전담직원 등 12명이 함께 일하고 있다. 스태프의 경우 30년 된 직원부터 21년, 15년 등 장기 근무자들이 수두룩하다. 심지어 육아, 이사 등 개인적인 이유로 그만둔 직원 2명도 최근 다시 돌아와 근무하고 있다.

최 원장은 "직원들을 가족과 같이 여기고 서로 존중하는 걸 잊지 않는다. 직원들의 헌신이 있었기에 지금의 치과로 성장했다."며 고마움을 전했다. 작지만 직원들 간의 모임 등도 적극 지원하며 직원들끼리의 트러블도 스스로 해소하도록 배려한다. 그동안 치과에서 근무했던 직원들을 위한 모임도 매년 가져 한번 모이면 30명에 이른다.

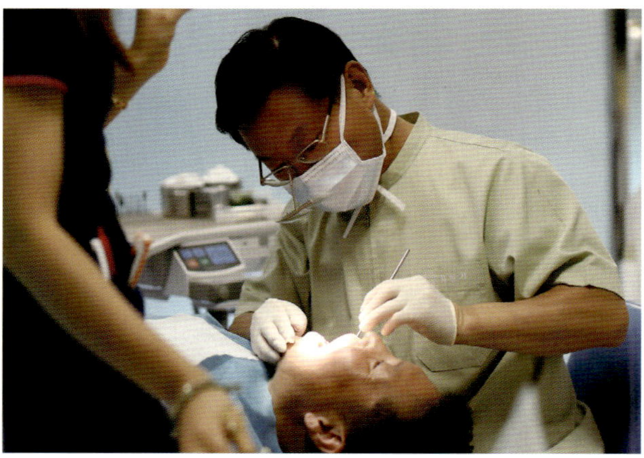

▲ 최병기 서울 좋은얼굴최병기치과 원장의 진료 모습

■ 업무집중 할 수 있는 환경조성

치과 규모에 비해 직원을 더 고용하는 것도 직원들의 복지향상과 본연의 업무에 집중할 수 있는 환경을 만들어주기 위한 최 원장의 철학이 담겨 있다.

또한, 최 원장은 공부도 게을리하지 않는다. 지금도 매일 2시간씩 치의학을 비롯해 인문학 등을 공부하고 있으며 최근에는 꾸준한 교육과 학습을 통해 통합치의학과 전문의 자격도 취득했다. 요즘은 학회를 통해 발표하고 연구해온 교합 관련 저서도 집필 중이다.

아울러 최 원장은 틈틈이 치과계 외적으로도 다양한 사람들과 교류하며 사회활동에 동참하고 있다. 현재 최 원장은 서울북부지방검찰청 의료자문위원으로 활동하고 있으며, 또 성실납세 모범 표창을 받은 게 인연이 돼 노원세무서 명예서장으로 위촉되기도 했다. 이외에도 라이온스클럽 등 지역의 각종 모임과 대학 및 초·중·고 동창회, 봉사회, 향우회 등 활발한 활동을 해 오고 있다.

최 원장은 "치과 진료 외 다양한 사회활동을 통해 인맥을 쌓다 보면 어느 순간 환자들도 늘고 있다는 걸 느끼게 된다."고 조언했다. 끝으로 최 원장은 마인드컨트롤을 통해 스스로 몸과 마음을 건강하게 유지, 관리해야 진료도 잘 할 수 있게 된다고 덧붙였다.

09 30년 진료경험을 정리한 전문의 시험

- 아들, 며느리와 서로 도와가며 준비한 행복한 추억 -

개원한 뒤 1995년부터 치과대학 보철과 외래교수로 학생들을 가르치던 필자는 30년간의 진료를 정리하고 싶다는 생각을 하고 있었다. 그러던 중 통합치의학과 전문의 시험 준비를 한다면 모든 과목을 공부하며 정리할 수 있는, 꼭 나를 위한 너무나 좋은 기회라고 생각하여 도전하게 되었다.

그동안 '교합과 치주와의 상관관계'나 'CBK(cranial balancing key) Splint and anti-aging effects'를 세계보철학회에서 발표하는 등으로 중심위 교합안정장치가 전신 건강에 영향을 준다는 내용을 전하던 강의를 잠시 멈추고 학생의 자세로 돌아가서 30여 년 만에 시험을 준비하게 된 것이다.

마침 치과 공중보건의사이던 아들과 대학원생인 며느리도 같이 시작하였다. 아들, 며느리와 같이 공부하고 서로 도와 가면서 준비하는 소중하고 행복한 추억이 시작되었다. 재작년 12월부터 겨우 내내 치협회관에서 아들 며느리와 같이 매주 오프라인 강의를 듣고 매일 아침 온라인 강의를 시청하였다. 매일 빠지지 않는 일이라 부담도 많이 되었지만 너무나 행복한 시간이었다.

그러나 임상 실무교육은 접수하려고 아무리 노력해도 1초도 지나지 않아 마감되어 접수할 수가 없어서 젊은 세대들과의 차이를 실감할 수 있었다. 다행히 아들의 도움으로 임상 실무교육 접수를 할 수 있어 늘 감사하게 생각하고 있다. 또 출산 후 스트레스로 좀 어려움이 있었던 며느리를 도와서 임상 실무교육에 같이 갔던 일도 소중한 추억으로 남았다.

온라인 강의를 여러 번 들어도 뒤에 문제 풀이는 계속 틀리고, 들을 때마다 새로웠다. 그래도 젊었을 때 보다 2배 정도 노력하면 되려니 생각하고 출퇴근 시간에도 열심히 시청하였다.

또 올 2월부터는 10년 전에 저널 리딩을 같이하며 공부하던 밀레니엄 스터디그룹에 다시 참여하여 크고 많은 도움을 받았음에 감사를 드린다. 이 스터디그룹은 필자가 치과의사협회 일을 하게 되면서 시간을 낼 수가 없어서 좀 쉬고 있었는데, 방학(?)이 의도치 않게 길어졌다. 여기서 함께 열심히 공부하신 모 선배님이 시험을 보면서 시간이 부족하여 답안지를 작성하지 못했다고 하시니 너무 아쉬웠다.

이번 시험 준비를 하면서 젊은 치과의사들이 카카오톡으로 서로서로 도우면서 같이 가는 모습을 지켜보면서 대한민국의 밝은 미래를 보기도 했다. 아울러 너무 궁금했던 많은 문제를 잘 풀어주신 후배 치과의사들께 진심으로 감사드린다. 열심히 노력한 만큼 교수님들의 훌륭하신 300시간 강의 내용을 임상에 잘 적용하여 더 나은 진료를 하도록 해야겠다.

또 나름대로 연구 발표하고 있는 교합과 전신 건강과의 상관관계를 좀 더 발전적인 내용으로 준비를 잘하여 우리 환자를 통한 경험과 노하우를 모든 동료 후배들과 공유하면서 한일 관계로 어려운 대한민국 치과가 전 세계를 선도할 수 있도록 기틀을 만드는 데 최선을 다해 노력할 것도 다짐해 본다.

이번 시험으로 인한 갈등도 많았지만 서로 주어진 상황을 최선이라고 생각하고 긍정적으로 같이 더불어 살면서 모두 모두 성장하는 사회가 되면 좋겠다. 또 최선을 다해서 시험 준비를 하면서 아침저녁으로 공부하느라고 힘이 든다는 핑계로 회장을 맡고 있는 고교동창회와 재경향우회를 비롯한 여러 모임에 좀 소홀하여 미안했으나 다시금 열심히 할 생각이다.

이제 시험이 잘 끝났으니 모처럼 홀가분한 마음으로 오늘 아침 골프 연습장으로 가서 오랜만에 골프공에 스트레스를 실어 멀리 날려버리겠다.

chapter 05

감사하며 다 함께 행복하게

01 새해 아침에 다지는 각오

- 2020년 경자년 아침에 -

새해 아침에는 마음을 가라앉히고 한 해 동안의 각오를 정리하는 것이 보통 사람의 일반적 모습이다. 필자도 해마다 정초에는 이러한 통과의례를 거쳐 왔으니 기해년을 맞이하여 스스로의 다짐과 새해 소망을 담아 본다.

경자년 새해에는

첫째, '나를 존중하고 사랑하자.'

우선 나 자신을 자중자애하고 나를 존중하고 나를 사랑하고 나를 무한으로 신뢰하는 것이 제일 중요하다는 점을 기억하자. 또 상대방과 서로 다름을 인정하고 나와 똑같이 존중하는 것이 인생사의 기본임을 잊지 말자. 나도 좋고 상대방도 좋은 선인낙과(善因樂果)가 되어야겠고, 나만 좋고 상대방이 좋지 않은 악인고과(惡因苦果)가 되지 않도록 해야겠다.

둘째, '날마다 공부하자.'

매일매일 의학과 인문학을 공부하고 고정관념에 사로잡히지 않고 늘 깨어 있고 새로운 내용을 받아들이는 인생을 살아야겠다. 필자가 세계에 발표한 CBK(cranial balancing key) Splint(두개골균형 교합안정장치)의 개념을 올해에는 아시아에도 널리 알려 더 많은 사람이 건강하게 사는 세상을 만들도록 노력하겠다.

셋째, '우리나라와 민족을 위해 살자.'

우리 후손에게 오늘보다 나은 우리 조국을 물려주는 것이 무엇보다 중요하다. 편 가르기를 하지 않고 한쪽에 치우치지 않고 '경계'에 서서 늘 우리 모두를 함께 아우를 수 있는 인생을 살아가야겠다.

대한민국은 자유민주주의 국가이다. 공정한 규칙에 따라 '무한의 경쟁'에 최선을 다하고, 한편으로는 나보다 못한 분들을 위해 봉사하는 정신이 민주주의 근본정신이다. 따라서 정부는 많은 규제와 간섭은 최소로 줄이고 공정한 규정만 정해 주면 된다.

지금도 베트남, 북한 등 사회주의 국가는 극히 소수의 공산당 간부만이 범접할 수 없는 부를 독점하고 나머지는 완전히 다른 인생을 사는 것을 본다. 베트남을 여행해 보니 일부 공산당과 평민들은 완전히 다른 인생인 것을 보기도 했다. 북한과도 평화적이고 인도적인 협조도 중요하겠지만 극히 소수의 공산당에 의해 언제라도 만행이 있을 수 있다는 것을 간과해서는 안 된다.

우리 민족에게도 플라톤이나 소크라테스, 공자, 맹자 못지않은 퇴계 이황과 율곡 이이의 사상이 있다. 이기일원론, 이기이원론 등 우리 민족의 철학을 더욱 발전시켜 '국가적 철학의 맥'을 이어야 한다.

후진국은 오로지 '힘'이나 '권력'에 의한 통치가, 중진국은 '법'에 의한 통치가 이뤄지는 반면, 선진국에서는 보이지 않는 '질서'에 의한 통치가 이루어진다고 한다. 질서를 위해서는 모든 국민이 늘 깨어 있고 공부하고 자기 민족 고유의 국민 철학이 있어야 한다.

넷째, '늘 현재, 지금 여기에 살자.'

과거는 역사이고 미래는 미지의 세계이고 현재는 신이 주신 선물이다. 적폐 청산도 중요하지만 더 중요한 것은 지금, 현재에 집중하여 세상이 신나고 활기차게 돌아가는 것이다. 그러기 위해서는 고정관념을 깨고 늘 경계에 서서 한쪽에 치우치지 않고 편 가르지 않고 새로운 세상을 향해 질문을 갖고 늘 창조적으로 도전하는 정신이 중요하다.

그래서 우리나라에서 과학, 의학에서도 노벨상이 나오고 세계를 선도하는 개념의 창시자가 될 수 있어야 비로소 선진국이 될 수 있다. 늘 다른 나라가 만든 기준에 따라가기만 하여서는 늘 후진국일 수밖에 없다. 우리는 '기준의 창시자'가 되어 스티브 잡스의 '스마트폰' 같은 새로운 개념으로 세계를 선도하도록 하자.

다섯째, '봉사하자.'

내 주위를 위해 올해에도 많은 봉사를 해야겠다. 과거에는 외국이나 오지에서 의료 봉사를 하는 것이 중요하다고 생각하였다. 지금은 우리를 사랑하는 환자들과 향우회, 동창 모임, 지역사회 모임 등에서 봉사하는 정신으로 회원들을 잘 받들고 활기차게 만들어 주는 것이 사회에서 꼭 필요한 봉사라고 생각한다.

경자년에는 '나'보다는 '우리'를 생각하고 더 나아가서 우리보다는 '나라와 민족'을 먼저 생각하여 모두가 존중받고 발전하면 좋겠다는 서원을 품어 본다.

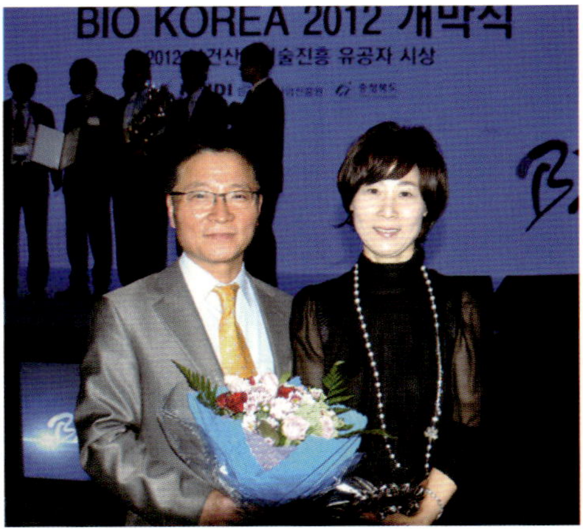

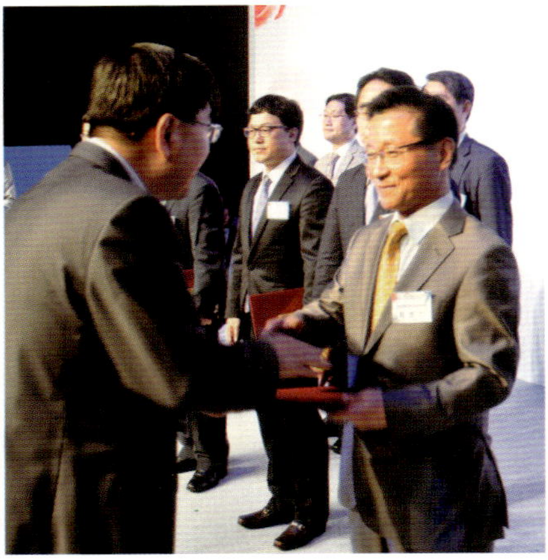

▲ BIO 2012 개막식에서 아내와 함께

02 행복의 원천을 찾아보면
(치학신문 2016. 9. 10.)

1 행복이란 ?

세계적으로 유명한 동기부여 전문가이자 '행복을 그리는 철학자'로 불리는 앤드류 매튜스(Andrew Matthews)는 "행복은 현재와 관련되어 있다. 목적지에 닿아야 행복해지는 것이 아니라 여행하는 과정에서 행복을 느끼기 때문"이라는 명언을 우리에게 남기고 있다.

19세기 영국의 철학자이자 경제학자인 존 스튜어트 밀(John Stuart Mill)도 "행복을 수중에 넣는 유일한 방법은 행복 그 자체를 인생의 목적으로 생각하지 말고 행복 이외의 어떤 다른 목적을 인생의 목적으로 삼는 일"이라고 말했다.

결론적으로 행복이란 성공의 결과가 아닌 원인이다. 즉 행복하기 위해 성공하는 것이 아니고 행복한 마음을 갖는 과정이 있어야 성공한다는 것이다. 이 말은 행복이 목적이 아니라 과정이라는 뜻이며, 행복하기 위해 성공하는 것이 아니고 행복한 마음을 가져야 성공한다는 것이다. 또 행복은 권리이기 이전에 의무이다. 내가 행복한 마음을 갖고 있어야 다른 사람도 행복해진다. 만약 한 사람이 계속 짜증을 부리거나 불평, 불만으로 가득 차 있으면 타인에게도 부정적인 영향을 준다. 반면에 행복한 사람은 남을 행복하게 만들어 줄 수 있다. 남을 복되게 해주면 자신의 행복도 한층 더해지는 것이다. 즉 행복은 옆 사람에게 전염이 된다는 것이다.

행복의 비밀에 대한 연세대 김주환 교수님의 강의를 듣고 얻은 영감과 그

동안 필자가 살아오면서 쌓아온 경험을 토대로 행복에 대한 생각을 정리해 보려고 한다.

우선 사람들이 행복하기 위해서는 행복을 서로 나누어야 하고 상대방을 존중하고 배려해야 한다고 생각한다.

필자는 열린의사회에서 해외 의료 봉사와 국내 의료 봉사 활동을 할 때 가장 큰 행복감을 느끼곤 한다. 언젠가 우즈베키스탄의 고려인 마을에서 딸 같은 중학교 3학년 정도의 소녀에게 상악 육전치부의 레진치료를 해 주었더니, 치료가 끝난 후에 그 소녀가 감사하다며 눈물을 흘리는 것을 보고 치과의사가 된 자신과 이런 봉사활동에 대해 행복한 보람을 느낀 추억이 있다.

그러면 행복을 위해 어떠한 노력과 조건이 필요할까?

첫째, 어려움에 부딪혔을 때 '회복 탄력성'을 발휘하는 것이 무엇보다 중요하다.

사람은 누구에게나 어려운 일이 매일 매 순간 다가올 수 있다. 그러나 그 어려움에 대처하는 방법은 사람마다 다르다.

심리학의 '회복 탄력성의 1:2의 법칙'에 따르면 1/3의 사람은 어려운 상황을 디딤돌로 생각하고 한 단계 뛰어오를 수 있는 발전의 계기로 만들지만, 나머지 2/3의 사람은 어려운 상황에 굴복하고 그 상태로 머무르거나 포기하고 만다고 한다.

우리는 정신적인 회복 탄력성을 높이기 위해서 평소에 마음의 근력을 키우는 체계적인 관리와 훈련이 필요하다.

필자는 마음의 근력을 높이기 위해 유튜브 등을 통하여 인문학 강의, 종교 강의, 철학 등을 즐겁게 탐독하고 있다.

'젊어서 고생은 사서도 한다.'는 말이 있다. 필자도 치과대학 입학하기 이전에 운이 없어(?) 계속 낙방하고 군입대 문제로 야간 공대에 적을 두고 주간에는 입시 학원에 다니는 등 많은 어려움이 있었다.

지금 생각하면 그 시절에 포기하지 않고 자신을 믿고 꾸준히 참고 이겨낸 20에서 24세 당시의 내가 대견하고 나 자신을 진심으로 칭찬해 주고 싶다. 또 묵묵히 지켜보아 주셨던, 돌아가신 나의 부모님께 늘 감사드린다.

어려움을 극복하려 하지 말고 그냥 포기하지 않고 하루하루 열심히 살다 보면 어느 순간 원하는 것을 얻게 된다는 큰 교훈을 얻었다.

둘째, '소통의 능력'이다.

사람에게 제일 중요한 것은 사람 관계 속에서 우리가 존재한다는 것이다. 이를 위해 가장 중요한 것은 나와 상대방 모두에 대한 '사랑과 존중'이다.

간혹 존중하지는 않고 사랑만 하는 경우가 있다. 이것은 애완동물에게만 가능하다. 아주 절친한 사람일수록 사랑만 하고 존중하지 않을 때도 있다. 이런 때에 문제가 되는 것이다. 이런 문제를 예방하려면 상대방과 소통의 공간 사이에 어느 정도의 gap을 두고 서로 다름을 인정하는 것이 중요하다.

친구, 자녀, 부부, 직장 동료 간의 바탕에는 모두 상호 존중이 깔려 있어야 한다.

셋째, 긍정적인 자세, 감사하는 마음이 또한 중요하다.

동일한 일이 주어졌을 때 어떤 사람은 '나한테 온 기회'라 생각하고 긍정적으로 열심히 하지만, 어떤 사람은 귀찮아서 마지못해 하는 사람이 있다. 결과를 보면 두 사람에게는 전혀 다른 결과가 나온다.

그리고 나와 타인 모두에게 늘 감사하는 마음이 또한 중요하다. 세상은 혼자 존재할 수 없다. 모든 사람은 공기, 물 등 모든 사물의 도움으로 나와 우리가 존재한다. 나의 마음, 몸을 소중하게 생각하고 늘 스스로 자신을 격려하고 아울러 운동 등 자기 관리도 철저히 해야 한다. 또한, 내가 내 자신을 소중히 여기는 만큼 상대방 모두를 존중하고 내 몸과 똑같이 생각하는 의료인이 되어야 한다.

올림픽에서도 스포츠 자체를 행복하게 즐기는 선수가 우승하는 것을 자주 본다. 치과에서 매일매일 일하면서 필자를 찾아 주신 환자분께 감사하고 열심히 도와주는 우리 직원들께 감사한다. 환자의 몸을 내 몸이라고 생각해 최선의 진료를 하면서, 자세교정과 교합 치료, 복식호흡, 명상, 운동, 섭식 등에 대한 교육을 통해 치아는 물론 면역에 도움을 줌으로써 인류가 건강하고 행복하게 사는 것을 도와줄 수 있는 치과의사, 그런 치과의사가 된 내 자신이 행복한 사람이라고 생각한다.

2 행복을 위한 일상적 방법 (2016. 11. 18.)

인간은 누구나 행복을 추구하며 살지만 그 행복을 모두가 갖지는 못한다. 사람마다 추구하는 행복이 다르고 추구하는 방법도 다르기 때문이다. 행복한 삶을 위해 할 수 있는 일상적이면서도 적극적인 방법을 생각해 보도록 하겠다.

무라카미 하루키는 그의 소설에서 "사람에게 가장 중요한 것은 지식 자체가 아니라 지식을 얻고자 하는 마음과 의욕일 터, 그것이 있는 한 우리는 자신이 자신의 등을 밀어주듯이 앞으로 나갈 수 있다."고 했다. 이렇듯이 행복을 위해서는 마음과 의욕 즉 열정과 욕망이 중요하며, 이를 위해서는 마음의 태도가 중요하다.

William James가 "우리 세대의 가장 위대한 발견은 인간은 자신의 마음의 태도를 바꿈으로써 자신의 인생을 바꿀 수 있다는 점"이라고 한 것처럼 마음먹기에 따라 행복도 달라진다. 일체유심조(一切唯心造)인 것이다.

'어떻게 하면 정서적 지능을 키워서 태도를 바꿀 것인가'를 위해서 선학들은 3단계의 과정을 말하였다.

첫째 단계는 명상을 통한 주의력 조절 훈련이다. 마음 챙김(mindfulness)이라고 하는데 의식적으로 복식호흡을 하면서 현재에만 집중하는 훈련을 하는 것이다. 즉 과거와 미래가 생각이 나면 다시 호흡 명상으로 돌아오는 훈련을 통해 늘 현재에 깨어 있는 것이다. 필자도 20여 년 전부터 이렇게 노력하고 있다.

둘째 단계는 자기 인식능력을 키워 자기를 알기이다. '생각이 내가 아니다.' 단지 생각일 뿐이라는 것을 알면 많은 우울증에서 벗어날 수 있다고 심리학자들은 말한다. 이 또한 현재에 집중하라는 것이다.

셋째 단계는 바람직한 정신 습관을 만드는 것이다. 습관은 인격을 바꾸고 인격은 성격을 바꾼다. 즉 친사회적인 습관을 갖는 것이다. 같은 생각을 30번이나 50번을 계속하다 보면 습관이 된다. 어떻게 하면 다른 사람을 행복하게 해 줄까 하는 마음을 갖는 것이 행복을 만들어 준다.

우리 몸에 필요한 3대 영양소로 탄수화물, 단백질, 지방이 있듯이 영혼의 3대 영양소는 자유, 유능, 관계에 있다. 억압되지 않은 창의적 자유를 갖고 유능하다고 인정을 받고 타인과 좋은 관계를 맺는 것이 중요하다.

자발적이고 창의적인 관심의 대상이 있고 이에 대하여 한 번 세운 목표를 꾸준하게 노력하는 능력, 즉 포기하지 않는 grit(집념, 기개)가 중요하다. 행복하려면 자기만의 grit가 있어야 한다.

또한, TV 시청이나 SNS 등에 들이는 시간을 줄여서 여행과 운동의 시간을 늘리는 것이 중요하다. Erich Fromm이 말한 소유물을 위한 소비는 줄이고 경험을 얘기할 수 있는 소비를 하라는 것이다.

이와 함께 미국 사회학자 레이 올드버그(Ray Oldenburg)가 말한 자신만의 제3의 공간이 있는 사람이 행복하다는 것도 중요하다.

필자도 사우나에 가서 기체조를 하는 등 혼자만의 아지트가 있어 스트레스도 해소하고 에너지를 재충전하고 있다. 이처럼 남과 떨어져서 별도의 공간이 있는 사람이 행복하다는 점을 주목할 필요가 있다.

결론적으로 행복은 특별한 곳에 있는 것이 아니라 마음의 태도를 바꿈으로써 자신의 인생을 행복하게 살 수 있다. 마음속의 행복을 잘 다스려서 우리 대한민국 사람들 모두 모두 행복하기를 바란다.

3 칠정(七情)을 사단(四端)으로 컨트롤하자

역사가 기록된 2800년 전 호메로스의 일리아드, 오디세이에 나오는 죽음의 의미, 삶에 대한 인식이 지금까지도 많은 영향을 주는 것을 보면 과거나 지금이나 인생사는 비슷하다는 생각이 든다.

오히려 2500년 전 그리스의 소크라테스, 플라톤, 아리스토텔레스와 동양의 공자, 맹자, 석가모니 등 요즘보다 더 많은 성인, 현자들이 나온 것을 보면 과거가 현재보다 철학적으로는 더 깊이가 있지 않았나 하는 생각도 든다.

또한, 예수의 탄생, 313년 로마의 콘스탄티누스 황제의 기독교 국교화, 그 후 5세기의 로마 멸망, 흑사병의 창궐, 8세기 중세 교황청의 종교재판, 면죄부 판매와 무슬림의 출현, 그리고 11세기의 십자군 전쟁, 마틴 루터의 종교개혁, 단테의 신곡 출현으로 시발된 그리스 로마문화를 동경하고 돌아가려는 르네상스 시대, 산업혁명 등 많은 변화가 있었다.

무엇보다 역사에서 보면 종교적인 문제가 크게 작용하고 있다. 제2차 세계대전에서도 히틀러가 종교적 믿음으로 아우슈비츠에서 유대인 600만 명을 살해한 것을 비롯해 지금도 계속되고 있는 종교 전쟁으로 5,000만 명이 살해되는 것을 보면 양심의 문제, '참나'를 찾는 것이 무엇보다 중요하다고 생각된다. 이런 면에서 율곡 이이의 생각이 양심과 이성을 찾는 인문학의 답이라고 필자는 제시하고 싶다.

양심, 즉 참 나는 사단(四端), 물에 빠진 아이를 보면 건져내고 싶은 사랑의 씨앗이 되는 측은지심(仁), 정의로움의 씨앗인 수오지심(義), 예절을 나타내는 사양지심(禮), 지혜의 씨앗이 되는 시비지심(智), 즉 인의예지(仁義禮智)이다. 사단이 있어야 인간이다. 또한, 이를 성실하게 실천하는 것이 신(信)이다. 사단은 호선오악(好善惡惡)으로 선을 좋아하고 악을 싫어하는 대아적인 효율성의 의로운 참나, 본성, 이데아이다. 이것이 부처요 예수의 마음이다.

칠정(七情)은 희(喜)·노(怒)·애(哀)·락(樂)·애(愛)·오(惡)·욕(欲)으로 호리피해(好利避害), 즉 이익을 취하고 해로운 것을 피해 이익을 좇는 소아적인 효율성, 다시 말해 욕심의 단계이다.

누구에게나 욕심, 즉 칠정이 있다. 욕심이 있지만 인의예지의 사단, 다시 말해 양심에 벗어나지 않고 양심적으로 남에게 피해 주지 않으면서 최선을 다해서 자신의 꿈을 이루어 가는 것이 바람직한 성인이다. 사람은 욕심이나 욕망에서 나오는 칠정으로 살지만 양심, 즉 인의예지를 보듬는 사단으로 이를 조절할 수 있는 것이다.

퇴계 이황은 사단과 칠정이 서로 다른 이기이원론(理氣二元論)을 주장하고 사단을 중시하는 주리파이다. 율곡 이이는 칠정을 더 중시하는 주기파로서 이기일원론(理氣一元論)을 주장했으며, 필자는 율곡 이이의 주장에 더욱 공감한다.

우리 사회에 양심적인 사람이 많을수록 밝은 사회다. 세월호 사고의 경우에도 양심을 갖고 내 아들, 내 딸들이라고 생각했다면 먼저 도망가는 사람은 없었을 거라고 생각된다. 사람은 기세붕이 말했듯이 "꼴리는 대로 사는 것(꼴리는 것이 욕망이고 칠정)"이다. 즉 자신의 욕망대로 사는 것이다.

이 욕망을 양심적으로 컨트롤하는 것이 중요하다. 양심이 참나, 진리, 이데아, 자연의 섭리, 신의 섭리이다. 양심에서 보면 '나와 남'은 없다. 나와 남을 똑같이 중요하게 생각하는 것이 인문학이다. 남의 입장이 되어 보는 역지사지(易地思之)의 마음이다.

오늘도 우리는 사랑하는 환자와 우리 직원들, 가족들, 나 아닌 다른 사람들의 마음을 항상 헤아리는 삶을 살아가야겠다. 또한, 대통령이나 치과협회장 등 지도자는 욕심인 칠정을 양심인 사단으로 잘 컨트롤하는 훌륭한 인격의 소유자가 되었으면 한다.

4 성장의 조건

필자는 키가 작고 수줍음을 많이 타는 소심한 성격이라 시골에서 초등학교 다니던 때에 반장을 해 보고 나서 남 앞에 잘 나서지 않았다. 그러나 성장하면서 나름대로 적극적으로 노력하여 초등학교, 고등학교, 대학교 동창회장과 재경손불면향우회장 등의 역할을 할 수 있었다.

톨스토이의 성장에 관한 조건 즉 몰입, 소통, 죽음을 기억하는 삶을 필자의 경험과 함께 적어 보도록 하겠다.

톨스토이는 인간의 성장이란 '자신과 세계와의 관계를 바르게 정립하는 과정'이라고 하였다.

성장에 필요한 첫째 조건은 '몰입'이다.

톨스토이의 소설 안나 카레니나의 풀베기 장면에서 보여 주었듯이 필자도 진료나 공부에 또는 운동에 몰두하다 보면 무아지경에 빠져서 일이 쉬워지고 자연스럽게 잘 되는 것을 느낀다.

가끔 치료하기 어려운 환자를 만나 최적의 치료 방법을 찾으려 고민하다

보면 잠을 자다가도 번뜩 좋은 생각이 떠오를 때가 있다.

필자는 10년 전부터 매일 아침, 1시간 반은 의학, 치의학 공부를 하고 40분 정도는 인문학을 공부하고 있다. 치과와 아무런 관련이 없을 것 같은 인문학이 의학, 치의학과 유기적으로 연결돼 있어 통합적으로 공부하는 것이 무척 큰 행복감을 준다.

진료하면서도 제일 중요한 것이 집중 즉 몰입이라고 생각한다. 좋은 작품도 몰입할 때 만 탄생한다. 따라서 나는 매 순간 몰입하여 최선의 진료를 위해 노력하고 있다.

둘째, '소통'이다.

'인간에게 최고의 행복은 사람들끼리의 융합과 일치다'라는 톨스토이의 말처럼 '나'는 '너' 없이는 존재하지 않는다.

나를 존중하고 무한으로 신뢰하며 사랑하는 것이 세상에서 가장 중요한 일이다. 또한 '나'와 똑같이 '너'를 존중하고 사랑하는 것이 인생사의 기본이라고 생각한다.

며칠 전 만난 노원세무서장님이 모든 직원을 가족이라고 생각하고 상대의 이름을 부르며 서로 격려해 주면서 서로를 솔직하게 이해하고 있다는 말을 듣고 많이 감동했다.

나도 그렇게 하기 위해서 우리 병원의 직원들과 환자들을 늘 내 치과의 소중한 가족이라고 생각한다. 모든 환자를 '내 몸, 우리 가족'으로 생각하고 오늘도 최선의 진료를 위해 노력하고 있다.

셋째로 '죽음을 기억하는 삶'이다.

두 달 전 나를 진심으로 격려해 주시던 사랑하는 큰 형님께서 돌아가셨다. 하지만 돌아가신 부모님, 형님, 누님도 아직 항상 내 마음 한 켠에 살아계신다.

필자도 유한한 삶에서 나름대로 교합과 전신 건강과의 상관관계를 두개골 교합안정장치로 4,000 케이스 이상 임상경험을 거쳐 치과의 중요성을 증명하고 있다. 필자는 수십 년 동안 교합을 연구하면서 '교합과 치주질환의 상관관계 및 CBK(cranial balancing key) Splint를 통한 전신 건강' 주제로 일정 부분 성과를 얻었고, 이를 동료와 선후배 치과의사에게 전하기 위해 노력하고 있다.

이 성과를 요약하면 "많은 경우의 환자는 중심위(C.R)와 교두감압위(M.I.P.)가 이상적으로 일치하지 않으므로 1차적으로 교합 조정을 해 줄 필요가 있고, 부족한 부분은 Metal Strip Bite를 이용해 기존의 CR 스플린트를 특화해 제작한 CBK(Cranial Balancing Key) Splint를 사용하는 것이 바람직하다."는 것이다.

'오늘 밤까지 살라. 동시에 영원히 살아라.'는 톨스토이의 말처럼 늘 죽음을 기억하고 유한한 삶의 순간순간을 신이 주신 선물이라고 생각하고 살아가야겠다.

매일매일 진료에 집중하고 환자와 우리 직원들을 내 가족같이 소통하며 언제 생을 마감할지 모른다는 생각으로 순간순간 최선을 다하는 삶을 살아가야겠다.

오늘도 힘은 들지만 환자들을 통한 최선의 예술 작품을 기대하면서 진료실로 들어선다.

5 남을 돕는 것이 행복한 삶

필자가 30년을 개원하면서 30대 때에는 매주 학술 세미나에서 공부하는데 집중을 하였고 40대에는 의료 봉사에 모든 휴가를 반납하고 열심히 했었다. 오늘은 의료 봉사의 추억을 더듬어 아쉬움과 보람을 나누려고 한다.

의료 봉사는 1997년에 '산호수중'이라는 스쿠버 다이빙 동호회원들과 소매물도에서 시작하였다. 동호인들과 연변에서 의료 봉사를 한 뒤 백두산 천지에서 하루에 열두 번이 변한다는 하늘을 보면서 한여름에 하얀 눈이 덮인 트레킹 코스를 걸으며 세상 어디서도 느낄 수 없는 장엄한 감동을 받았다.

그 후 1999년에 본격적인 의료 봉사를 위해 지인의 추천을 받아 열린의사회에 가입했고, 매년 1~2회 해외 봉사와 매달 있는 국내 봉사에 참여하였다. 2000년에 처음 몽골 울란바토르의 항울병원에서 진료를 하였다. 기존에는 발치만 하였으나 레진을 스폰 받고, 대학동기인 장갑성 원장이 치과 이동장비를 만들어 주어서 주로 전치부 레진치료를 많이 해주었다.

그 인연으로 지금도 1년에 1회씩 몽골에서 오는 의료진들과 만나고 있다. 또 맨 처음 진료에서 통역을 도와주던 학생이 얼마 전에 울란바토르 대학의 한국어과 교수가 되어서 필자의 병원을 방문해 반갑게 만나기도 하였다.

몽골 의료 봉사를 15번 다녀오면서 너무나 많은 추억이 남았다. 중학생인 아들과 드루노고비에서 봉사에 나섰던 날, 아침부터 인근 지역에서 말을 타고 와서 뙤약볕에 1,000여 명의 환자가 대기하여 너무 놀랐다. 드루노고비의 하늘은 한국보다 너무 낮고 기차 유리창이 깨져 있어서 너무 추웠던 기억이 있다.

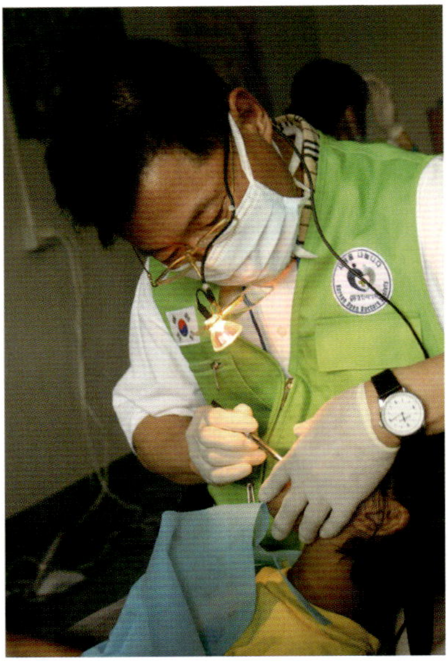

또한, 아르항가이에서 진료 봉사한 후에 쳐다본 밤하늘, 꽉 차 있던 별은 지금도 잊지 못할 추억으로 남는다. 몽골은 하늘이 아름답다. 버스를 타고 울란바토르로 돌아오는 중 사방이 탁 트인 광활한 평야에서 한쪽은 비가 오고 반대편은 맑은 하늘이고 뒤에는 무지개가 연출되는 장관은 잊을 수 없다.

당시 몽골 보건복지부 장관의 별장이 있는 바이칼호 근처에 있는 흡수굴에서의 봉사와 새벽 아침 바이칼호의 너무나 깨끗하고 아름다운 광경은 지금도 눈에 선하다.

또한, 우즈베키스탄에서 70년대까지만 해도 우리보다 훨씬 더 잘 살았던 타쉬켄트 대학에서의 진료와 3만 명이 사는 고려인 마을에서의 진료는 그대로 감동이었다. 한국말을 우리나라 사람처럼 잘하는 중학교 3학년 우리 딸 같은 여학생의 육전치의 충치를 제거하고 레진치료를 해 주었더니 눈물을 흘리면서 너무나 좋아하는 모습을 보고 '치과의사 하기를 너무나 잘했다.'는 최고의 자부심을 느끼기도 했었다. 하루에 30~50명 이상의 전치부 레진치료를 했는데 당시 하루에 현대차 소나타 한대 정도의 치료비에 상당하는 진료를 했다고 농담을 한 생각이 난다.

타쉬켄트에서 서울로 돌아오는 마지막 날에 치과 환자가 너무나 많이 밀려 식사도 못 하고 진료하고 비행기를 타니 하늘이 빙빙 돌아 이러다가 과로사를 하나 보다 생각하였다. 그 뒤로는 우선 내 몸을 먼저 돌봐야 하겠다고 생각하였다. 세상에서 제일 중요하고 소중한 자신을 먼저 지키고 사랑하고 타인도 나와 같이 소중하게 생각하는 것이 인생사의 제일 중요한 기본인 것 같다.

의료 봉사 덕분에 KBS 방송의 '한국 한국인'과 SBS의 '나이트라인'에 출연을 하였는데 그 시절만 해도 지금처럼 해외 봉사 팀들이 많지 않아서 운이 좋게 많은 매스컴에 출연했던, 조금은 부담스러웠지만 기분 좋은 추억이 되었다.

특히 당시 아들도 의료 봉사에 같이 참여하면서 저절로 좋은 인성교육이 된 것 같아 뿌듯했다. 무엇보다 "남을 도우면서 사는 것이 제일 행복한 삶"이고 도움을 받는 사람보다 봉사하는 사람이 훨씬 더 행복하다는 것을 많이 느꼈다.

다만 치과 봉사는 병원에서와는 다르게 열악한 환경에서 하게 되므로 너무 무리하지 말고 자기 몸도 먼저 돌보면서 하는 것이 중요하다는 것을 새삼 느낀다. 지금 생각하면 치료보다 환자교육과 현지 의사 교육이 더 중요하지 않았나 하는 생각도 든다.

그 후에 대한치과의사협회에서 일하고 나름대로 교합과 치주, 전신 건강을 연구하면서 의료 봉사에는 좀 소홀했었는데, 이제 예전에 열심히 했던 의료 봉사를 우리 가족 모두가 다시 시작하려고 준비하고 있다.

03 동창들과 함께한 행복한 시간

1 아산 현충사와 독립기념관에서 생각한 내 나라

오늘은 초등학교 친구들이 천안의 현충사와 독립기념관으로 1박 2일 가을 소풍 가는 날이다. 구름 한 점 없는 축복받은 아름다운 가을 날씨이다.

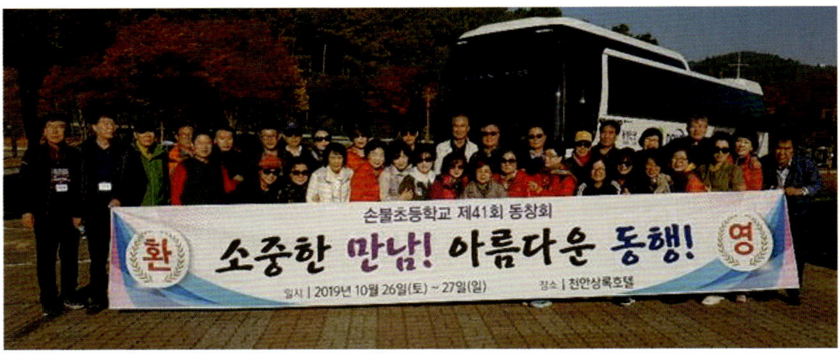

손불초등학교 제41회 동창회
환
소중한 만남! 아름다운 동행!
영
일시 | 2019년 10월 26일(토) ~ 27일(일)
장소 | 천안상록호텔

▲ 손불초등학교 동창회

필자는 토요일 진료를 마치고 오후에 SRT로 천안에 조금 늦게 도착하였다. 도착하자마자 친구들의 환대를 받고, 초대 회장으로서 인사말과 노래를 하게 되었다.

친구들은 낮에 임진왜란 때에 나라를 구하신 이순신 장군을 모신 현충사에 들러 많은 사진을 찍어 카톡에 남겼다. 새로운 회장도 선출하고 즐거운 여흥 시간을 보냈다. 초등학교 친구들을 만나면 항상 어릴 적 동심의 세계로 돌아가서 좋다. 저녁 늦게까지 친구들과 함께 이야기꽃을 피우며 즐겁게 시간을 보냈다.

다음 날 아침 조식 후에 독립기념관을 향해 출발하였다. 관광버스로 가는 도중에 버스 안에서 친구들의 건강을 위하여 필자가 주장하는 '전신 건강 5가지 조건 (5 Components of Systemic Health)'에 대해 설명해 주었다.

5가지 조건의 첫째는 교합 질환이 있을 때 T-scan을 이용하여 교합을 조정해 주고, 부족한 부분은 CBK(cranial balancing key) Splint, 즉 두개골균형 교합안정장치를 잠잘 때나 운동할 때 끼우도록 하는 것이다. 아울러 허리를 바른 자세로 펴고, 복식호흡을 하며, mind control을 하고, 운동과 섭식을 하는 방법을 소개하였다. 친구들의 건강관리에 많은 도움이 되기를 바란다.

1987년 8월 15일 개관한 독립기념관에 도착하니 흑성산을 배경으로 구름 한 점 없는 맑은 하늘이 마치 우리 친구들을 환영하는 것 같다.

독립기념관에는 과거, 현재와 미래에 걸친 영원불멸의 민족 기상을 표현하고, 민족의 자주와 독립을 향한 의지를 나타낸 51m 높이의 '겨레의 탑'이 웅장하게 서 있다. 불굴의 기상을 나타낸 한국인 상이 마치 하늘로 용솟음치는 듯이 우리 민족의 기상을 나타내고, 백두산 정기를 받은 우리 민족의 자주와 독립, 인류 평화와 번영을 표출하고 있다.

그 뒤에 45m 높이로 동양 최대의 기와집인 '겨레의 집'이 그림같이 보인다. 겨레의 집 앞마당에는 태극기 마당이 있다. 광복을 상징하는 815개의 태극기를 민족의 독립정신과 자주 의식을 고취하기 위해 2005년에 만들었다. 겨레의 집에서는 매년 3.1절과 8.15 광복절 행사를 한다고 문화해설사가 설명한다.

겨레의 집은 7개의 전시관으로 되어 있었다. 제1관 '겨레의 뿌리'를 시작으로 고조선부터 조선 시대 후기까지를 잘 표현해 놓았다. 제3관 '겨레의 함성'에서는 3.1 운동과 한용운, 유관순 열사 등 전국에서 궐기한 내용과 봉오

동전투, 청산리대첩 등 수 많은 독립전쟁을 소개하고, 대한민국 임시정부 밀랍 인형, 1909년 10월 26일 안중근 의사의 이토 히로부미 피살 의거 등 수 많은 독립운동을 상세하게 4, 5, 6 전시관에 걸쳐 전시하고 있다.

목숨을 걸고 나라를 지키고 구하려고 노력하신 독립투사의 피와 땀의 결과로 오늘날 우리가 있는 것을 생각하니 너무 감격스럽다. 또한, 나라가 어려울 때 우리가 나라를 위해서 독립군으로 가족을 버리고 갈 수 있을까, 역지사지로 생각하니 너무 가슴이 아프다. 다시는 이러한 비극이 오지 않기를 바란다. 그러려면 늘 우리 모두 깨어 있어야 하겠다고 생각을 한다.

마지막 전시관을 나오는 출구에서 당시 독립투사들이 나라 사랑과 자유에 대한 열망을 담은 글귀를 써넣은 대형태극기를 보니 옛 투사들이 살아서 나라 사랑을 보여 주시는 것 같았다. 요즘 진보, 보수 두 편으로 나뉘어서 나라가 분열되는 것을 보니 우리 독립투사들의 나라 사랑 정신이 더욱 그립다.

오늘 초등학교 친구들과 현충사, 독립기념관 여행을 통해 분열되면 나라를 잃는다는 값진 교훈을 다시 한 번 마음에 새겨 본다. (2019. 12. 2.)

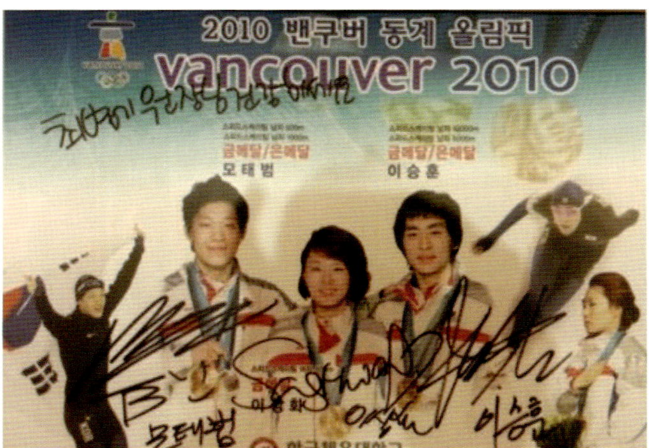

▲ 2010 벤쿠버 동계올림픽 금메달 스케이트 선수 사인

2 서울사대부고 선농축전

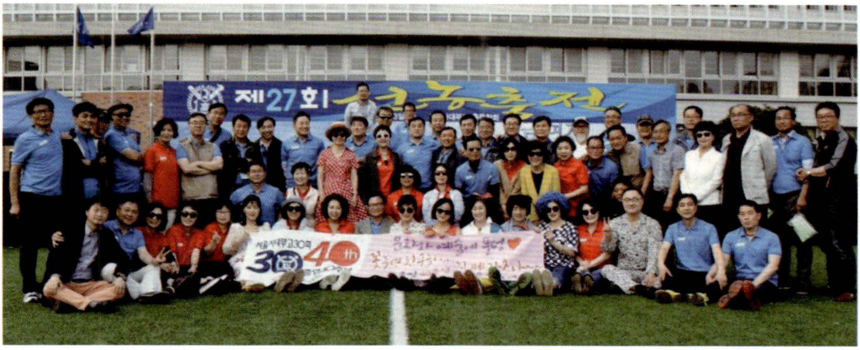

5월 13일.

오늘은 모교인 서울사대부고 운동장에서 제27회 선농축전이 열리는 날이다. 작년까지는 서울대 관악캠퍼스에서 열렸으나 올해에는 새로 300억 원을 들여 신축한 종암동 교정에서 열린다. 전날에 비가 많이 와서 걱정도 되었지만, 비 온 뒤의 너무나 화창한 날씨에 30회 동창회장과 졸업 40주년 기념행사 추진위원장을 맡은 나로서는 너무 감사하다.

지난해 6월부터 오늘 행사를 위한 준비 위원회를 시작했다. 각자 생각의 차이로 인해 갈등이 없지 않았고 어려움도 있었다. 그렇지만 전화위복으로 '나'보다는 '우리'라는 마음으로 최선을 다해 준비한 20명의 동기생 콜라보 패션 팀에게 진심으로 감사드린다. 서로 다름을 인정하고 상대방을 이해하는 것이 '우리'에서 무엇보다 중요하다고 생각된다.

또한, 인생은 방향이다.

'사촌이 논을 사면 배가 아프다.'는 속담의 역방향으로 친구들이 잘되면 같이 즐겁고 축복해 주는 순방향이 있다. 물론 '천상천하유아독존 (天上天下唯我獨尊)'처럼 세상에서 제일 소중한 것은 자기 자신이다. 자기가 소중한 만큼 타인도 똑같이 소중하게 생각하는 것이 인생사의 기본인 것 같다.

오늘 우리 친구들이 '나'보다는 '우리'를 보여 주고 늘 함께 더불어 서로를 격려하고 응원해 주는 모습을 보여 주었다. 감사한 일이다.

축제에 앞서 오전에 새로 신축된 모교 교정을 돌아보니 너무나 잘 만들어져서 감동의 눈물이 저절로 나왔다. 체육관, 대강당, 독서실, 시청각실, 가사실, 음악실, 특활부 등 세계 어디에 내놓아도 부끄럽지 않을 정도이다. 그런 덕분인가. 올해 선지원 입학경쟁률이 11.5대 1이었고, 졸업생들이 너무 환경이 좋아서 졸업하기가 싫다고 한다는 후배들에 관한 교장 선생님의 말씀에 또한 감사할 따름이다.

여자 총무님이 정성스럽게 준비한 점심으로 식사를 잘하고 2시에 동기회에서 마련한 1천만 원의 기금을 동기회장으로서 총동창회에 전달하였다.

올해 축제에도 미주지역연합회에서 4명, LA 선농합창단 7명, 일본에서 5명을 비롯해 5회부터 45회까지 졸업생과 재학생 등 1,507명의 동문이 참여하였다. 사물놀이패의 흥겨운 음악으로 축제의 시작을 알리고, 재학생들의 노래와 치어리더들의 공연이 진행되었다.

그 후 우리 30회의 공연이 이어졌다.

"어느덧 졸업 40주년을 맞이하고 새로운 청년기를 맞이한 우리들, 더 나은 내일을 살고파 함께 손잡고 걸으며 서로를 응원합니다. 용기를 내라고, 행복 하라고."

친구의 나레이션 속에 비틀즈의 음악에 맞추어 콜라보 패션쇼를 시작하였다. 로맨틱 커플, 모델지망생 커플, 재수생 커플, 군바리면회 커플, 고삐리 커플 등을 재미있게 연출하였다. 너무나 잘해서 대상을 수상했다. 좋은 추억과 역사를 만들어 준 친구들께 진심으로 감사한다.

마지막 순서로 선농합창단의 선창으로 사랑하는 모교의 교가 제창이 있었다. 교가의 한 구절인 '기리자 기리리라 우리 부고 기리리라'가 계속 귓가에

맴돈다.

졸업 40주년을 맞아 제일 큰 행사를 치렀고 6월 10일은 화담숲과 호암미술관 행사, 9월 고궁 탐방, 11월 제주행사에서도 사랑하는 친구들과 좋은 추억을 기대한다.

오늘 하루 '어머님 품' 같은 천하부고 30회 동창회에서 '나'보다는 '우리'를 보았고 '인생은 방향이다'를 깨닫는 하루였다.

'우리' 모두 건강하시고 행복하시길 바란다.

3 강화도에서 역사의 엄중함을 느끼다

오늘은 서울사대부고 30회 동기 친구들과 강화 역사 기행을 가는 날이다. 10여 년 전 열린의사회 몽골 의료 봉사에서 만난 노건 친구의 역사 문화 해설로 우리나라의 과거, 현재, 미래가 공존하는 역사의 현장으로 떠나는 것이다.

오후에 비 예보가 있었지만 아침에는 날씨가 아주 좋다.

더구나 남녀 공학이라서 여자 친구들이 전날 저녁 늦게까지 준비한 감 등 과일과 당일 새벽 3시에 일어나서 정성 들여 요리한 음식을 맛있게 먹다 보니 감탄사가 절로 나왔다.

강화대교를 건너 54개의 돈대(현재의 해군초소) 중 하나인 월곶 돈대 연미정에 도착하니 한강하구에서 가장 뛰어난 경관을 보이는 정자가 있고, 600년 된 두 그루의 느티나무 중 한 나무가 지난 태풍으로 쓰러져 있다. 이곳은 정묘호란 때 여진족과 형제의 맹세를 한 치욕의 역사 현장이기도 하다.

해협을 낀 유일한 성인 문수산성을 배경으로 강화의 멋진 가을 풍광을 즐기면서 2000년에 세계문화유산으로 등재된 120여 기의 고인돌이 있는 강화

고인돌 마을로 갔다. 이곳에 있는 세계에서 가장 큰 53톤의 상부돌이 영국의 스톤네이즈의 돌보다 크다고 한다. 3000년 전에 500명의 장정이 동원되어 돌을 옮겨 만들었을 것이라고 추정한다. 잠시 토굴에 들어가 선조들의 삶의 냄새에 취해 본다.

고인돌을 보고 난 후 한국 최초의 한옥 성당인 대한성공회 강화성당에 도착하였다. 외부에는 불교를 상징하는 보리수나무와 큰 종이 있다. 내부는 서유럽의 바실리카 양식으로 지어져서 유교와 불교를 아우르는 신부님의 마음을 볼 수 있었다. 고려궁지가 앞에 펼쳐져 있고, 연개소문이 태어났다는 곳도 보이고, 풍수지리에 문외한인 내가 보아도 너무나 좋은 위치에 있는 것 같다.

성당 바로 밑에 사도세자의 증손자인 철종의 어렸을 적 생가를 복원한 용흥궁에 들렀다. 살펴보니 16살부터 21살까지 풍양조씨의 그늘에서 비운의 삶을 마감한 철종과 당시 폐쇄적인 조선의 상황을 되돌아보니 마음이 무거워졌다.

몇몇 친구들과 500m쯤 강화초등학교 옆 예쁜 길을 걸어가니 고려궁지가 있다. 1230년 고려 고종께서 개성에서 몽골족을 피해 이곳에서 37년을 통치하였다고 한다. 일제강점기의 상황이 1,000년 전에도 우리에게 있었다는 것이다. 고려 궁터에 올라가서 돌아보니 언제 또 우리에게 이러한 비극이 다시 올지 모르므로 늘 각자가 깨어 있어야겠다는 생각이 강하게 든다.

강화삼계탕으로 점심 식사한 후에 북한 생활상을 눈으로 볼 수 있는 강화평화전망대에서 남북분단의 비극을 느꼈다. 한강, 임진강, 예성강하구가 보이고 하구 뒤로 벽란도가 있고 우측으로 개성공단, 송학산을 건너다 볼 수 있었다. 언젠가는 이 비극을 벗어나서 하나의 민족으로 통일신라, 고려, 조선을 잇는 통일된 세계 속의 자유대한민국을 꿈꾸어 본다.

그 뒤에 섬 속의 섬 교동도에 도착하여 연산군의 유배지를 지나 대룡시장에서 1970년대의 어릴 적 우리 시골 장터의 향수에 젖어 친구들과 막걸리를 한 잔씩 기울였다.

오늘의 마지막 코스인 석모도 낙가산의 보문사로 향했다. 양양의 낙산사, 남해 금산 보리암과 함께 3대 해상 관음 기도 도량이다. 신라 선덕여왕 때 창건하였고 22구의 나한 석상이 석굴에 있다. 가파른 400계단을 올라가니 모든 소원을 빌면 다 이루어 준다는 바위에 새겨진 해상 관음 기도상이 있다. 가족건강과 우리 환자분들의 빠른 쾌유를 빌고 필자의 서원인 CBK Splint(두개골균형 교합안정장치)의 세계화를 기도하였다.

일기예보대로 보문사에서 내려올 때 비가 조금씩 내려 가을비 우산 속 정취를 친구들과 느껴 보았다. 해안가에 우리만의 공간인 식당에 도착하였다. 2시부터 준비한 조병연 문화복지팀장님 초등학교 친구들의 밴드로 Ventures의 연주가 시작되어 2시간의 여흥을 즐겼다.

올 한해 다양한 문화행사로 천하제일의 동창회가 되도록 도와주신 친구들께 회장으로서 너무나 감사한 하루였다.

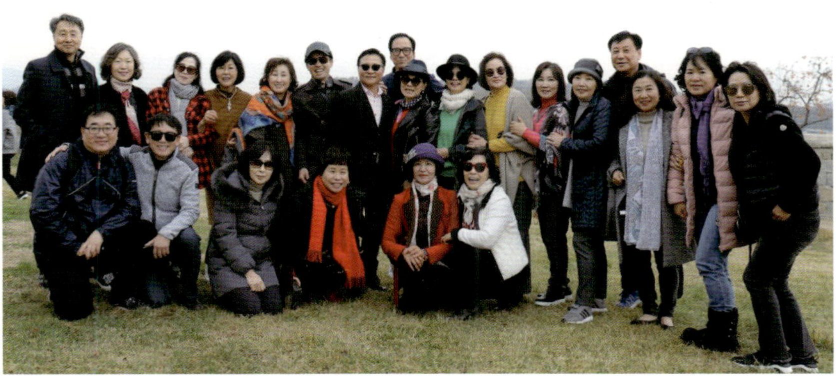

▲ 사대부고 30회 동기들과 함께한 강화 역사기행

04 동유럽 여행에서 우리 자산을 느끼다

- 추석 연휴 동안 프라하 · 비엔나 · 알프스에서 감명 -

1 2019. 10. 2. '프라하의 연인'과 별이 박힌 밤을 보다

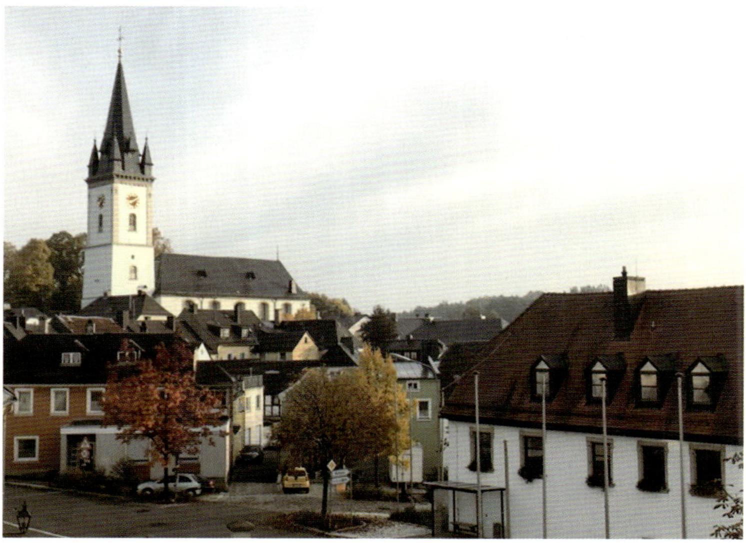

▲ 독일 '잘레'

민족의 명절 추석과 함께 전 국민이 처음으로 맛본 최장 열흘의 황금 같은 연휴. 우리 가족 5명은 모처럼의 긴 연휴를 맞아 9박 10일의 동유럽 여행을 가기로 했다.

새벽부터 서둘러 출발해 공항에 5시간 전에 도착해 출국심사를 받았다. 마침 인천공항에서 국악 공연을 열어서 진도아리랑이나 경기민요 등을 들으니 차례를 지내지 못하고 여행을 가는 마음이 조상님들께 좀 미안하기도 했다. 더구나 요즘 개인사정으로 그만두는 직원이 한꺼번에 좀 겹쳐서 머리는 많이 복잡했지만 잘 되리라 믿고 프랑크푸르트까지 10시간 40분 비행을 시작했다.

좁은 자리에서 아내는 잘 자는데 나는 영화 보는 것이 편해서 4편의 영화를 보고 나니 도착했다. 곧바로 3시간을 차로 이동해 잘레에 도착해 쉬고 난 뒤 아침에 일찍 호텔에서 나와 딸과 동네를 돌아 보니 역시 시골인데도 너무 아기자기하고 잘 꾸며진 선진국 독일의 시골 풍경이 인상 깊었다.

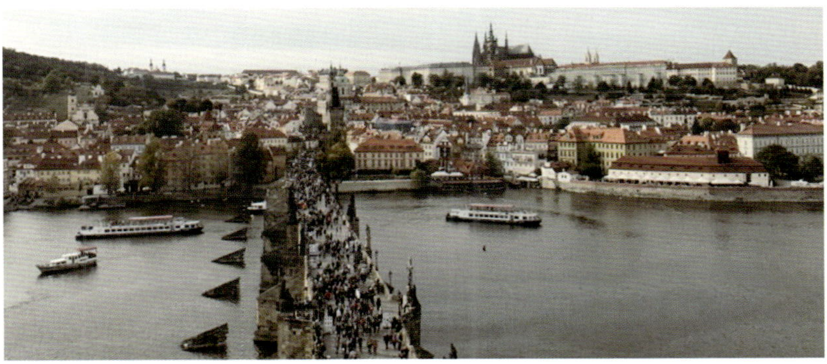

▲ 체코의 수도 '프라하'

아침 식사 후 3시간 정도 움직여 드라마 '프라하의 연인'으로 유명해진 체코의 수도 프라하로 향했다. 가는 길에 보헤미안 지방이 있는데 과거 300년 동안 인도 북서부에서 체코 보헤미안 지역에 정착해 살았다고 한다. 이들이 집시이다. 남자들은 일을 안 하고 학교에 보내지 않고 일부다처제가 허용된다고 한다. 유대인들은 문자가 있어서 모든 기록을 남겼으나 집시들은 손재주가 좋고 말을 잘 탔지만 어려움이 많았다고 한다. 유럽에서는 집시들이 죄의식이 없이 소매치기를 많이 한다고 가이드가 주의를 준다. 프라하에 도착해 구시가지로 먼저 갔다. 그곳에서 루터의 종교개혁 시발점이 된 얀후스 신부님 동상과 1410년에 제작된 쌍둥이 틴성당을 보았고, 죽음과 허영, 욕심을 20초에 끝나는 인생으로 표시한 천문시계를 보니 중세 시대 암흑기를 보는 것 같았다.

볼타바강에는 프라하의 상징인 카르 4세가 14세기에 만든 카를교가 있다. 천년의 다리, 지금도 너무나 튼튼해 보이는 다리와 화약 탑을 보니 좀 부럽기도 하다. 유럽은 600년 전에도 우리와는 스케일이 달랐다고 생각된다. 다만 우리의 1960년, 70년대의 비약적인 발전으로 대한민국이 지금은 유럽인들이 부러워하니 박정희 대통령, 삼성, 현대, LG 등 대단하신 한국 국민에 감사드린다.

현지 가이드의 아들도 고등학교 1학년인데 과거에는 동양인에 대한 인종차별을 심하게 느꼈지만 싸이의 '강남스타일' 발표 이후에 많이 달라져서 아들이 학교를 즐겁게 잘 다니고 있다고 해서 대한민국의 높아진 위상을 새롭게 느꼈다.

카르 4세는 우리 세종대왕보다 조금 일찍 태어나 까르 대학도 만들고, 당시 5개 국어에 능통하면서 체코를 제일 발전시킨 민족의 영웅이었다고 한다. 예나 지금이나 나라가 잘되려면 지도자가 제일 중요하다고 생각된다.

그 후 오스트리아의 식민지로 400년을 보내고 세계대전 때는 독일의 침략으로, 그 후에는 구소련이 공산화를 시켰다고 한다. 1989년에 50만의 체코 시민들이 특히 대학생 중심으로 공산주의에서 민주주의로 바꾸었다. 바츨라프 기마상이 있는 바츨라프 거리에 서자 우리의 5.18 광주민주화운동의 금남로 거리가 생각난다.

볼타바강을 건너 트렘을 타고 프라하 궁전에 가니 1500년에 왕이 왕비의 이름을 따서 만든 아름다운 '안나의 정원'이 있었다. 또 925년부터 20세기까지 1천 년 동안 만든 성비투스 대성당에 과거의 고딕과 로코코, 바로크 등 모든 건축양식이 뒤섞여 있는 것을 보고 과거 위에 현재를 덧붙이는 체코인들의 온고이지신 정신을 볼 수 있었다. 볼타바강에서 보는 가을 프라하의 야경은 내 뇌리에 깊은 추억을 주었다.

유럽에서 가장 아름답다는 프라하의 밤이 깊어 간다.

2 10월 3일 음악에 취한 비엔나의 밤

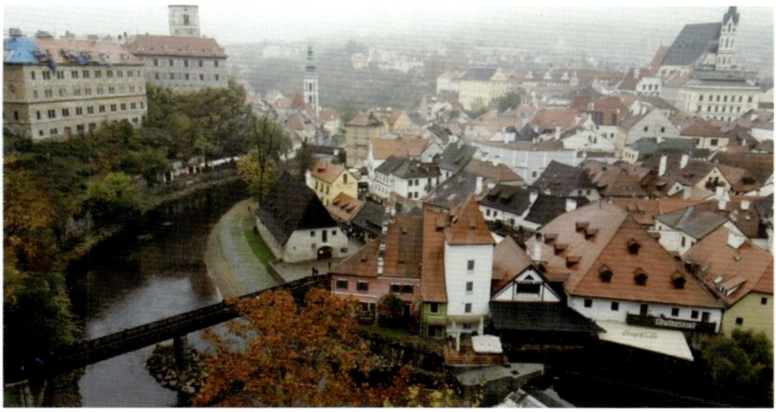

▲ 체스키크롬노프 성

호텔 조식으로 채소와 과일을 먹고 체코의 대표적 유적지인 유네스코 지정 세계 300대 건물 체스키크롬노프 성에 도착했다. 13세기경부터 300년 동안 건축한 성인데 중세 암흑기를 지나 로마 시대로 돌아가려는 르네상스 건축 양식의 지그라비토로서 외벽 장식의 평면을 그림으로 입체적으로 만들어 로마네스크 양식으로 지어졌다고 한다. 이곳이 버드와이저 맥주를 처음 시작한 곳이고, 웨이퍼라는 와플과 웨하스의 원조를 처음 생산한 곳이라고 한다.

웅장한 성벽과 망토다리 성 주변의 수로, 붉은색 지붕의 동네 집들과 단풍과의 완벽한 조화, 너무 아름다운 시골 풍광이다. 이곳 7천 명 정도의 주민들이 1580년부터 운영하는 투메리 식당을 비롯해 물레방아 집, 당시 이발사의 집 등이 지금도 똑같이 유지되면서 영업도 하는 것을 보고 얼마 전 보았던 '서프라이즈 TV 프로에 나올 만하였구나.' 하고 생각했다.

투메리 식당에서 전통식으로 점심 식사를 한 후에 음악 도시이자 삶의 만족도 1위인 빈, 즉 비엔나를 향해 4시간을 달려갔다. 중간에 발렌타인 데이가 처음 만들어진 지역인 성 발렌타인에서 잠시 휴식을 취하고 비엔나로 향했다.

보헤미아 시골길을 지나서 아름다운 알프스의 풍광을 보면서 내일 비엔나에서 볼 크림트의 작품을 주제로 한 조카의 '미국으로부터의 크림트 작품 반환 소송'에 관한 영화를 감명 깊게 보고 나니 벌써 비엔나에 도착했다.

비엔나는 5만 달러라는 국민소득의 60%가 관광 수입이다. 1200년대에 시작해 세계대전 전까지 645년 동안 지배한 합스부르크 왕조의 음악에 대한 후원으로 모차르트나 요한스트라우스 등 무수히 많은 음악가가 배출됐고, 이것이 지금 비엔나로 매년 1억 명 가까이 오는 관광 수입의 원동력인 것 같다.

▲ 오스트리아 '빈음악회' 쿠엘살롱

저녁에는 1800년대 중반부터 시작한 쿠어 살롱에서 요한스트라우스 2세, 왈츠의 황제 음악을 비롯해 13인조의 관현악단과 왈츠, 성악 듀엣, 마지막에 연주되는 푸른 아름다운 다뉴브강과 라데츠키 행진곡의 감동은 비엔나를 다시 찾게 만드는 감동을 주었다.

음악에 취해 비엔나의 밤을 청한다.

3 10월 4일 쉘부른 · 벨베데레 궁전을 품은 비엔나

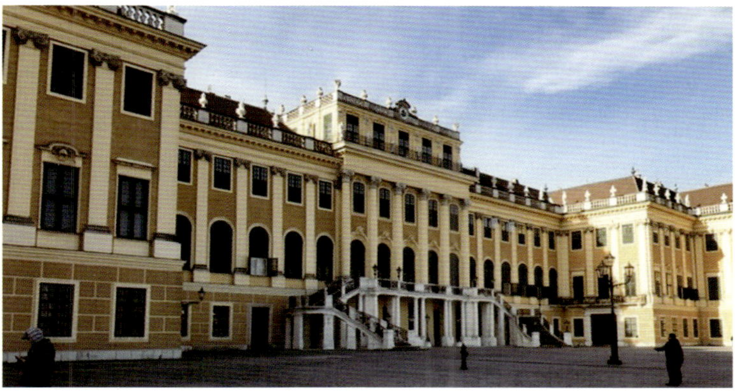

▲ 쉘부른 궁전

오늘은 쉘부른 궁전과 벨베데레 궁전, 슈테판 성당을 비엔나에서 본 후에 부다페스트의 다뉴브강 야경을 보는 좀 빡빡한 일정으로 새벽 5시 반부터 일어나서 8시 쉘부른 궁전 정원에 도착했다. 파리의 베르사유 궁전에 버금가게 1740년 마리아 테레제 여제가 1,441개의 방을 만들고 50만 평의 정원을 꾸민 비엔나의 대표적 궁전이다.

마리아 테레제 여제는 초등의무교육, 군사력 강화, 문예 진흥정책, 정치 경제 문화에서 근현대적 국가로 만드는 시발점을 연 여자 황제로 합스부르크 왕조에서 제일 존경 받는 인물이다. 소갤러리, 대갤러리, 장남 요셉 1세 결혼식, 모차르트 4살 때 모습 등 역사를 그림으로 말하고, 황제의 침대, 방 등 너무나 화려한 300년 전의 모습이 충격적이기까지 하다.

중국 스타일의 방이나 자개 등을 많이 사용한 것을 보면서 중국을 많이 동경한 것 같다고 생각했다. 합스부르크 왕조의 645년 동안의 종지부를 1918년에 찍은 장소이기도 해서 교차하는 역사의 희비에 새삼 고개가 숙여진다.

다음은 5조 원 이상의 가치가 있다고 추정되는 세계에서 제일 귀한 그림이 있는 벨베데레 궁전으로 향했다. 구스타프 클림트의 그림 보물 1호 '키스'를 보기 위해 그 많은 사람이 비엔나에 온다고 한다. 표현주의화가 에곤 슐레의 '죽음과 소녀','이별의 메시지','알프스를 넘는 나폴레옹','한스 마카르트의 오감도' 등을 보니 음악과 미술의 중심에 비엔나가 있다는 말에 공감이 갔다. 또한, 프로이트도 47년 동안 비엔나에서 정신과 병원을 하였다고 하니 대단하다고 생각된다.

점심 식사는 1415년부터 영업을 해왔던 '린데켈러'라는 식당에서 비엔나 쏘시지, 닭, 돼지고기, 감자로 만든 전통식으로 하였다. 식사 후에 구시가지에 있는 성 슈테판 성당으로 갔다. 1360년에 만들어져서 137m의 남탑과 68m의 북탑으로 구성된 성 슈테판 성당은 비엔나 사람들의 마음의 등대 역할을 한다고 한다. 이 성당에서 모차르트의 결혼식과 장례식이 치러졌다고 하니 그의 시종이 이곳에서 이뤄졌다.

가족들과 비엔나커피의 원조인 멜랑쥐커피와 아인슈페너커피 맛을 보니 색다른 느낌이 난다. 커피와 함께 오스트리아는 독일, 스위스와 함께 잘 사는 나라이고, 음악이나 미술등 문화의 도시라는 생각이 든다. 프라하는 과거에 머물러 있는 반면에 비엔나는 과거와 함께 현재가 완벽한 조화를 이루었다는 생각이 든다.

4 헝가리 부다페스트

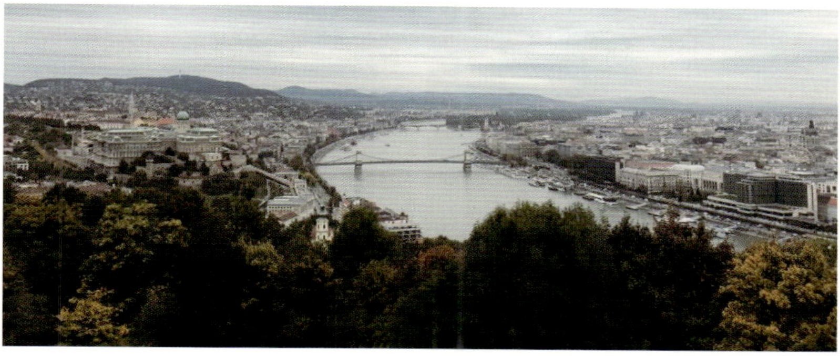

▲ 부다페스트 전경

서둘러 부다페스트를 향해 3시간을 달리며 영화 '아마데우스'를 보니 모차르트의 천재성과 살리에리와의 인간적 갈등이 새삼스러웠다.

부다페스트에 도착해 전통식인 구야시스프와 칠면조고기, 빨라찌따 디저트로 식사 후 다뉴브강의 야경을 만났다. 파리, 프라하와 더불어 유럽 3대 야경의 하나인 다뉴브강의 야경은 과거와 현재가 합치된 장관이었다. 국회의사당, 엘리자베스다리, 사자상 등 9개의 다리를 보며 여수 밤바다의 풍광과는 다른 또 다른 맛을 느꼈다. 오늘은 부다페스트에 야경에 취해 잠을 청해 본다.

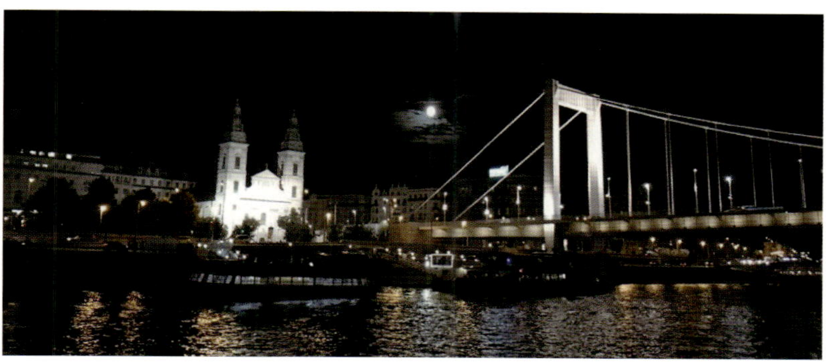

▲ 다뉴브강 야경

5 10월 5일 부다페스트에서 크로아티아까지 전통에 잠기다

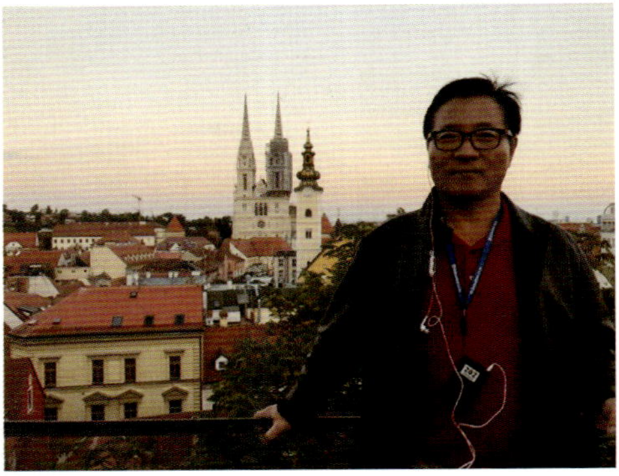
▲ 체코 자그레브에서 필자

부다페스트 시내를 관광한 뒤 크로아티아의 수도 자그레브로 가는 날이다. 1849년 완공된 세치니다리 오른쪽의 페스트 지역과 왼쪽에 있는 부다 지역을 합쳐 부다페스트라고 한다. 우선 페스트 지역에 건국 천년을 기념해 1896년 건설된 영웅광장에는 14명의 영웅 위령비가 마자르족, 가브리엘 천사들과 장엄하게 서 있다.

이어서 1904년에 세워진 이스트반 대성당에 도착했다. 중앙 96m의 탑과 앞쪽은 86m로 구성된 대성당이다. 계속해서 세치니 다리를 건너 부다 지역의 길게르트 언덕에 도착했다. 길게르트는 이탈리아 신부님으로 '투를'이라는 새를 믿던 헝가리 사람들에게 가톨릭을 믿도록 바꾼 순교자이다.

치타멜라 요새에는 제2차 세계대전 당시의 총알 자국이 그대로 보존됐고, 당시 사진도 벽면에 보관해 전쟁의 상처를 후손들이 보게 하고 있었다. 다음으로 마차시 성당이 꼭대기에 있는 어부의 요새로 향했다. 5세기에 7개 부족의 상징으로 7개의 요새를 만들고, 1243년 마차시 성당을 만들어 1847년 요셉 1세와 엘리자베스 왕비의 대관식을 하였다고 한다.

이곳에서 중국의 처녀, 총각이 결혼하는데 수십 명의 친구가 함께 이곳에 와서 축하하는 것을 보고, 중국의 부에 다시 놀랐다.

이어서 13세기 만들어진 부다성에 갔다. 이곳은 세계대전 때 모두 파괴된 것을 외부만 복원하였다 하며, 1986년에 유네스코 지정 세계 문화유산이 되었다. 부다성에서 보는 부다페스트의 장관을 깊이 간직하고 싶다.

부다페스트는 200만 인구로 동유럽에서 제일 큰 도시이고 1946년부터 1989년까지 공산화되었다가 민주주의로 바뀌었다. 의학이 많이 발달하여 알버트가 파프리카에서 비타민 C를 추출하여 노벨상을 받았고, 악마의 발톱 연고가 유명하다고 한다. 또 300개의 치료 온천이 있고, 우리 의대 유학생이 500명 정도 공부하고 있다고 한다.

크로아티아에 가기 위해 3시간 정도 달리니 국경이 나와 처음으로 여권 심사를 받았다. 유럽 28개국은 유럽연합 경제공동체로 화폐 등 모든 경제를 같이 운영하고 있다. 미국과 중국에 대항하여 옛 그리스 로마의 명성을 재현하기 위해서 EU를 구성한 것이다. 이와 별도로 25개국은 쉥겐 조약에 가입해 국경을 넘을 때 그냥 통과하면 되는데, 크로아티아는 여기에 가입되어 있지 않아 국경을 통과할 때 출입국 심사를 한다.

크로아티아의 수도 자그레브에 도착했다. 자그레브에는 크로아티아 인구의 5분의 1인 100만 명이 살고 윗마을과 아랫마을로 나뉜다. 윗마을에는 카톨, 꼭대기에는 그라데츠 지역이 있고, 성 슈테판 성당이 있는데 헝가리의 라디슬라브 왕이 최고의 기독교 국가를 만든다는 포부로 세웠다고 한다. 성인 6명의 조각상이 정문에 조각되어 있고, 1880년 지진이 일어나서 그때를 기록하기 위해 보존된 시계와 탑이 있다.

'자그레브의 배'라는 시장은 3시 이후에는 광장으로 사용되며, 많은 곳의 벽에 낙서를 하면서 시민들이 하고 싶은 말을 하고 살아서 스트레스를 덜 받는다고 한다. 그라데츠와 카톨에 '피의 다리'가 있는데 과거에는 피를 흘리며 싸우다가 1800년대 말에 수로를 없애고 데갈차 거리를 만들어 평화를 상징하는 거리가 되었다 한다.

그라데츠는 우리의 인사동과 비슷한데 넥타이가 시작된 크라바타라는 상점이 있고, 붉은 피와 이의 대가로 얻은 흰색의 평화, 붉은색과 흰색을 겹친 크로아티아의 국기가 보인다.

'꽃보다 누나'에 나온 화려한 컬러의 모자이크 지붕이 아름다운 성 마르코 성당도 보았다. 이 성당 지붕은 헝가리 졸라이 회사가 지원해 바로코 양식으로 만들어졌다. 국회의사당과 수상관저, 니콜라스 테슬라라는 전기를 발명한 사람의 생가, 동방정교 교회, 헤어지의 박물관이 이어졌다.

크로아티아 사람들의 마음의 아버지인 엘라츠츠 동상이 있는 엘라츠츠 광장은 모든 사람의 만남의 광장이라고 한다. 엘라츠츠 광장에서 사진을 찍고 현지인들의 모습을 보고 숙소인 푼디자르 호텔에 도착했다. 푼디자르 식당은 5대째 200년 동안 운영되고 있었고, 아들은 치과병원을 아래층에서 하고 있다.

식당 주인이 전통 검투사 검으로 와인 병마개를 따서 한 잔씩 마시게 하고, 1천여 점의 요리에 관한 자료를 보관한 식당 옆 박물관도 소개했다. 그는 이 식당에 2천 가지의 메뉴가 있고 베네딕트 주교도 식사를 하러 왔다고 자랑이 대단하다. 너무나 자랑스러워하는 주인의 모습을 보면서 앞으로 우리나라도 모든 직업에서 가업을 잇는 일이 많았으면 하는 바람을 가져 봤다.

푼디자르 호텔에서 200년의 전통을 느끼며 잠을 청해 본다.

6 10월 6일 알프스 눈동자에서 플레티나 노 젓는 꿈에 빠지다

눈을 뜨니 크로아티아 국립공원 중 가장 아름답고 유네스코 세계유산으로도 지정된 플리트비체와 아기자기한 폭포 마을 라스토케를 본 다음 국경을 넘어 슬로베니아 국립공원 유네스코 지정 블레드 섬과 성을 보는 조금 빡빡한 일정이 기다리고 있다. 새벽 5시에 일어나 6시 반에 플리트비체를 향해 출발했다.

보슬비가 계속 내리는 가운데 그리그의 '솔베이지의 노래'를 감상하는 동안 3만 헥타르, 16개의 계단식으로 만들어진 호수, 꽃보다 남자에서 나오고 영화 아바타의 배경이 된 그레이트 폭포가 가을 단풍과 함께 장관을 펼친다. 1시간 정도 호수로 내려가는 동안 너무나 맑은 파란색의 물과 카르스트 지형으로 물속에 석회가 많았고, 다양한 광물이 나무에 붙어 보는 방향에 따라 다양한 색을 나타내는 16개의 호수와 폭포를 구경했다.

이곳은 석회 지반이므로 자연적으로 녹아서 생긴 구멍이 지하 동굴을 형성해 종유석 동굴이 많다고 한다. 우리 제주도 같이 우리만의 것이 아니고 세계인의 자연유산으로 모두 합심하여 위대한 자연유산을 지키는 것이 중요하다는 생각이 스쳐 간다.

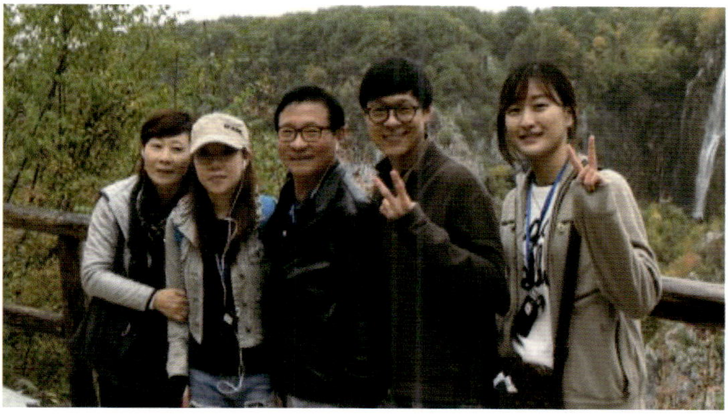

▲ 플리트비체 국립공원

현지식인 송어를 레몬 맥주와 화이트 와인을 곁들여 점심을 먹고 난 후 요정이 산다는 아기자기한 폭포 마을 라스토케에 도착했다. 140명이 사는 마을로 폭포들이 많고 물레방아, 방앗간, 박물관, 빨래하는 원통 등 유럽 시골의 자연이 준 아름다움을 보았다.

그 후 4시간을 달려 슬로베니아 국립공원 블레드 호수에 도착했다. 가는 동안 가이드가 그리스 로마 시대, 중세 암흑기, 르네상스 시대, 오스트리아 합스부르크 왕가의 지배, 오스만트루크의 침략, 사라예보에서 세르비아인의 오스트리아 황태자 살해 사건으로 1차 세계대전이 일어나게 된 일, 이에 따른 북유럽의 몰락, 유고슬라비아 붕괴, 보스니아 내전, 그리스와 로마 사이 발칸반도의 작은 국가들이 민족주의가 강한 이유, 기독교, 동방정교, 무슬림의 싸움 등 너무나 많은 세계사 강의를 해 주어서 평소의 궁금증이 많이 풀렸다.

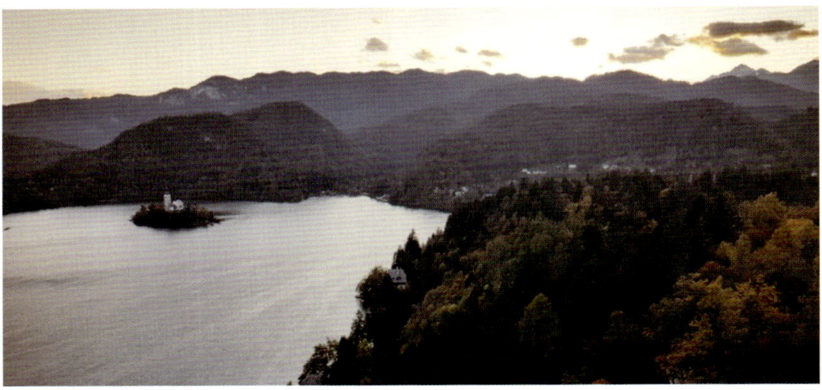

▲ 슬로베니아 블레드 섬

슬로베니아는 전체 200만의 인구로 포도밭이 많고 경관이 아름다운 조그마한 나라이다. 뱃사공이 노를 젓는 슬로베니아 전통 배인 플레티나를 10분 정도 타니 유고연방 시절 티토 대통령의 개인 별장이 있는 블레드 섬에 도착했다. 마침 슬로베니아 처녀총각의 결혼식이 진행되고 있었다. 99계단을 밟고 올라 변치 않는 사랑을 약속하며 소원의 종소리를 들어보는 여행이다. 알프스의 눈동자라는 블레드 섬으로 향했다. 130m 절벽에 자리한 15세기 왕비의 그림이 있는 마리아성당, 과거 귀족들이 땅문서 등을 인쇄한 인쇄소, 박물관과 알프스의 광경은 눈동자라는 수식어가 딱 어울려 보였다. 이제 알프스의 눈동자인 블레드 호수에서 플레티나의 노를 젓는 꿈을 꾸고 싶다.

7 10월 7일 모차르트와 볼프강을 유람하다

모차르트의 생가가 있는 짤쯔브르크와 운터스베르그에서 케이블카 관광을 하고 산과 호수가 아름다운 짤츠참머굿의 길겐 마을의 볼트강을 유람하는 날이다. 아침 7시에 슬로베니아를 출발해 슬로베니안 알프스를 보면서 국경을 통과했다. 슬로베니안 알프스에서는 100년 전부터 눈이 내리기 전에 씨를 뿌려 목초가 자라면 소를 방목하고, 겨울에는 축사로 들이는 축산 방법인 '알룸'을 시작해 젖을 짜서 치즈나 유제품을 만들었다.

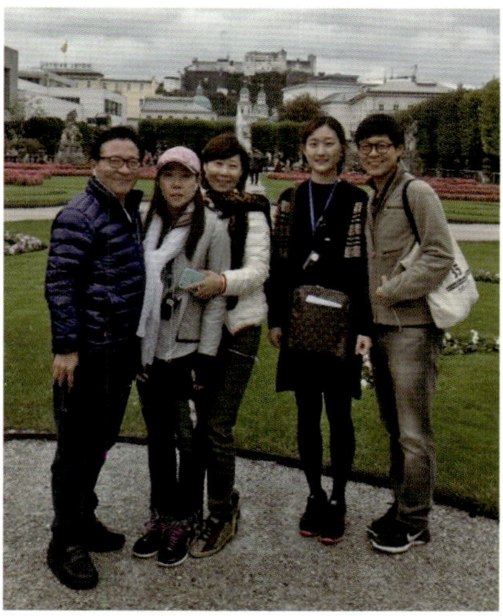

▲ 짤쯔부르크 미라벨정원

오스트리안 알프스는 스위스에서 보는 것보다 더 아름다운 광경이라 한다. 10시경 짤쯔브르크에 도착했다. 영화 '사운드 오브 뮤직'에서 가정교사로 들어온 마리아(쥴리 앤드류스)가 트랩가의 아이들과 도레미송을 불렀던 미라벨 정원은 한 신부가 사로메얄트라는 여인을 위해 지은 정원이라고 한다.

그 옆에 모차르트 음악대학이 있고 모차르트가 17살부터 20살까지 비엔나에 가기 전에 살던 집을 보았다. 성악가 조수미 씨를 발굴한 20세기 최고의 지휘자 카라얀의 생가도 있다. 그 옆에 녹색의 물이 흐르는 잘자흐강이 있다.

구시가지에는 모차르트가 태어나서 17세까지 살았다는 생가에 피아노, 바이올린, 집기 등이 전시되어 있다. 모차르트는 5살 때부터 누나와 연주를 하였고, 13살 때부터 서거한 37세까지 600여 곡을 남긴 오스트리아가 제일 사랑하는 절대음감의 천재이다.

생가 옆에는 유네스코가 지정한 라틴어 간판이 그림과 같이 걸려 마치 명동 거리를 연상케 하는 '게트라이세' 거리가 있다. 15만 명이 살고 있고, 독일의 뮌헨과 같이 주민들이 가장 살고 싶어 하는 곳이라 해서 자존감이 크다는 짤쯔브르크시의 구시청사를 거쳤다. 레즈덴츠 광장이 있고 기네스북에 가장 작은 집으로 등재된 '용머리집'을 보았다. 모차르트 부모가 결혼하고 모차르트가 세례를 받은 짤쯔브르크 대성당도 둘러보았다.

우리가 갈 때 하루에 3번 치는 레지던츠 종탑에서 종소리가 들린다. 차 한 잔으로 하루를 마무리하는 유럽 사람들의 실내 장식이 잘된 카페가 많다.

점심 식사 후 운터스베르그에서 케이블카를 타고 1776m 정상에 올라 한여름에도 눈이 덮인 알프스의 장관을 보고 만지면서 너무나 황홀하였다. 우리 5식구는 알프스의 눈을 배경으로 많은 사진과 추억을 만들었다.

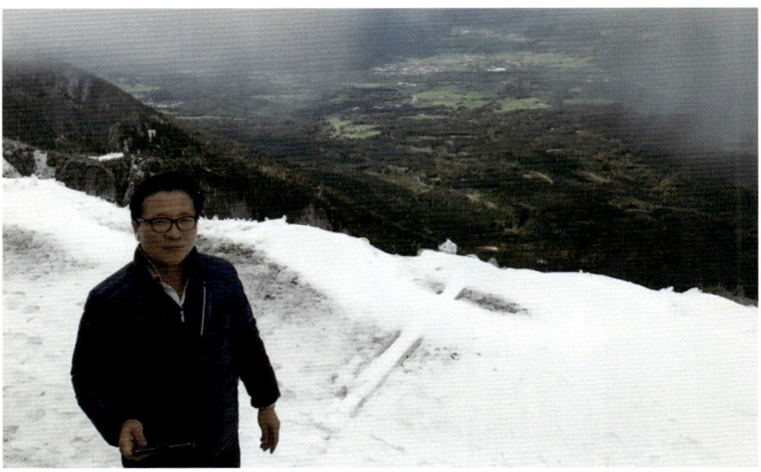

▲ 운터스베르그 산봉우리(알프스)

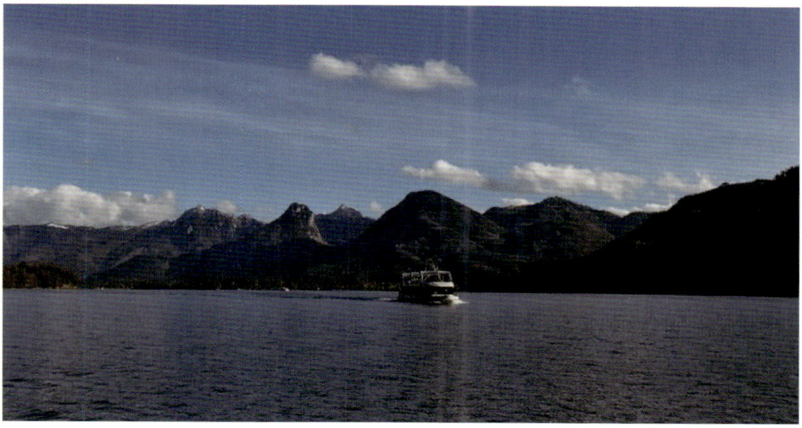

▲ 볼프강호수

그 후 볼프강 호수가 있는 짤츠참머굿의 길겐 마을에 도착하여 유람선을 타고 40분 동안 유람을 하였다. 사운드 오브 뮤직 맨 첫 장면인 8자 모양의 호수, 결혼 비석, 120m의 코끼리의 절벽과 사운드 오브 뮤직의 걸어서 국경을 넘는 트랩가의 가족들을 연상케 하는 영화의 마지막 촬영지가 보인다.

3,800명이 사는 상트길겟 마을의 모차르트 외가에는 어머님과 누나의 초상화가 벽에 그려져 있다. 국제학교가 있고 길겐 성당 옆 시내 한복판에 납골당이 있는데 많은 기념물을 놓고 죽은 후에도 가족들과 함께 하는 너무 부러운 모습을 보았다.

480년 된 역마차인 포스트호텔이 있고 판사이자 시장이었던 모차르트 외할아버지 집을 본 뒤 1865년부터 돈까스와 밀맥주를 팔아 온 가스토프 켄들러 레스토랑에서 식사를 하였다.

독일로 오는 길에 사운드 오브 뮤직을 보며 도레미 송, 유 아 세븐틴, 에델바이스 등을 들으며 짤쯔브르크의 배경을 보니 감회가 새로웠다. 가는 길에 바이에른 뮌헨 축구 경기장의 장관이 보인다.

볼프강 호수 유람을 꿈꾸는 잠을 청해 본다.

8 10월 8일 로텐부르크와 프랑크프르트

구자철, 지동원 선수가 뛰는 아우스부르크에서 출발하여 제2차 세계대전에서 46%가 파괴되었으나 시민들의 기금으로 부활한 중세의 보석 로텐부르크로 간 뒤에 프랑크푸르트에서 여행을 마무리하는 날이다. 23년 동안 인솔을 해 온 오영수 팀장과 함께 정신없이 8일을 달려오면서 세계사 공부를 하니 과거의 궁금증도 많이 풀렸다. 조금 아쉬운 점은 한국에 돌아와 다시 연구해 보기로 했다.

노르마의 작품에서 마리아 칼라스의 답답한 마음을 달님에게 노래한 '정결의 여신'을 들으며 로텐부르크에 도착했다. 조그마한 성벽 옆으로 들어가니 조용한 중세의 마을로 장난감같이 생긴 마을에 게오르게 성인의 우물이 있다.

시청사를 보고 1618년부터 30년간 일어난 종교 전쟁을 기념하여 누시 장군과 땔리 장군이 정시마다 열리는 문으로 나타나는 시계를 마르크트 광장에서 보고, 크리스마스의 모든 것을 최초로 만든 크리스마스 빌리지 상점에 들른 뒤 왕궁 정원에서 마을의 전경을 보고 밀전병으로 만든 이 지역 특산물인 슈네발렌 빵을 먹어 보았다. 칼로 잘라서 먹어야 할 정도로 단단한 빵 맛이 독특하다.

로텐부르크와 인스부르크를 지나 이탈리아의 로마까지 연결된 과거 성지 순례길인 380㎞의 로맨틱가도 일부를 달려와 고속도로인 아우토반으로 나와서 중세부터 박람회의 원조인 '메쎄'가 상시 열리는 프랑크푸르트로 향했다.

가는 도중 가이드인 오 선생이 히틀러의 사상, 유대인과의 관계, 제2차 세계대전의 원인 등 역사에 관하여 소개해 많은 공부가 됐다. 설명을 들으면서 몇 년 전 영화 '국제시장'에서 보았던 파독 광부, 간호사들의 노고에 진심으로 감사하는 마음이다. 또 박정희 대통령이 이들을 담보로 이자를 갚지 못할 때 볼모로 잡아둔다는 문서에 서명을 했다거나 독일에서의 눈물 어린 연설 등을 소개해 주어 감격스러웠다.

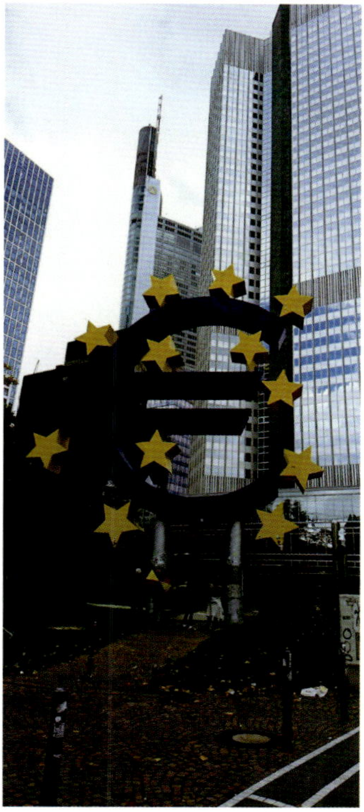

▲ 프랑크푸르트

프랑크푸르트에 도착하여 유럽연합을 대표하는 상징물이 있는 은행을 보고 세계적인 박람회가 제일 많이 열리는 마임강의 프랑크푸르트를 보았다.

며칠 동안 체코, 헝가리, 오스트리아, 크로아티아, 슬로베니아, 독일의 자연적 아름다움에 충격을 받고 지극히 오래된 전통에 부러움을 가지기도 했다. 그렇지만 6.25 전쟁 후에 일으킨 한강의 기적을 바탕으로 세계 곳곳에 퍼져있는 삼성, 현대, 엘지 등과 우리만이 가진 최고의 부지런함과 근면함이 있다. 이러한 자산을 바탕으로 자연과 문화유산, 또한 K-pop 등 세계를 선도하는 한류를 잘 지키고 발전시켜 전 세계가 제일 부러워하는 나라가 되도록 우리 국민 모두 각자 맡은 바에 최선을 다하길 기대한다. 아울러 우리 치과계에서도 대한민국 동료들의 혁신적인 발명에 늘 감탄하며 감사드리는 동시에 필자도 계속 연구 중인 교합과 CBK(cranial balancing key) Splint 이론이 세계를 선도해 나가기를 서원해 본다.

05 내 가족들에게 당부하고 싶은 말

1 아들의 새로운 출발을 축하하며 (2019. 6. 19.)

30년 전 태어날 때 필자하고 너무나 똑같이 닮아서 신기했고 무엇을 보아도 아들 얼굴이 중첩되어 나타나던 아들이 치과의사가 됐다. 그리고 그 아들이 얼마 전 결혼을 했다. 필자는 아들과 함께한 자랑스럽거나 안타까웠던 추억이 유난히 많은 편이니, 온갖 일을 추억한 뒤 아들에게 들려주고 싶은 이야기를 정리해 본다.

2살 때 자동차 만 보면 차 종류를 다 맞춰 천재인가 하고 신기했던 일, 초등학교 때 전교 회장을 하면서 워커힐에서 악장으로 오케스트라 공연을 하던 일, 중학생 때 몽골 두르노고비에서 새벽에 1천 명의 환자가 기다리는 가운데 썩션을 잡아 주었던 의료 봉사, 매년 강북 4개 구 체육대회에서 필자와 같이 축구 대회에 참가해 골을 넣었던 일은 즐겁고 가슴 벅찬 추억이다. 또 고1 중간고사 때 엄마와 다투어 집을 나가 그 뒤로 매주 토요일 심리학 교수님과 식사를 마다하지 않고 3년 동안 한 일, 고3 때 엄마 몰래 아카펠라 대회를 나가 대상을 한 일, 고3 때 9월 모의고사는 1등을 하고도 본 수능 시험을 잘 못 치르자 "애비도 그랬는데, 집안 내력인가보다" 생각하며 가슴 아팠던 일도 있었다. 재수 4개월 동안 집을 떠나 외할아버지와 생활하면서 104kg이던 몸무게에서 36kg을 빼 너무나 놀라기도 했고 무언가 할 수 있겠구나 하는 기대감을 가졌다.

강화도 섬에 있는 대학교에 내려주고 마치 유배 보낸 마음으로 가슴 속으로 많이 울면서 집에 돌아왔고, 젊음을 포기하고 모든 점을 잘 참고 우수한

성적으로 DEET를 잘 치러 주어 치대에 합격한 일, 이러한 모든 일이 주마등처럼 스쳐 가는 가운데 아들의 새로운 시작을 축하하게 됐다.

며칠 전 국제치의학회에서 진행한 학술 강좌에서 손자병법의 박재희 교수가 설파한 군자에 대한 강의가 필자의 평소 생각과 비슷해 새 출발을 하는 아들에게 들려주고자 한다.

첫째, 공자가 말한 '군자는 궁즉통(窮則通)'이다. 군자는 역경에 강하다. 필자도 4전 5기로 늦게 치과 대학에 들어가니 대학 공부가 크게 즐거웠다. 지금도 이런 영향으로 새로운 내용을 공부하는 것이 가장 큰 즐거움이 되고 있다. 좋지 않은 일이 생겼을 때 어려움을 참고 견디면 훨씬 더 즐거운 일이 온다는 우리 가훈 '전화위복(轉禍爲福)'을 믿어라.

또 제2차 세계대전 당시 유대인이 학살을 당하던 아우슈피츠에서 유리로 면도하면서 어려움을 이겨낸 빅터 프랭클의 "내면과 본질에 가치를 두고 자신에게 한 발짝 타협할 수 있는 삶의 공간을 두라. 자신을 절망으로 내모는 것은 상황이 아니라 본인 자신"이라는 말을 기억하라. 어떠한 상황에서도 자극에 대한 반응은 내 마음이 결정하는 것이다. 마음의 여유, 즉 공간을 갖도록 하자. 똑같은 상황에서도 자극에 대해 내가 어떻게 반응할 것인가는 나의 몫이다. 나를 세상에서 제일 소중하게 생각하고, 상대방도 나와 같다고 생각하고, 자신에게 긍정적으로 유리한 반응을 내도록 늘 마음 챙김(mindfulness)을 하자.

둘째, 노자가 말한 '성인은 허즉통(虛則通)'이다. 비우면 통한다. 공성신퇴(功成身退), 즉 성공하면 자신을 낮추라는 말이다. 서번트리더십(servant leadership)으로 다른 사람을 섬기는 사람이 리더가 될 수 있다. 내가 잘된 것은 나를 믿고 따라준 우리 직원들 덕분이고, 필자와 인연이 맞는 환자들 덕분이라고 늘 감사하게 생각하자.

셋째, 손자가 말한 '장군은 변즉통(變則通)'이다. 전략은 끊임없이 수정되어야 한다는 것이니, 치의학도 계속 발전되므로 새로운 개념을 받아들이고 늘 연구하는 자세로 진료하는 것이 좋겠다. 나도 매년 다른 치료, 새로운 치료를 받아들여서 진료하니 처음엔 어려움이 조금은 있었으나 대부분은 치료도 쉬워지고 발전적으로 됐다.

'권력 이동'과 '제3의 물결'을 예견한 앨빈 토플러의 말처럼 "새로운 시장을 개척하고, 새로운 속도로 새로운 지식으로 재무장하는 것"이 중요하므로 변화를 두려워 말자. 나는 치아의 교합이 건강에 중요한 역할을 한다는 것을 체득한 뒤 교합 치료를 기본으로 하는 것은 물론 모든 환자에게 항상 허리를 펴게 하고, 복식호흡을 하게 하며, 필요하면 스플린트를 끼게 하고, 운동과 섭식 방법도 교육하고 있다. 이것은 환자 스스로 면역 시스템을 개선하기 위한 것이니 아들도 이러한 점을 주지하여 모든 인류를 건강하게 돌봐주는 훌륭한 치과의사로 출발하기를 바란다.

2 아들 며느리 손자에게 주는 말

2019년 3월 2일.

오늘은 우리 가족에게 신이 주신 선물로 온 손자 '진율'이가 태어난 지 백일을 맞는 날이다.

지난주 2월 25일 고향 선배인 전통문화예술원 이성일 이사장께서 마련하신 '다 그린 것은 님이다'라는 만해 한용운님과 유관순 열사의 3.1운동과 독립선언에 관한 국악 공연을 보고 다시는 우리 후손에게는 6.25 전쟁과 한일합병과 같은 역사적 치욕이 일어나지 않기를 염원했었다.

32년 전, 지금은 치과의사가 된 아들이 태어났을 때가 내 인생에서 제일 행복한 순간으로 기억된다. 맨 처음 보았을 때는 나와 너무나 똑 닮아서 깜짝 놀랐다. 그 후 몇 주 동안 환자를 보면서도 아들의 얼굴이 떠오르는 신기한 경험도 했다. 손자 진율이를 처음 보았을 때 아들과 나와 너무 닮아 또한 놀랍고 신기했다. 내가 보기에는 아직도 어리게 보이는 내 아들과 며느리가 어린 손자 아기를 잘 키울 수 있을까, 부모로서 많은 걱정이 된다. 하지만 하나하나 공부하면서 슬기롭게 즐기면서 행복하게 잘 키울 것을 확신하며, 그런 바람을 모아 이 글을 쓴다.

첫째, '세 살 버릇이 여든까지 간다.'는 속담을 기억하자. 법륜스님의 말씀처럼 지금은 진율이에게 건강과 심리적인 안정을 위해 제일 소중한 시기라서 가족들이 잘 돌봐야 한다고 생각한다. 특히 수고하시는 사돈네 가족에게 진심으로 감사드린다.

아들이 초등학생 때부터 4개 구 대항 체육대회에서 같이 축구도 하고 의료봉사도 같이 다니면서 친구같이 지낸 것도 너무 소중한 추억이다. 아들도 건강을 최우선으로 생각하여 늘 공부하며 운동하고 손자와 함께 세상에서 제일 행복한 추억을 많이 만들도록 하면 좋겠다.

둘째, 본인을 제일 소중하게 생각하고 상대방을 나와 똑같이 존중하는 삶을 살아가면 좋겠다.

할아버지께서는 "사람의 능력과 그릇은 다 다르다. 분수에 맞게 살아야 한다."고 말씀하셨다. 자기 분수에 맞게 욕심부리지 말고 최선의 노력을 서로서로 기울여서 더불어 살면 좋겠다. 그러려면 늘 공부하는 '성장하는 삶'을 살면서 자존감을 높여야 한다.

항상 민주주의의 근간인 선의의 경쟁을 하고 나보다 못한 사람과도 더불어 살도록 도와주는 것이 중요하다.

셋째, 우리 집의 가훈인 '전화위복(轉禍爲福)'으로 어려움에 대처하면 좋겠다.

유대인 심리학자 빅터 프랭클(Viktor Frankl)은 "자극과 반응 사이에는 공간이 있다. 그 공간에서 우리가 어떤 선택을 하는지에 따라서 우리 삶의 질이 결정된다."고 했다. 어떠한 어려운 상황에서도 인간은 행복할 수 있다는 것을 알고 늘 자신의 내면을 인문학적으로 갈고 닦아야 한다.

나도 좋은 일들은 꼭 어려움 뒤에, 포기하지 않고 하루하루 꾸준히 노력하면서 버티면 언젠가는 온다는 것을 너무나 많이 경험하였다.

넷째, 나와 가정을 소중하게 생각하고, 또한 나라와 민족을 위해 늘 큰 생각으로 우리 각자가 성실하게 상식에 기반하여 살아가야 한다.

정치인들도 당리당략보다는 진정으로 우리 후손들에게 지금보다 좋은 나라를 물려주도록 국민과 함께해야 한다.

그리하여 남북관계도 잘 개선되어 몇십 년 뒤에는 '한강의 기적'을 뛰어넘는 '대동강의 기적'으로, 반도체와 조선(造船)의 신화를 이루었듯이 우리나라가 통일도 되어서 전 세계에 우뚝 서는 나라가 되는 데 힘쓰길 바란다.

다섯째, 내가 크로아티아에 갔을 때 5대째 가업을 승계하는 레스토랑을 보고 우리나라도 가업을 승계하는 기업, 병원 등이 많이 나왔으면 좋겠다고 생각했다. 그리하여 늘 새로운 개념을 갖고 전 세계를 선도하면 좋겠다.

지금까지 다섯 가지를 얘기했으나 더 중요하게 생각할 것도 있을 것이다. 어찌 되었든, 부디 세상과 어우러지는 아들, 며느리, 손자가 되도록 노력하는 모습으로 살아가기를 기대한다.

참고문헌

- 김재곤(2019), 전문가가 알려주는 어린이와 청소년의 치아 이야기 (대한소아 치과학회 홍보책자), 서울 : 세원문화사
- 이상복(2019), 치아 건강 365 (서울특별시치과의사회 홍보책자), 서울: 아람 에디트
- 이영준(2019), 턱관절 균형요법, 서울: 물고기숲
- 최대균·이성복 외 22명 공저(1997), 교합학 용어 및 도해, 서울: 대한악기능교합학회
- Imai Toshihiro · Imai Mayumi, 장세원 역 (2010), 임상교합보철치료, 서울: 한국퀸테센스
- Gerald H, Smith, B.S.,D.D.S.(1983), CRANIAL DENTAL SACRAL COMPLEX, 미국 및 캐나다
- Perter E. Dawson, DDS / John C. Cranham, DDS, 김성훈 · 정기원 역 (2019), Dawson의 완전한 치과의사 매뉴얼, 서울: 대한나래출판사
- Peter E. Dawson(2012), Functional Occlusion From TMJ to Smile Design, Philadelphia, PA, USA, MOSBY ELSEVIER, ISBN-13

참고논문

- Belser UC, Hannam AG. The contribution of the deep fibers of the masseter muscle to selected tooth-clenching and chewing tasks. J Prosthet Dent 1986;56:629-635.
- Burgett FG, Ramfjord SP, Nissle RR, Morrison EC, Charbeneau TD, Caffesse RG. A randomized trial of occlusal adjustment in the treatment of periodontitis patients. J Clin Periodontol.1992; 19:381-387.
- Hallmon WW. Occlusal trauma: Effect and impact on the periodontium. Consensus report: Occlusal trauma. American Academy of Periodontology, 1999 International Workshop for a Classification of Periodontal Diseases and Conditions. Annals of Periodontalogy 1999;1:102-108.
- Grickman I, Smulow JB. Alterations in the pathway of gingival inflammation into the underlying tissues induced by excessive occlusal force. J Periodontol 1962;33:7-13.
- Hallmon WW, Harrel SK. Occlusal analysis, diagnosis and management in the practice of periodontics. Periodontol 2000 2004;34:151-164.

⊙ Harrel SK, Nunn ME. The effect of occlusal discrepancies on periodontitis. II. Relationship of occlusal treatment to the progression of periodontal disease. J Periodontol 2001;72:495-505.

⊙ Harrel SK. Occlusal forces as a risk factor for periodontal disease. Periodontology 2000, Periodontol 2000, 2003;32:111-117.

⊙ Harrel SK, Nunn ME. The association of occlusal contacts with the presence of increased periodontal probing depth. J Clin Periodontol. 2009 Dec;36(12):1035-1042.

⊙ Lindhe J, Ericsson I. The effect of elimination of jiggling forces on periodontally exposed teeth in the dog. J Periodontol 1982 ; 53: 562-567

⊙ Lindhe J, Ericsson I. Influence of trauma from occlusion on reduced but healthy periodontal tissues in dogs. J Clin Periodontol 1976; 3: 110-22.

⊙ Lindhe J, Svanberg G. Influence of trauma from occlusion on progression of experimental periodontitis in the beagle dog. J Clin Periodontol 1974;1:3-14.

⊙ Manns A. Influence of group function and canine guidance on electromyographic activity of elevator muscles. J Prosthet Dent 1987;57(4): 494-501.

⊙ Meitner S. Co-destructive factors of marginal periodontitis and repetitive mechanical injury. J Dent Res 1975;54 Spec no C:C78-85.

⊙ Polson AM. Interrelationship of inflammation and tooth mobility (trauma) in pathogenesis of periodontal disease. J Clin Periodontol 1980;7:351-360.

⊙ Polson AM. Trauma and progression of marginal periodontitis in squirrel monkeys. II. Co-destructive factors of periodontitis and mechanically-produced injury. J Periodontal Res 1974;9:108-113.

⊙ Posselt U. Studies in the mobility of the human mandible. Acta. Odont. Scand. 10, Suppl. 10: 19, 1952.

⊙ Proye M, Caton J, Polson A. Initial healing of periodontal pockets after a single episode of root planing monitored by controlled probing forces. J Periodontol 1982;53:296-301.

⊙ Stillman PR (1917) The management of pyorrhea. Stillman PR (1926) What is traumatic occlusion and how can it be diagnosed and corrected.

⊙ Waerhaug J. The angular bone defect and its relationship to trauma from occlusion and downgrowth of subgingival plaque. J Clin Periodontol 1979;6:61-82.

⊙ Waerhaug J. The infrabony Pocket and its Relationship to Trauma from Occlusion and Subgingival Plague. J Periodontol, 1979; 50:355-365.

⊙ Weinman J. Progress of gingival inflammation into the supporting structure of the teeth. J Periodontol 1941;12:71-76

찾아보기

판	권
소	유

※ 저자와의 협의에 의해 인지 생략

CBK 스플린트 전신 건강을 지킨다

인 쇄 일　2020년 5월 26일
발 행 일　2020년 6월 07일
저 자　최 병 기
발 행 인　봉 기 철
편 집　김 정 순
ISBN No　978-89-97113-66-8　93510
출판등록번호　제 9-146호
발 행 처　도서출판 웰
서울 강북구 삼양로118길 22 1층
TEL (02) 907-2872, FAX (02) 907-2873
www.wellpub.net

정가 : 38,000원